AF850282

Carl-Auer

Systemische Therapie und Beratung

In den Büchern der Reihe zur Systemischen Therapie und Beratung präsentiert der Carl-Auer Verlag grundlegende Texte, die seit seiner Gründung einen zentralen Stellenwert im Verlag einnehmen. Im breiten Spektrum dieser Reihe finden sich Bücher über neuere Entwicklungen der systemischen Arbeit mit Einzelnen, Paaren, Familien und Kindern ebenso wie Klassiker der Familien- und Paartherapie aus dem In- und Ausland, umfassende Lehr- und Handbücher ebenso wie aktuelle Forschungsergebnisse. Mit den roten Bänden steht eine Bibliothek des systemischen Wissens der letzten Jahrzehnte zur Verfügung, die theoretische Reflexion mit praktischer Relevanz verbindet und als Basis für zukünftige nachhaltige Entwicklungen unverzichtbar ist. Nahezu alle bedeutenden Autor:innen aus dem Feld der Systemischen Therapie und Beratung sind hier vertreten, nicht zu vergessen viele Pioniere der familientherapeutischen Bewegung. Neue Akzente werden von jungen und kreativen Autor:innen gesetzt. Wer Systemische Therapie und Beratung in ihrer Vielfalt und ihren transdisziplinären und multiprofessionellen Zusammenhängen verstehen will, kommt um diese Reihe nicht herum.

Tom Levold
Herausgeber der Reihe *Systemische Therapie und Beratung*

Michael F. Hoyt, Monte Bobele,
Arnold Slive, Jeff Young,
Moshe Talmon, Pam Rycroft (Hrsg.)

Wenn die Zeit knapp ist

Der Single-Session-Ansatz in Therapie und Beratung

Aus dem Amerikanischen
von Hildegard Höhr und Theo Kierdorf

Mit einem Vorwort von Jürgen Hargens

2024

Mitglieder des wissenschaftlichen Beirats des Carl-Auer Verlags:

Prof. Dr. Dr. h. c. Rolf Arnold (Kaiserslautern)
Prof. Dr. Dirk Baecker (Dresden)
Prof. Dr. Ulrich Clement (Heidelberg)
Prof. Dr. Jörg Fengler (Köln)
Dr. Barbara Heitger (Wien)
Prof. Dr. Johannes Herwig-Lempp (Merseburg)
Prof. Dr. Bruno Hildenbrand (Jena)
Prof. Dr. Karl L. Holtz (Heidelberg)
Prof. Dr. Heiko Kleve (Witten/Herdecke)
Dr. Roswita Königswieser (Wien)
Prof. Dr. Jürgen Kriz (Osnabrück)
Prof. Dr. Friedebert Kröger (Heidelberg)
Tom Levold (Köln)
Dr. Kurt Ludewig (Münster)
Dr. Burkhard Peter (München)
Prof. Dr. Bernhard Pörksen (Tübingen)
Prof. Dr. Kersten Reich (Köln)
Dr. Rüdiger Retzlaff (Heidelberg)
Prof. Dr. Wolf Ritscher (Esslingen)
Dr. Wilhelm Rotthaus (Bergheim bei Köln)
Prof. Dr. Arist von Schlippe (Witten/Herdecke)
Dr. Gunther Schmidt (Heidelberg)
Prof. Dr. Siegfried J. Schmidt (Münster)
Jakob R. Schneider (München)
Prof. Dr. Jochen Schweitzer † (Heidelberg)
Prof. Dr. Fritz B. Simon (Berlin)
Dr. Therese Steiner (Embrach)
Prof. Dr. Dr. Helm Stierlin † (Heidelberg)
Karsten Trebesch (Dallgow-Döberitz)
Bernhard Trenkle (Rottweil)
Prof. Dr. Sigrid Tschöpe-Scheffler (Köln)
Prof. Dr. Reinhard Voß (Koblenz)
Dr. Gunthard Weber (Wiesloch)
Prof. Dr. Rudolf Wimmer (Wien)
Prof. Dr. Michael Wirsching (Freiburg)
Prof. Dr. Jan V. Wirth (Meerbusch)

Themenreihe: »Systemische Therapie und Beratung«
hrsg. von Tom Levold
Reihengestaltung: Uwe Göbel
Umschlaggestaltung: Melanie Szeifert
Umschlagmotiv: © Tom Levold
Redaktion: Veronika Licher
Satz: Verlagsservice Hegele, Heiligkreuzsteinach
Printed in Germany
Druck und Bindung: CPI books GmbH, Leck

MIX
Papier | Fördert gute Waldnutzung
FSC® C083411

Erste Auflage, 2024
ISBN 978-3-8497-0523-7 (Printausgabe)
ISBN 978-3-8497-8480-5 (ePUB)
© 2024 Carl-Auer-Systeme Verlag
und Verlagsbuchhandlung GmbH, Heidelberg
Alle Rechte vorbehalten

Die Beiträge dieser Ausgabe wurden im Original in folgenden Ausgaben veröffentlicht: »Single-Session Thinking and Practice«, hrsg. v. Michael F. Hoyt, Jeff Young, Pam Rycroft, © 2021, Auswahl und Herausgeberbeiträge Michael F. Hoyt, Jeff Young und Pam Rycroft; Copyright der Einzelbeiträge bei den Autoren. »Single-Session Therapy by Walk-In or Appointment«, hrsg. v. Michael F. Hoyt, Monte Bobele, Arnold Slive, Jeff Young, Moshe Talmon, © 2021, Auswahl und Herausgeberbeiträge Michael F. Hoyt, Jeff Young und Pam Rycroft; Copyright der Einzelbeiträge bei den Autoren. Beide Originalausgaben sind bei Routledge, Taylor & Francis Group, New York/London erschienen.
Aus dem Amerikanischen übersetzt von Hildegard Höhr und Theo Kierdorf

Bibliografische Information der Deutschen Nationalbibliothek:
Die Deutsche Nationalbibliothek verzeichnet diese Publikation in der Deutschen Nationalbibliografie; detaillierte bibliografische Daten sind im Internet über http://dnb.d-nb.de abrufbar.

Informationen zu unserem gesamten Programm, unseren Autoren und zum Verlag finden Sie unter: **https://www.carl-auer.de/**.
Dort können Sie auch unseren Newsletter abonnieren.

Carl-Auer Verlag GmbH
Vangerowstraße 14 • 69115 Heidelberg
Tel. +49 6221 6438-0 • Fax +49 6221 6438-22
info@carl-auer.de

Inhalt

Teil IV: Supervision

Vorwort von Jürgen Hargens

Die meisten werden den Spruch kennen: *Gut Ding will Weile haben.* Das trifft offensichtlich auch auf die Idee zu, die dieses Buch auszeichnet. Vor etwas über 30 Jahren, 1990, veröffentlichte Moshe Talmon sein Buch über *Single Session Therapy* (SST) auf Englisch und 1993 sein *Single Session Solutions.* Es dauerte gute fünf Jahre, ehe sein erstes Buch 1996 unter dem Titel *Schluss mit den endlosen Sitzungen* auf Deutsch erschien, meines Wissens bisher das einzige deutschsprachige Buch zu diesem Thema – mit einem Nachwort von Wolfgang Loth. Diese Idee ging im Zuge der sich zu der damaligen Zeit im deutschsprachigen Raum ausbreitenden »lösungsorientierten Therapie« (de Shazer) offensichtlich unter, vermutlich da Letztere die geringe Anzahl therapeutischer Sitzungen hervorhob, was offenbar mit Single Session gleichgesetzt wurde, so dass diese Idee scheinbar »nur mehr desselben« zu betonen schien. Was nach dem Verständnis der AutorInnen dieses Buches keinesfalls zutrifft – im Gegenteil, wie ich finde: Die Idee unterminiert die vorherrschende Meinung, Therapie müsse lang dauern, intensive Treffen beinhalten, um überhaupt wirksam sein zu können.

Single Session heißt eben nicht, eine einzige Sitzung reiche aus, sondern thematisiert als Erstes immer die Frage, ob eine Sitzung ausreichen könnte. Im Buch zitieren Monte Bobele und Arnie Slive (S. 26) eine Workshop-Teilnehmerin, die dies wunderbar verdeutlicht: SST bedeute eben nicht, dass »eine Stunde *alles* ist, was wir haben«, sondern es bedeute – ein Unterschied, der einen Unterschied macht –: Du hast »eine *ganze* Stunde«. Und das natürlich mit der Möglichkeit, dies zu wiederholen, wenn der betroffene Mensch es möchte.

Nun liegt endlich eine umfassende Darstellung dieser in meinen Augen so anderen (nicht zu verwechseln mit »besseren«) Idee vor – theoretisch erläutert und mit Beispielen aus der Praxis versehen. Und da wird deutlich, dass *Single Session Therapy* ein Begriff ist, der sich nur schwer ins Deutsche übersetzen lässt. Es geht nämlich nicht darum, dass nur eine einzige therapeutische Sitzung nötig ist, sondern das Wesentliche – was die HerausgeberInnen und AutorInnen immer wieder betonen – ist eine andere Art des Denkens, der Reflexion, der Haltung.

Die Vorstellung, eine therapeutische Sitzung mit der Idee zu beginnen, dass diese eine Sitzung ausreichen könnte (nicht: muss!), ist unüblich und passt vermutlich nicht so ganz einfach in das deutsche Gesundheitssystem. Denn um hierzulande sofort therapeutisch zu arbeiten, muss zuerst eine umfassende Diagnose erstellt werden, die viel Zeit kostet – womit die eine Stunde dann schon vorüber sein könnte.

Eine *ganze* Stunde zu nutzen, zur Verfügung zu haben, stellt liebgewordene Überzeugungen infrage. Insofern erfordert Single Session Therapy ein Umdenken, eine andere Haltung. Und sie erfordert keine neue oder beste Therapiemethode – sie entspringt einer *anderen* Überzeugung, Haltung: dass Hilfe und Unterstützung sich nicht methodisch begründen lassen, sondern eher grundlegenden Überzeugungen entspringen.

Genau dies stellt für mich einen großen Unterschied dar: Single Session Therapy nimmt den Menschen mit all seinen Stärken (und Schwächen) ins Zentrum, traut ihm zu, sich zu ändern. Genau das vermittelt Hoffnung – und Hoffnung ist, wie auch empirische Forschung verdeutlicht, ein wichtiger Aspekt, wenn es um (therapeutischen) Fortschritt geht.

Single Session Therapy bedeutet, mit einem anderen Verständnis die therapeutische Arbeit anzugehen, ein anderes Verständnis für Betroffene umzusetzen. Das ist für Fachleute nicht ganz einfach, worauf Talmon schon 1990 mit Nachdruck aufmerksam gemacht hat: »Mir wurde klar, dass Therapeutinnen und Therapeuten viel größere Schwierigkeiten haben, das Phänomen SST zu akzeptieren, als ihre Klientinnen und Klienten« (S. 13).

Ein Aspekt ist mir dabei besonders wichtig: Single Session Therapy ist keine neue Therapietheorie oder ein neuer Therapieansatz; sie ist für jeden bestehenden Therapieansatz denkbar und möglich (was auch die HerausgeberInnen betonen). Und – mindestens ebenso bedeutsam – Single Session Therapy ist kein Dogma, sondern eine Möglichkeit, die einer anderen *Denkhaltung* entspringt. Auch das hat Talmon schon 1993 (dt.: 1996) sehr klar benannt: »Letzten Endes muß die Entscheidung, weiterzumachen oder nicht, jedenfalls bei Ihnen [Klient/Klientin] liegen und nicht bei Ihrem Therapeuten« (S. 42). Auch das ein – kleiner? – Schritt in eine stärkere Form der gleichberechtigten Zusammenarbeit.

Letztlich sind es – was nach meinen Erfahrungen manchmal unterzugehen scheint (oder vielleicht zu wenig bedacht werden könnte) – die Menschen, die zur Therapie bzw. Beratung kommen, die etwas ändern – und eben nicht die mehr oder weniger grandiosen Vorgehensweisen der Fachpersonen. Diese regen an, machen Mut, schaffen Hoffnung und Zutrauen. Die Handelnden bzw. die, die etwas ändern, sind immer die Betroffenen selber, was ich in dieser Klarheit bei Bohart und Tallman (2002) gelesen habe und hier sinngemäß zitiere: Ohne Klient/Klientin kann es keine Therapie geben. Uwe Grau, emeritierter Professor der Kieler Universität, zitiert dazu einen Satz der US-PsychologInnen Alex Molnar und Barbara Lindquist: »Wenn etwas geändert werden soll, muss etwas geändert werden!« (2013, S. 9). Die »wahren HeldInnen« sind und bleiben die Menschen, die Unterstützung suchen und angeregt werden, Schritte zu gehen, die zu ihnen passen.

Was darüber hinaus in meinen Augen spannend ist, ist die Fortschreibung oder Weiterentwicklung dieser Vorgehensweise in der Idee *Walk-In Therapy*: Der Mensch, der Unterstützung sucht, erscheint und bekommt sofort die Möglichkeit, mit einer Fachperson zu sprechen, was hierzulande angesichts der Wartezeiten utopisch klingen mag. Es geht darum, Möglichkeiten zu erkennen, zu reflektieren, zu ermuntern und zu nutzen. Das geht letztlich dann am besten, wenn man die sog. Ratsuchenden als autonome, selbstständige und kundige Personen begreift – unabhängig vom methodischen Vorgehen.

Insofern freut es mich, dass der Carl-Auer Verlag dieses Buch verlegt – eine Anregung, liebgewordene Annahmen psychotherapeutischer Arbeit infrage zu stellen oder, wie ich es nennen möchte, »liebevoll abzuklopfen« und so – meine Hoffnung – innovativ und anregend die Zukunft der Psychotherapie zu beeinflussen und Dialoge zu eröffnen und zu erweitern.

Jürgen Hargens
Meyn, im Januar 2024

Bohart, A. C. a. K. Tallman (2002). How Clients Make Therapy Work. The Process of Active Self-Healing. Washington, DC (American Psychological Association).

Grau, U. (2013). Vorwort. In: A. Molnar u. B. Lindquist (Hrsg.): Verhaltensprobleme in der Schule – Lösungsstrategien für die Praxis. Dortmund (Borgmann).

Talmon, M. (1990): Single Session Therapy. Maximizing the effect of the first (and often only) therapeutic encounter. San Francisco/Oxford (Jossey-Bass).
Talmon, M. (1996): Schluss mit den endlosen Sitzungen. München (Knaur).

Vorwort der Herausgeber

Wir sind hocherfreut darüber, dass sich der Carl-Auer Verlag entschlossen hat, eine deutschsprachige Ausgabe unseres Buches zu veröffentlichen, und danken ihm für die exzellente Qualität dieser Publikation.

Die Essenz des Single-Session-Ansatzes und seiner praktischen Umsetzung, der Single-Session-Therapie (SST), besteht darin, an jede Therapiesitzung so heranzugehen, als sei es die einzige, die jemals stattfinden wird. Sowohl behandelnde Therapeuten[1] als auch ihre Klienten sollten von der SST von Anfang an erwarten, dass es bei diesem einen Termin bleiben könnte. Der Ansatz beinhaltet einen planvollen, gezielten Versuch, »den Augenblick zu nutzen« (Hoyt a. Talmon 2014a) und aus der ersten und oft einzigen Sitzung das Bestmögliche zu machen. Seit der Publikation des Buches *Single-Session Therapy: Maximizing the Effect of the First (and Often Only) Therapeutic Encounter* (Talmon 1990) wurde in zahlreichen Untersuchungen aufgezeigt, dass viele Klienten nach einer Sitzung nicht mehr zu weiteren Terminen kommen – und dass diese einmalige Sitzung das ist, was sie bekommen wollen und was sie brauchen.

Der SST-Ansatz kann in vielen verschiedenen Praxissituationen genutzt werden. Therapeuten, die einzelne Sitzungen anbieten, nutzen vielfältige theoretische Modelle und arbeiten in sehr unterschiedlichen Settings, in Kliniken, Privatpraxen oder Krankenhäusern, und sie führen sowohl »Zweitmeinungs«-Konsultationen als auch klinische Demonstrationsinterviews durch. Den genannten Anwendungsbereichen ist die Sicht gemeinsam, dass es nur diese eine Begegnung geben wird und dass sie ausreichen könnte, wenn sie genutzt wird, – oder dass sich ein Klient nur auf diesen einen Termin einlassen wird. Wird eine Therapie mit der Einstellung geplant, dass eine einzige Sitzung ausreichen könnte, übernehmen Klienten diese Sicht häufig und beschließen deshalb, nur zu dieser einen Sitzung zu erscheinen; die meisten von ihnen berichten später, sie seien mit der Arbeit zufrieden und hätten davon profitiert.

1 In diesem Buch wird der besseren Lesbarkeit halber in der Regel die männliche grammatische Form verwendet. Die weibliche sowie alle anderen Formen sind stets mitgemeint (Anm. d. Übers.).

Das vorliegende Buch enthält eine sorgsam ausgewählte Sammlung von Aufsätzen, die während des zweiten und dritten internationalen Symposiums über *Single-Session-Therapie* und *Walk-in-Services* präsentiert wurden (siehe Hoyt et al. 2018; Hoyt, Young a. Rycroft 2021). Dabei wird großer Wert darauf gelegt, klinische Arbeit an vielfältigen Problemen und mit vielen Populationen (darunter auch Familien und Kindern) zu berücksichtigen. Die einzelnen Kapitel enthalten zahlreiche Fallbeispiele.[2] Informationen über die Identität der Klienten, deren Fälle beschrieben werden, sind im ganzen Buch verändert worden, um die Privatsphäre zu schützen. Das Buch ist als Informationsquelle für alle in der Kurzzeittherapie und im gesamten Gesundheitsbereich Tätigen sowie für Therapeuten gedacht, die in einer Terminpraxis oder einer psychotherapeutischen Ambulanz arbeiten.

Wir Herausgeber hatten ausgewählte Autoren mit folgenden Worten zur Mitwirkung eingeladen:

»Wir wollen verschiedene Aspekte des Single-Session-Ansatzes und der entsprechenden Praxis veranschaulichen. Wichtig ist uns dabei die genaue Beschreibung spezifischer Prozesse. Welche Prinzipien könnten andere Kliniker und Manager nutzen? Welche technischen Empfehlungen, theoretischen Erklärungen und Warnhinweise (inklusive ethischer Aspekte) könnten hilfreich sein? [...] Grundsätzlich geht es darum, dass Sie Ihre Arbeit möglichst interessant beschreiben und dadurch Interesse wecken, damit Leser, die erwägen, ihre gewohnte therapeutische Praxis oder ihren Single-Session-Ansatz zu erweitern, von der Darstellung profitieren.«

Die Reaktionen auf diese Aufforderungen waren enthusiastisch und sehr vielfältig.

Die vorliegende Aufsatzsammlung umfasst vier Teile:

Teil I: In der *Einführung* werden Geschichte, Entwicklung und aktueller Status des Single-Session-Ansatzes beschrieben, außerdem die Nutzung der SST in einer Terminpraxis und einer Ambulanz sowie Forschungsergebnisse und die internationale Terminologie.

Teil II: Orientierungen – Der Single-Session-Ansatz und seine praktische Anwendung enthält sechs Kapitel, in denen die Mentalität des Therapeuten und sein Wechsel zum Single-Session-Ansatz erörtert

2 Weitere Beiträge aus den Symposien SST2 und SST3, die andere Möglichkeiten klinischer Anwendung erörtern und sich mit der Nutzung der SST in nicht-westlichen und indigenen Settings befassen, sind in Hoyt et al. (2018) sowie Hoyt, Young a. Rycroft (2021) zu finden.

werden, weiterhin der Gegensatz zwischen plötzlicher und allmählicher Veränderung, die praktische Umsetzung der Single-Session-Theorie, die Bedeutung von Konsultationen unter Einbeziehung der gesamten Familie oder von Teilen derselben, der Wert ungehinderten Zugangs zu einem Therapeuten in Form ambulanter Beratungsangebote sowie eine von Hoffnung und Freude geprägte Grundhaltung, die in einzelnen Sitzungen sehr vorteilhaft ist.

Teil III – Klinische Perspektiven: In den sechs Kapiteln dieses klinischen Teils wird die Nutzung verschiedener theoretischer Modelle beschrieben, weiterhin die Bedeutung des Eingehens auf den kulturellen Kontext von Klienten. Wie wiederholte einzelne Sitzungen genutzt werden können, wird thematisiert sowie der Aufbau eines Single-Session-Programms für ambulante Dienste und der Single-Session-Ansatz bei der Arbeit mit kleinen Kindern und Familien.

Teil IV: Supervision beschreibt in einem Kapitel, wie man angehenden Therapeuten und Praktikanten die Grundlagen der spontanen SST-Beratungsarbeit vermitteln kann, und in einem zweiten Kapitel die Nutzung des Single-Session-Ansatzes im Rahmen klinischer Supervision.

Die Single-Session-Therapie – und im weiteren Sinne die Idee der Therapie in einer einzigen Sitzung sowie die ihr entsprechende Praxis – ist kein Allheilmittel und sollte nicht zu eifrig angepriesen und niemandem aufgedrängt oder gar aufgezwungen werden. Wird sie jedoch als Möglichkeit angeboten, entscheiden sich viele dafür und empfinden das, was sie zu erreichen in der Lage ist, als nützlich. Die SST spricht den natürlichen Drang vieler Klienten an, sich Hilfe zu suchen. Sie ist respektvoll und zielt auf Zusammenarbeit, und die Klienten selbst entscheiden über Fokus und Dauer der Therapie. Manchmal wird in einer Sitzung ein Problem »gelöst« oder »aufgelöst« – in anderen Fällen werden nur Dinge »in Bewegung gebracht« oder »verarbeitet«, manchmal wird ein Klient dann besser damit fertig. Er kann in einer Sitzung eine wichtige Veränderung zustande bringen; es kommt aber auch vor, dass ihm nur ein Schritt in die richtige Richtung gelingt. Oder er beschäftigt sich mit verschiedenen Optionen und/oder validiert seine bisherigen Bemühungen beziehungsweise er sichert sich Unterstützung und vermeidet eine Verschlimmerung seiner Symptome. Jede Sitzung ist einzigartig und insofern maßgeschneidert; eine Einheitslösung für alle denkbaren Probleme ist nicht das Ziel.

Es wäre sinnvoll, mehr Möglichkeiten zur Nutzung einzelner Sitzungen sowohl in Terminpraxen als auch in Ambulanzen zu haben, und beides sollte sowohl im realen Kontakt zu einem Therapeuten von Angesicht zu Angesicht als auch in Form von Online-Meetings möglich sein. Werden die Anzeichen für Effizienz und Effektivität von einmaligen Therapiesitzungen zahlreicher, wird die Zahl entsprechender Angebote sowie wissenschaftlicher Untersuchungen darüber zunehmen, es werden mehr Publikationen darüber erscheinen und mehr Ausbildungen (in physischer Präsenz und online) angeboten werden. Von all dem werden Klienten, Therapeuten, Familien, Entscheidungsträger, Kostenträger und die Gesellschaft insgesamt profitieren.

Der Single-Session-Ansatz und die auf ihm basierende therapeutische Praxis breiten sich inzwischen international rapide aus. Willkommen an Bord!

Michael F. Hoyt, Monte Bobele, Arnold Slive,
Jeff Young, Moshe Talmon, Pam Rycroft

Teil I: Einführung

1 Single-Session-Therapie in Theorie und Praxis: ihre globale Ausbreitung Schritt für Schritt

Michael F. Hoyt, Jeff Young und Pam Rycroft

»Eine Reise von tausend Meilen beginnt mit einem einzelnen Schritt.«

Laotse (6. Jh. v. Chr.)

Entscheidend für den Single-Session-Ansatz ist, an die erste Therapiesitzung so heranzugehen, als sei und bleibe es die einzige Sitzung, die jemals stattfinden wird, wobei man gleichzeitig Voraussetzungen für die Fortsetzung der Arbeit für den Fall schafft, dass sich der Klient mit seinen Problemen weiter auseinandersetzen möchte. Das Resultat ist ein Prozess, der auf Zusammenarbeit zielt, direkt und transparent ist und dem Klienten bei der Festlegung des Fokus und der Dauer der Arbeit eine sehr aktive Rolle zuspricht. Talmon (1993, p. 73) schreibt:

> »Diese Konzepte sind eine Alternative zum traditionellen Modell psychiatrischer und psychotherapeutischer Arbeit: Psychische Gesundheit anstelle von Psychopathologie, Lösungen anstelle von Problemen und Partnerschaft anstelle von Gängelei, Bevormundung und Hierarchie.«

Das Prinzip, eine einmalige Sitzung anzubieten, ist eine praktische und ethisch verantwortliche Reaktion auf die vielen wissenschaftlichen Untersuchungen, die – ob uns das nun gefällt oder nicht – gezeigt haben, dass eine große Zahl von Klienten nur zu einer einzigen Therapiesitzung zu erscheinen bereit ist und die Meinung vertritt, diese eine Sitzung reiche aus. Klinische Erfahrung lehrt uns, dass sich nicht voraussagen lässt, ob ein Klient nach einem ersten Treffen zu weiteren Sitzungen erscheinen wird. Deshalb befürwortet der Single-Session-Ansatz eine Form von Therapie und anderweitiger klinischer Angebote, bei der alle Beteiligten von Anfang an davon ausgehen, dass es nur zu einer einzigen Begegnung kommen wird. Weitere Sitzungen können folgen, müssen es aber nicht; somit muss die erste und einzige Sitzung (und das Gleiche gilt auch für alle eventuell doch noch folgenden Sitzungen) im Sinne dieses Ansatzes als in sich abgeschlossenes Ereignis verstanden werden. Diese Sichtweise könnte ganz generell zu einer völligen Umgestaltung psychotherapeutischer Dienste führen.

Single-Session-/One-at-a-Time-Anwendungen haben die für herkömmliche Psychotherapie charakteristischen Grenzen überwunden. Das Hauptthema des vorliegenden Buches ist die Frage, wie diese aus therapeutischer Praxis und klinischer Forschung hervorgegangen sind. Diese Denkweise ist für viele verschiedene Kontexte von Interesse. Beispielsweise kann sie einem kollaborativen, fokussierten, effizienten und ergebnisorientierten Ansatz für das ständig wachsende Spektrum von Beratungsangeboten außerhalb des Therapieraums zugutekommen und so in den Bereichen schulischer und berufsorientierter Beratungen, der Betreuung von Wohnungslosen, der Sozialarbeit in Krankenhäusern, der Betreuung von Agenturen für die häusliche Pflege und der Katastrophenhilfe von Nutzen sein.

Vier Themen spielen in sämtlichen denkbaren Kontexten für den Single-Session-Ansatz eine wichtige Rolle:

1) Die *Einstellung (**A**ttitude)* – Die Sitzung muss so verstanden werden, »als ob« sie die einzige jemals stattfindende wäre; deshalb ist es wichtig, jede Begegnung optimal zu nutzen, was die Prämisse, dass eine Sitzung ausreichen könnte (und es oft auch tut!), unterstreicht.
2) *Erreichbarkeit (**A**ccessibility)* – Zeitnahes Reagieren auf die Hilfesuche von Klienten, unter Vermeidung unnötiger Hindernisse, sodass Hilfesuchende wirklich dann Hilfe erhalten, wenn sie am stärksten motiviert sind, sie anzunehmen.
3) *Jetzt handeln (**A**cting Now)* – Akzeptieren, dass die beste Möglichkeit, sich um eine Veränderung zu bemühen, *jetzt* ist, ganz gleich, welche Diagnose gestellt wurde und wie schwerwiegend oder komplex das Problem ist.
4) ***A**llianz* – Therapeuten sollten ihre Klienten zu Beginn der Sitzung fragen, was sie an deren Ende erreicht haben wollen, damit sie gemeinsam im Hier und Jetzt auf dieses Ziel hinarbeiten können.

Ein altes Sprichwort lautet: »So wie der Zweig gebogen ist, so wächst der Baum.« In diesem Sinne haben sich verschiedene Autoren (z. B. Eisenthal a. Lazare 1976a, 1976b; Haley 1977, 1989; Napier a. Whitaker 1978; Goulding 1990; Budman, Hoyt a. Friedman 1992) über den entscheidenden Einfluss der ersten und manchmal einzigen Begegnung von Klient und Therapeut geäußert. Sich einmal zu treffen reicht oft aus. O'Hanlon und Weiner-Davis (1989, S. 77–78) schreiben: »Wir haben so viele ›Heilungen in einer einzigen Sitzung‹ miterlebt, dass wir überzeugt sind, dass es sich dabei nicht um Glückstreffer, nicht um Wunder und auch nicht um Zaubertricks handelt. Während dieser Sitzungen geschieht in der Interaktion zwischen Therapeut und Klient etwas sehr Wirkmächtiges.« Uns liegen sowohl qualitative als auch quantitative empirische Belege für die Effektivität der SST in großer Zahl vor, und es werden ständig mehr (siehe Mumford et al. 1984; Talmon 1990, 1993; Hurn 2005; Slive a. Bobele 2011; Campbell 2012; Hymmen, Stalker a. Cait 2013; Harper-Jaques a. Foucault 2014; Hoyt a. Talmon 2014a; Stalker et al. 2015; Schleider a. Weisz 2017; Hoyt et al. Talmon 2018; Ewen et al. 2016; Aafjes-van Doorn a. Sweeney 2019; Cannistrà et al. 2020; Kachor a. Brothwell 2020; Schleider et al. 2021).

Die Therapie in einer einzigen Sitzung wird offenbar auch von Klienten sehr geschätzt. Eine Meta-Studie von Hymmen, Stalker a. Cait (2013) beispielsweise, die auf 18 begutachteten Zeitschriftenartikeln und Buchkapiteln basiert, dokumentierte eine Klientenzufriedenheit von 90–100 Prozent sowohl für einmalige Therapiesitzungen ohne Termin, die in ambulanten Einrichtungen durchgeführt wurden (dokumentiert in 5 Studien), als auch für einmalige Sitzungen in Terminpraxen (dokumentiert in 13 Studien). Weil Menschen mittlerweile seltener stigmatisiert werden, wenn sie psychotherapeutische Hilfe in Anspruch nehmen, interessieren sich immer häufiger auch Manager im Gesundheitswesen und politische Entscheidungsträger für das Modell der Single-Session-Therapie, weil der Bedarf an psychotherapeutischen Angeboten ständig steigt und es für die Kostenträger immer schwieriger wird, diesen Bedarf zu finanzieren.

1.1 Die Geschichte der Single-Session-Therapie

Die Single-Session-Therapie (SST) ist seit der Publikation von Moshe Talmons wegweisendem Buch *Single-Session Therapy: Maximizing the Effect of the First (and Often Only) Therapeutic Encounter*, das er im Rahmen seiner Tätigkeit für den Gesundheitsdienstleister *Kaiser Permanente* in Nord-Kalifornien im Jahre 1990 in Zusammenarbeit mit Robert Rosenbaum und Michael F. Hoyt verfasste, rasch in weiten Kreisen bekannt geworden. Vor der für Kaiser durchgeführten Studie hatte es nur einige sporadische Berichte über den Erfolg einmaliger Therapiesitzungen gegeben, die übrigens auch schon Freud durchführte (siehe Sproel 1975; Bloom 1981, 1992; Malan et al. 1975; Rockwell a. Pinkerton 1982; O'Hanlon a. Hexum 1990; Rosenbaum, Hoyt a. Talmon 1990; Hoyt, Rosenbaum a. Talmon 1992). Die Untersuchung von Talmon war jedoch die erste prospektive, systematische Studie, die Häufigkeit und Wirksamkeit geplanter (bzw. beabsichtigter) einmaliger Therapiesitzungen untersuchte.

Die Kaiser-Studie kam zu folgenden grundsätzlichen Ergebnissen:

- 34 von 58 Patienten (58,6 Prozent) entschieden sich, ihre Therapie nach einer Sitzung abzuschließen, obwohl sie weitere Sitzungen hätten in Anspruch nehmen können.
- Über 88 Prozent der Patienten, die nur eine Sitzung in Anspruch genommen hatten, berichteten über deutliche Verbesserungen hinsichtlich ihres Problems (des Vorstellungsgrundes), und mehr als 65 Prozent berichteten außerdem über Verbesserungen in benachbarten Funktionsbereichen.
- Obwohl die Probanden nicht aufgrund einer Experimentalbedingung für die Behandlung in nur einer Sitzung resp. in mehreren vorgesehen gewesen waren, konnte anlässlich einer Follow-up-Untersuchung kein Unterschied hinsichtlich der individuellen Zufriedenheit und der erreichten Resultate zwischen denjenigen festgestellt werden, die ihre Behandlung nach einer Sitzung beendet hatten (SST), und denjenigen, die sich entschlossen hatten, weitere Sitzungen in Anspruch zu nehmen.

Im Jahre 1967 wurden sowohl in der Los Angeles Free Clinic als auch in der Haight-Ashbury Free Clinic [in San Francisco] psychologische (und medizinische) ambulante Walk-in-Konsultationen eingeführt, und 1969 wurde die Walk-In Counseling Clinic in Minneapolis eröffnet. Anfang der 1990er-Jahre boten Arnie Slive, Nancy McElheran und ihre Kollegen am Eastside Family Centre in Calgary, Kanada, einmalige ambulante Sitzungen an (siehe Slive a. Bobele 2011; Slive et al. 1995; Slive, McElheran a. Lawson 2008; McElheran et al. 2014; Miller a. Slive 2004; Stewart et al. 2018). Walk-in-SST-Angebote wurden später von Monte Bobele an der Our Lady of the Lake

University in San Antonio, Texas, eingeführt, wo Graduierte in ihrer Anwendung unterrichtet und sie im öffentlichen Gesundheitswesen genutzt wurden. Auf diesem Wege wurden sie in den USA und Mexiko bekannt (siehe Slive a. Bobele 2011; Bobele et al. 2018). Die Einführung von Walk-in-SST-Angeboten in Kanada war ebenfalls für das Bekanntwerden dieser neuen Behandlungsmöglichkeit wichtig (siehe Harper-Jaques a. Foucault 2014; McElheran, Harper-Jaques a. Lawson 2020; K. Young 2018, 2020).

Die Resultate der Kaiser-Studie und die Zunahme von Walk-in-Angeboten für jeweils eine einzelne Therapiesitzung führten zu einigen Kontroversen. Manche Kritiker bezweifelten, ob man eine einzige Sitzung mit einem Therapeuten schon als Therapie bezeichnen könne; andere konzedierten zumindest: »Na ja, bei simplen Problemen vielleicht.« Einige sorgten sich, wie sie ihren Lebensunterhalt verdienen könnten, wenn ihre Klienten nur ein einziges Mal zu ihnen kämen; wieder andere äußerten irrigerweise die Befürchtung, bei der SST handle es sich um einen üblen Trick, der Klienten vorgaukele, eine einzige Therapiesitzung reiche aus, weil auf diese Weise die Kosten derartiger Gesundheitsdienstleistungen radikal eingeschränkt werden sollten. Auch viele Kliniken und im Gesundheitswesen tätige Manager äußerten ähnliche Sorgen, waren von der neuen Möglichkeit aber auch fasziniert, weil ihnen aufgefallen war, dass manche Klienten sie direkt drängten, eine solche einmalige Therapiesitzung zu bekommen. Die SST ging auf dieses offensichtlich vorhandene Bedürfnis ein und gab Therapeuten die Möglichkeit, die Zeit, die solch ein Klient aufzuwenden bereit war, optimal zu nutzen. Allmählich wurde klar, dass der Single-Session-Ansatz es ermöglichte, leichter zugängliche Hilfsangebote zu entwickeln, früher zu intervenieren und Ressourcen für den dringenden Bedarf anderer Klienten, die sich eine längere Therapie wünschten und sie auch wirklich brauchten, zu reservieren (Hoyt, Young a. Rycroft 2020).

Im Jahre 1994 begann man im Bouverie Centre der La Trobe University in Melbourne, Australien, (siehe Young 2018; Rycroft a. Young 2014; Young, Rycroft a. Weir 2014; siehe auch Kapitel 3 dieses Buches), im großen Maßstab termingebundene einzelne Therapiesitzungen anzubieten. Es wurden in großer Zahl Praktiker aus den verschiedensten psychosozialen und medizinischen Bereichen in Theorie und Praxis der Single-Session-Arbeit ausgebildet. Das ermöglichte es zahlreichen Organisationen, eigene SST-Angebote zu entwickeln.

In den letzten Jahren hat Windy Dryden (2017, 2019, 2020) in Großbritannien und weltweit zahlreiche SST-Workshops angeboten; Karen Young (2011, 2018, 2020) lehrte in Kanada und weltweit Single-Session-Arbeit und narrative Therapie im Walk-in-Format und auch Flavio Cannistrà und Federico Piccirilli (2018; siehe auch Kapitel 6) haben im Rahmen des Italian Center for Single Session Therapy in Rom verschiedene Trainings durchgeführt. In jüngster Zeit und insbesondere in Reaktion auf die Covid-19-Pandemie haben einige Organisationen angefangen, sowohl SST für Klienten als auch professionelle SST-Trainings online anzubieten (siehe z. B. https://www.latrobe.edu.au/research/centres/health/bouverie; www.windzcentre.com; http://ca.portal.gs/).

Angesichts der wachsenden Zahl von SST-Workshop-Teilnehmern, die den SST-Ansatz als sehr wichtig und nützlich empfanden, sich aber nicht als Therapeuten verstanden, hat Mitte der 2000er-Jahre das Bouverie Centre als neue Bezeichnung den Begriff *Single Session Work* (SSW – »Arbeit nach dem Single-Session-Prinzip«) eingeführt und auf diese Weise dazu beigetragen, dem Single-Session-Ansatz größere Anwendungsbereiche zu erschließen. Das Bouverie hat auch ein als *Single Session Family Consultation* (SSFC; siehe hierzu die Kapitel 3 und 4) benanntes Format entwickelt, das auf Individualbehandlungen spezialisierten Organisationen helfen soll, auch mit Familien zu arbeiten. Die SSFC basiert auf Theorie und Praxis des Single-Session-Ansatzes und einem als *Family Consultation* (Wynne a. Wynne 1986) bezeichneten Modell, das in Australien und Neuseeland schnell bekannt wurde. SSFC-Praktiker beraten mit ihren Einzelklienten, ob es für ihre persönliche Arbeit sinnvoll sein könnte, andere Mitglieder ihrer Familie oder ihres sozialen Netzwerks (bis zu dreimal in Folge) zu einmaligen Sitzungen einzuladen. Ist ein Klient damit einverstanden, lädt der Therapeut eine wichtige Person aus dem sozialen Netz des Betreffenden einmalig zu einer Sitzung ein, um in diesem Rahmen die sowohl vom Klienten selbst als auch von seinem sozialen Netzwerk geschilderten drängendsten Probleme zu erörtern.

1.2 Die drei bisherigen internationalen Konferenzen

Um die Single-Session-Therapie bekannter zu machen und ihre Verbreitung zu fördern, veranstaltete das Bouverie Centre im März 2012 das erste internationale Symposium über SST und Walk-in-Angebote auf Phillip Island in der Nähe von Melbourne in Australien. Auf dieser Konferenz gab es Berichte aus den USA sowie aus Kanada, Australien, China, Mexiko und Israel. Anschließend wurde das Buch *Capturing the Moment: Single Session Therapy and Walk-In Services* (Hoyt a. Talmon 2014a) veröffentlicht. Die Buchbeiträge enthielten inspirierende Äußerungen wie die folgenden (sie alle stammen von Autoren, die ihre neuesten Erkenntnisse auch im hier vorliegenden Buch veröffentlicht haben):

- (von Moshe Talmon, S. 32–33): »Einige bezeichnen die SST und andere ultrakurze Therapien als eine ›psychotisch optimistische‹ Art, therapeutisch zu arbeiten. Dem menschlichen Potenzial zu vertrauen sowie den inneren und äußeren Ressourcen und den immer wieder überraschenden Fähigkeiten des mentalen Immunsystems, sich zu regenerieren und zu heilen, ist tatsächlich unerbittlich optimistisch. Obwohl ich dem zustimme, sehe ich die SST eher als eine sehr realistische, pragmatische, keinen Scheiß duldende und bodenständige Therapieform.«
- (von Bob [R.] Rosenbaum, S. 48–50): »Ebenso wie das Leben ›kostet‹ eine Therapie keine Zeit, weil Zeit keine Dimension ist, ›in‹ der wir existieren. Wir sind Zeit, und Zeit ist, was wir sind [...] Nichts wird jemals beendet, aber alles ist immer vollständig.«
- (von Michael F. Hoyt, S. 69): »Wir sollten unser therapeutisches Bemühen und unsere Kompetenz darauf konzentrieren, zu ermutigen, hervorzulocken, zu evozieren, zu erforschen und zu elaborieren, was immer ein Klient mitbringt, sofern es ihm helfen könnte, das zu erreichen, was zu erzielen er sich vorgenommen hat.«
- (von Monte Bobele und Arnie Slive, S. 96): »Kürzlich hat mir eine Workshop-Teilnehmerin erklärt, es stehe nicht im Einklang mit unserer Botschaft, wenn wir darüber nachdächten, dass ›eine Stunde ALLES ist, was wir haben‹. Nach ihrer Auffassung sollten wir dem Buch den Titel *Wenn du eine GANZE Stunde hast* geben. Und damit hatte sie recht! Wir hatten es versäumt, darauf hinzuweisen, dass eine Stunde oft mehr als ge-

nug Zeit ist, um Klienten einen kleinen Fortschritt in Richtung ihrer Ziele zu ermöglichen.«

- (von Jeff Young, Pam Rycroft und Shane Weir, S. 138): »Es war uns eine Freude, Organisationen zu helfen, einen Ansatz umzusetzen, der es einem größeren Kreis von Klienten ermöglicht, psychotherapeutische Angebote leichter zu nutzen.«
- (von Patricia Boyhan, S. 175): »Ich habe die SST zwar zunächst als Werkzeug für den Umgang mit einer Warteliste gesehen und genutzt, aber dann festgestellt, dass sie in einem viel umfassenderen Rahmen nützlich ist, insbesondere beim Umgang mit zögerlichen Klienten und wenn es sich um interkulturelle Beratung handelt [...] Mittlerweile greife ich in allen meinen Therapiesitzungen auf die SST-Prinzipien zurück.«
- (von Nancy McElheran, Janet Stewart, Dean Soenen, Jennifer Newman und Bruce MacLaurin, S. 181–182): »Das Walk-in-Single-Session-Therapie-Projekt des Eastside Family Centre zielte von Anfang an darauf, eine in sich abgeschlossene Therapie in einer einzigen Sitzung zu ermöglichen. Jede Sitzung wurde als Einheit mit einem Anfang, einer Mitte und einem Ende konzipiert. [...] Dass schnelle Veränderung sowohl möglich als auch sehr verbreitet ist und dass die größte Chance für eine Veränderung sich schon früh im Therapieprozess darbietet, ist im Kontext der Walk-in-Therapie ein wichtiger Grundsatz.«
- (von John Miller, S. 197): »Unter den vielen Therapieansätzen, die im sich entwickelnden chinesischen Kontext eine Chance haben, finden familiär/interpersonal orientierte, problemfokussierte, kurze und direktive Ansätze bei den Klienten den größten Anklang.«

Ein zweites internationales Symposium unter dem Titel *Capturing the Moment 2: Scaling New Heights in Single Session Therapy and Walk-In Services* wurde von Wood's Homes und dem Eastside Family Centre organisiert und fand im September 2015 in der Stadt Banff in Kanada statt. Die vorgetragenen Berichte über SST kamen diesmal außer aus den bereits erwähnten Ländern aus Kambodscha, Haiti, Finnland und Schweden und führten zur Publikation des Buches *Single-Session Therapy by Walk-In or Appointment: Administrative, Clinical, and Supervisory Aspects of One-at-a-Time Services* (Hoyt et al. 2018)[3]. Es fol-

3 Die Kapitel 5, 7–12, 14 und 15 des vorliegenden Buches erschienen zuerst in Hoyt et al. 2018.

gen Auszüge aus den Beiträgen beteiligter Autoren, die bisher noch nicht zitiert wurden; einige von ihnen waren auch schon im ersten Konferenzband vertreten:

- (von Karen Young, S. 69): »Sowohl der narrative kurzzeittherapeutische Gesprächsansatz [...] als auch schon die bloße Existenz dieser Walk-in-Kliniken [...] haben eine Entwicklung eingeleitet, die mit unseren Bestrebungen, Menschen möglichst schnell eine sinnvolle, kollaborative und stärkenorientierte therapeutische Begegnung zu ermöglichen, im Einklang steht.«
- (von Rachel Barbara-May, Paul Denborough und Tess McGrane, S. 109): »Die Familie hatte das Gefühl, in der Sitzung bekommen zu haben, was sie brauchte. Ein weiteres Treffen wurde nicht geplant, und der Familie wurde empfohlen, sich wieder zu melden, falls sie in Zukunft erneut Hilfe in Anspruch nehmen wolle.«
- (von Karen Story, S. 202 – siehe auch Kapitel 11 in diesem Buch): »Die Nutzung einer einmaligen Therapiesitzung förderte Resilienz und Adaptation – Qualitäten, die entscheidend sein würden, wenn diese Familie mit den Schwierigkeiten, die sie aufgrund einer erworbenen Gehirnschädigung eines Elternteils hatte, jemals fertig werden sollte.«
- (von Sue Levin, Adriana Gil-Wilkerson und Sylvia Rapini De Yatim, S. 258 – siehe auch Kapitel 12 in diesem Buch): »Der Erfolg des Programms des Houston Galveston Institute basiert auf einer Kombination unseres kollaborativen und dialogischen Therapieansatzes mit der Einbeziehung reflektierender Teams, der Nutzung der Ressourcen unserer Klienten, dem Enthusiasmus und Wohlwollen ehrenamtlich arbeitender Therapeuten und dem enormen Bedarf an zugänglichen und erschwinglichen therapeutischen Angeboten im Gemeinwesen.«
- (von Martin Söderquist, S. 283): »Beim Single-Session Couple Counseling (SSCC) kann man sich nicht mit allen Aspekten des Lebens eines Paares befassen. Eine möglichst effektive Nutzung der Sitzung ist nur dann möglich, wenn man sich auf das konzentriert, was für das Paar am wichtigsten ist und was es in nächster Zukunft konkret tun kann. Beim SSCC richtet man den Fokus auf das für Paare Wichtigste und Erreichbarste und vertieft sich in die Beschreibung von Zielen und Anzeichen für Bewegungen in Richtung der Ziele des Paars.«

Theorie und Praxis des Single-Session-Ansatzes haben sich hinsichtlich der Betätigungsfelder, der theoretischen Erwägungen und praktischen Methoden sowie der Arten behandelter Probleme und angesprochener Populationen weiterentwickelt. Inzwischen interessieren sich viel mehr Therapeuten und andere im psychosozialen Bereich Tätige sowie auch Manager und politische Entscheidungsträger – denen die Bereitstellung leicht zugänglicher und effektiver Angebote für Klienten wichtig ist – für Informationen und Instruktionen bezüglich der SST. Deshalb fand das *3rd International Single Session Therapy and Walk-in Services Symposium*, unter dem Titel *Single Session Thinking: Going global one step at a time* erneut vom Bouverie Centre organisiert, im Oktober 2019 in Melbourne statt. Der Titel der Konferenz, auf der die Vorstellung eines Single-Session-Mindsets zentral war, spiegelte das ständig wachsende Spektrum von Diensten und Systemen, die im Einklang mit Single-Session-Ansätzen arbeiten. Zu der immer länger werdenden Liste von Ländern, die über SST-Aktivitäten berichteten, zählten mittlerweile die USA, Kanada, Australien, Großbritannien, Israel, Mexiko, Schweden, China, Kambodscha, Türkei, Italien und Neuseeland.[4] Auch aus Norwegen und Singapur kamen Teilnehmer.

Im Anschluss an die Konferenz wurden die Beiträge in dem Band *Single Session Thinking and Practice in Global, Cultural, and Familial Contexts: Expanding Applications* (Hoyt, Young a. Rycroft 2021)[5] publiziert.

Ein viertes internationales Symposium unter dem Titel *Single Session Therapies: What, Why and How Single Session Mindset and Practices are Effective, Efficient and Excellent* wurde vom Italian Center für Single Session Therapy veranstaltet und fand im November 2023 in Rom statt. Informationen über diese Konferenz sind unter www.singlesessiontherapies.com zu finden.

---

4 Abgesehen von diesen Ländern zitieren Cannistrà et al. (2020) auch SST-Studien aus Südkorea, Peru, Kolumbien, Finnland, der Schweiz und Deutschland.

5 Die Kapitel 1–4, 6 und 13 des vorliegenden Buches erschienen zuerst in Hoyt, Young a. Rycroft (2021).

1.3 Single-Session-Therapie auf Termin und/oder spontan als Walk-in-Angebot

Zwar gibt es verschiedene Single-Session-Modi für jeweils bestimmte Kontexte und Probleme – was ja das Thema des vorliegenden Buches ist –, aber man sollte sich die SST eher als eine affirmative Geisteshaltung vorstellen (»Immer nur eine Sitzung«) und als eine Art Forum oder als Ausführungsmodus statt als eine spezielle Theorie oder Methode (J. Young 2018a; Hoyt et al. 2018). Es gibt hauptsächlich zwei Möglichkeiten, eine intendierte einzelne Sitzung durchzuführen: (1) auf der Grundlage eines zuvor vereinbarten Termins oder (2) im Rahmen einer Ambulanz (einer Walk-in-Einrichtung). Wie Dryden (2018; Young a. Dryden 2019) festgestellt hat, gehören beide genannten Möglichkeiten zur Kategorie »Hilfe, wann und wo sie gebraucht wird« *(»Help Provided at the Point of Need«)* – statt da, wo sie angeboten wird *(»At the Point of Availability«)*. Abgesehen von Privatpraxen und psychotherapeutischen Kliniken werden Single-Session-Behandlungen oft auch in Notfallambulanzen ermöglicht (siehe Martin et al. 2007; Robinson a. Reiter 2016; Reiter, Dobmeyer a. Hunter 2018; Luutonen et al. 2019), ebenso in Form von Klinik- und Evaluation-Result-Meetings[6] (siehe z. B. Hoyt, Opsvig a. Weinstein 1982; Kosoff 2003; Eom et al. 2012; Gibbons a. Plath 2012; Rosenberg a. McDaniel 2014); in College-Beratungszentren (Center for Collegiate Mental Health 2020; Cornish 2020; Cornish et al. 2017; Cornis, Churchill a. Hair 2020); in Gruppen mit Psychiatriepatienten (Yalom a. Leszcz 2005, p. 488/dt. 2007, S. 520); in Form von Zweitmeinungs-Konsultationen und in Form von klinischen Demonstrationen (siehe z B. Barber 1990; Lankton

6 Eine SST auf Walk-in-Basis ist keine Form von Krisenintervention, jedenfalls wenn die betreffenden Klienten in der Situation keine solche benötigen (Hoyt a. Talmon 2014a, p. 13). Vielmehr soll die Walk-in-SST ein »neues Paradigma« begründen: »Sinn und Zweck von Walk-in-Sitzungen ist, dass Klienten sich Wissen und Fertigkeiten aneignen und existierende Ressourcen nutzen, um mit ihren psychischen Problemen besser fertigzuwerden. Walk-in-Angebote, so wie wir sie beschreiben, sind nicht mit einer Notfall-Triage vergleichbar und sind auch nicht als Screening-Methode zu verstehen, die vor der Vereinbarung eines ›richtigen‹ Therapietermins angewendet wird. Diese Walk-in-Angebote stellen eine Form der Single-Session-Therapie dar« (Bobele a. Slive 2015, S. 9). Mit der Nutzung von Single-Session-Prinzipien in Krisensituationen befassen sich Bisson (2003), Miller (2011), Paul a. van Ommeren (2013), Akerele a. Yuryev (2017), van der Veer (2017) und Guthrie (2018).

a. Erickson 1994; Keeney a. Keeney 2019; Burns 2020[7]; Dryden 2021).

Außerdem gibt es Protokolle und Programme, die Klienten ermöglichen, an einem strukturierten, eine Sitzung umfassenden Prozess teilzunehmen (z. B. zwecks Stressreduktion, Raucherentwöhnung, Schmerzmanagement oder Schlaftraining), sowie wissenschaftlich validierte einmalige Sitzungen bei bestimmten Phobien und Albträumen (Davis III, Ollendick a. Öst 2012). Eine einmalige musiktherapeutische Sitzung verbessert bei Menschen mit chemischen Abhängigkeiten erwiesenermaßen die Behandlungsergebnisse (Jones 2005), und es existiert sogar ein Protokoll für eine einmalige tanz-/bewegungstherapeutische Sitzung für Klienten mit akuter Schizophrenie (Biondo a. Gerber 2020). Auch geführte Fantasiereisen *(guided imagery)* und Hypnose in der Palliativpflege (Battino 2014, 2021), die ericksonsche Mirroring-Hands-Technik (Hill a. Rossi 2017) und Dreamscaping bei Trauer und bei Verlusterlebnissen (Gershman a. Thompson 2019) eignen sich für das Single-Session-Format. Kommunale Einrichtungen wie Wohnungslosenunterkünfte und Berufsberatungen können ebenfalls versuchen, die Probleme ihrer Klienten in einer Sitzung zu lösen. Manchmal führen wir eine Sitzung auch vor Ort bei den Klienten durch. Damit stellen wir uns dort zur Verfügung, wo das Problem sich zeigt (z. B. bei einer humanitären Katastrophe): Wir begegnen den Klienten in ihrem Zuhause, auf der Straße, an ihrem Arbeitsplatz oder in ihrem Dorf, statt sie zu uns kommen zu lassen. Im Grunde kann der Single-Session-Ansatz, bei dem es im Wesentlichen darum geht, das Bestmögliche aus der ersten (und jeder eventuell folgenden) Sitzung zu machen, auf viele Kontexte angewandt werden, indem man das Zusammentreffen so sieht, als sei es das letzte.

7 »Die meisten Menschen, mit denen ich zusammenkomme, wissen im Übrigen, dass sie bei mir nur eine einzige Chance haben, weil ich sie im Rahmen von Workshops treffe, die im ganzen Land stattfinden. Das könnte ein sehr wirkmächtiger Faktor sein. Ich teile ihnen nämlich mit, dass ich nur dieses eine Mal mit ihnen arbeiten kann und dass ich annehme – natürlich ohne es garantieren zu können –, dass sie danach völlig geheilt sein werden. Dies könnte wie eine sich selbst erfüllende Prophezeiung zur Genesung führen. Es ist das genaue Gegenteil dessen, wie Therapeuten in einer Privatpraxis arbeiten, denn sie werden für eine längere Behandlung finanziell belohnt. In der Privatpraxis informiert der Therapeut den Patienten möglicherweise, dass seine Therapie Wochen, Monate oder sogar Jahre dauern könnte – und auch diese Mitteilung kann wie eine sich selbst erfüllende Prophezeiung wirken« (Burns 2020, p. 124).

In der ursprünglichen Kaiser-Studie (Talmon 1990) wurden die Patienten/Klienten[8] zunächst zu einem Termin gebeten. Nachdem sie diesen wahrgenommen hatten, wurde ihnen die Möglichkeit angeboten, an einer einzigen Therapiesitzung teilzunehmen (wobei sie darauf hingewiesen wurden, dass sie nötigenfalls weitere Sitzungen in Anspruch nehmen könnten). Auf Terminbasis angebotene einmalige Therapiesitzungen sind auch vom Bouverie Centre und von anderen Einrichtungen in Australien (siehe z. B. Carey, Tai a. Stiles 2013; Perkins a. Scarlett 2008; Price 1994) sowie in Großbritannien (Iveson, George a. Ratner 2014; Dryden 2017, 2019), in Italien (Cannistrà a. Piccirilli 2018), in Schweden (Söderquist 2018, 2020) und andernorts verstärkt genutzt worden. Die andere wichtige Form der SST-Nutzung ist die Walk-in-/Drop-in-Situation. Die Klienten wissen, wo sie ohne vorherige Terminvereinbarung psychotherapeutische Hilfe erhalten können, und wenn sie diese benötigen, begeben sie sich ohne Vorankündigung dorthin (gewöhnlich persönlich, allerdings manchmal auch per Computer oder Telefon). Später können sie erneut dort vorsprechen, sich über ihren Computer einloggen oder anrufen, um wie beim ersten Mal Unterstützung zu erhalten. Der Walk-in-SST-Ansatz wird am Eastside Family Centre in Calgary (Stewart et al. 2018; siehe auch Kapitel 11 in diesem Buch) praktiziert, außerdem unter anderem an der Our Lady of the Lake University in San Antonio (Slive a. Bobele 2011; Bobele et al. 2018), am Houston Galveston Institute (Levin, Gil-Wilkerson a. Rapini De Yatim 2018), im Walk-In Counseling Center of Minneapolis/St. Paul (Weeks a. Zook-Stanley 2018) und in Kliniken in Mexico City (Platt a. Mondellini 2014; Rodriguez 2018). Einige Einrichtungen bieten sowohl Sitzungen auf Terminbasis als auch Walk-in-Sitzungen an.

Beide Verfahrensweisen haben ihre Vorteile und ihre Verfechter. Wie Slive und Bobele (2011, 2018; siehe auch Kapitel 4 dieses Buches) festgestellt haben, sind vielen Klienten Walk-in-Therapie-Angebote vertraut und werden von ihnen als »benutzerfreundlich« empfunden, weil sie anderen weitverbreiteten Walk-in-Dienstleistungen ähneln (z B. Bankdienstleistungen und Friseurbesuchen); sie »nutzen die aktuelle Situation«, sie erfüllen ihren Zweck, und sie sind

8 Eine Erläuterung zur Verwendung der Begriffe *Patient* und *Klient* folgt weiter unten im Abschnitt über Terminologiefragen. Die Kaiser-Studie wurde im Rahmen einer Organisation, die Gesundheitsdienstleistungen finanziert, durchgeführt; deshalb wurde in diesem Zusammenhang der Begriff *Patient* benutzt.

effizient (die Klienten kommen, wann sie wollen; folglich gibt es [für die Anbieter] keine Ausfälle bei nicht eingehaltenen Terminvereinbarungen). Die Tatsache, dass der bürokratische Aufwand und die Aufnahmeformalitäten bei solchen Angeboten stark reduziert werden können, verringert zudem die organisatorische Belastung erheblich. Es gibt Hinweise darauf (Stalker et al. 2015), dass speziell Männer eher Walk-in-Angebote als herkömmliche Psychotherapieangebote mit Terminvereinbarung nutzen.

Termingebundene SST hingegen kommt Klienten gelegener, die gern einen festen Termin vereinbaren (und zweifellos ziehen auch einige Psychotherapeuten verbindliche Terminabsprachen und einen verlässlichen Terminkalender vor); diese Art von Klienten kann man ermutigen, sich auf die Wirkung einer termingebundenen SST vorzubereiten und so möglicherweise deren Wirkkraft zu maximieren. Talmons (1990) Kaiser-Studie beispielsweise war teilweise durch die Arbeit von Steve de Shazer inspiriert, der geäußert hatte, er gehe an jede Therapiesitzung so heran, als sei es die einzige, die jemals stattfinden werde. Er befürwortete einen Kontakt mit dem Klienten bereits *vor* dieser Sitzung, um die »Dietrich-Frage«[9] zu stellen mit der Bitte an die Klienten, darauf zu achten, was in ihrem Leben, das es jetzt bereits gebe, weiterhin und häufiger stattfinden möge (siehe Weiner-Davis, de Shazer a. Gingrich 1987). Der vom Bouverie Centre in Melbourne verfolgte Ansatz baut auf dieser Methode auf, insofern dort darum gebeten wird, vor und nach der einmaligen Sitzung je einen Fragebogen auszufüllen (Young a. Rycroft 2006; Fry 2012; siehe auch die Kapitel 3 und 5 dieses Buches); diese Fragebögen haben viele Organisationen übernommen und an den jeweils für sie relevanten Kontext angepasst. Indem die Klienten sich schon vor der Sitzung mit den Fragen befassen, beginnen sie bereits in dieser Phase mit ihrer inneren Arbeit und stärken so den Fokus in der Sitzung selbst; telefonisch durchgeführte Follow-up-Interviews ermöglichen es, eingetretene Veränderungen zu dokumentieren; außerdem sind sie der ideale Zeitpunkt, um gemeinsam mit den Klienten zu besprechen, ob weitere Arbeit erforderlich oder gewünscht ist (siehe Young a. Dryden 2019). Preston, Varzos und Liebert haben 1995 das Buch *Every Session Counts* publiziert, um Klienten zu helfen, sich auf die Arbeit in einer Therapiesitzung vorzubereiten (indem sie beispiels-

9 … einem Dietrich gleich, der jedwedes Schloss zu öffnen vermag [Anm. d. Red.].

weise konkrete Ziele festlegen, sich Gedanken über nützliche Ressourcen machen und sich über ihre Motivation klar werden), um aus der anstehenden Kurztherapie den bestmöglichen Gewinn zu ziehen. Klienten, die sich über die »Step Model« College Counseling Services um Hilfe bemühen (siehe Cornish et al. 2017), werden möglicherweise gebeten, verschiedene Websites aufzusuchen oder Texte zu lesen, um ihre Motivation zu klären und sich auf eine SST vorzubereiten. Indigene[10] und schamanische Praktiker fordern ihre Klienten auf, bestimmte Rituale auszuführen, um sich auf eine einmalige Heilungssitzung vorzubereiten (siehe Frank a. Frank 1991; Gielen, Fish a. Draguns 2004; Leslie 2019). Wie Moshe Talmon und Robert Rosenbaum in einem Interview mit Jeff Young 2006 erläutert haben, sind die meisten Heilungsrituale in der nicht westlichen Welt einmalige Ereignisse.

»Könnte es sein,« schreiben Jerome und Julia Frank in ihrem Buch *Persuasion and Healing* (1991, p. 149), »dass Patienten weniger Zeit in einer Therapie verbringen möchten als Therapeuten?« Verschiedene Möglichkeiten, SST sowohl auf Walk-in- als auch auf Terminbasis zu organisieren, werden in den folgenden Kapiteln beschrieben.

1.4 Ein Lexikon des Single-Session-Ansatzes: Terminologie und einige damit zusammenhängende Aspekte

Während sich die SST-Praxis weiterentwickelt und über die ganze Welt ausgebreitet hat, wurden zahlreiche Begriffe entwickelt, um bestimmte Aspekte des Single-Session-Ansatzes zu beschreiben. Wir hoffen, dass die Einführung einer konsistenten Terminologie Verwirrung minimieren und die Weiterentwicklung des Modells fördern wird.[11]

---

10 Einige faszinierende Beispiele für SST-Anwendungen in interkulturellen bzw. nicht westlichen Kontexten schildern Rodriguez (2018); Guthrie (2018); Elliott, Dokona a. von Doussa (2021); Sorensen (2021); Dunnachie, Isherwood a. Porter (2021); Miller 2014; Miller, Platt a. Conroy (2018); Miller et al. (2021) und Nùñez a. Abia (2021).

11 Was die Handhabung der Begrifflichkeiten im Deutschen betrifft, haben die fachlichen Berater des Verlags dafür plädiert, möglichst weitgehend die englischen Originalbegriffe beizubehalten. Diese Strategie hat Vor- und Nachteile, ist aber grundsätzlich akzeptabel. Vorschläge der Übersetzer wie »Einmalsitzungstherapie«, »Einmalsitzungsansatz«, »wiederholte Einmalsitzung«, »Einmalsitzung ohne Termin« wurden mit dem

Single Session Thinking. Dieser Oberbegriff wurde während des Symposiums im Jahre 2019 in Melbourne eingeführt und in den Online-Trainings des Zentrums (The Bouverie Centre 2020) bekannt gemacht. Er bezeichnet die Geisteshaltung, die für alle Single-Session-Ansätze charakteristisch ist. Viele davon werden im weiteren Verlauf dieses Buches beschrieben.

Single-Session-Therapie (SST). Talmon (1990, p. xv) hat die SST ursprünglich bezeichnet als »eine Begegnung von Angesicht zu Angesicht zwischen einem Therapeuten und einem Patienten, welcher innerhalb eines Jahres weder weitere Sitzungen vorangegangen sind noch folgen werden«. Obwohl der Begriff *Single-Session Therapy* auch vorher schon benutzt wurde (siehe z. B. Sproel 1975; Bloom 1981; Rockwell a. Pinkerton 1982) und obwohl die Definition (»ein Jahr«) ein wenig willkürlich und für Forschungszwecke gewählt worden war, machte der Titel von Talmons Buch die Idee einer Behandlung mittels einer einzigen Sitzung bekannt. Wie J. Young (2018a, p. 45; siehe auch Young a. Rycroft 2012) feststellte, beinhaltete die Formulierung *Single-Session Therapy* eine Provokation angesichts der herkömmlichen Erwartung, eine Therapie erfordere in jedem Fall eine längere Folge von Sitzungen, weshalb dieser Idee »ein kreativer und revolutionärer Einfluss auf die klinische Praxis, auf unsere Theorien der Veränderung und auf die bisher übliche Art, psychosoziale Dienstleistungen anzubieten« zukomme. Die SST wird gedacht als geplantes Arrangement für (immer nur) eine Sitzung (siehe hierzu auch weiter unten die Erläuterungen zum Begriff OAAT); es geht dabei jedoch nicht zwingend darum, dass es tatsächlich bei dieser einen Sitzung bleiben muss *(one and done)*. Es handelt sich aber auch nicht um eine Therapie, die weiter (und weiter …) hätte gehen können, dann aber

---

Argument abgelehnt, es handle sich ja gar nicht grundsätzlich um einmalige Sitzungen, da weitere einzelne Sitzungen folgen könnten. Allerdings helfen auch die englischen Originalbegriffe nicht über dieses Problem hinweg, denn eine *single session* ist ja nichts anderes als eine »einzelne (oder einmalige) Sitzung«. Weil der naheliegende Begriff »Einzelsitzung« im Deutschen für psychotherapeutische Individualsitzungen gebräuchlich ist, würde seine Verwendung im hiesigen Zusammenhang Verwirrung stiften. Deshalb kamen die Übersetzer auf die griffige »Einmalsitzung«, die man natürlich ebenso wie »Einmalhandschuhe« und dergleichen mehrmals in immer neuen Exemplaren benutzen kann (es gibt ja Vorratspackungen). Die zunächst einmalige Benutzung solcher Hilfsmittel verpflichtet wohl auch nicht automatisch dazu, auf diese nach einer ersten Nutzung nie mehr zurückzugreifen.
Einige andere Vorschläge der Übersetzer wie »Ad-hoc-Sitzung« und »Spontankonsultation« sind sporadisch im Text der vorliegenden deutschen Fassung des Buches verstreut [Anm. d. Übers.].

nach einem einzelnen Treffen im Sande verlaufen wäre oder aus anderen Gründen beendet wurde. Die SST gilt nach Möglichkeit, aber nicht grundsätzlich nach einer Sitzung als abgeschlossen (Budman a. Gurman 1988). Verwandte andere Bezeichnungen sind *Single Session Work* (SSW – Boyhan 2006; The Bouverie Centre 2014; Gibbons a. Plath 2012; dieser Begriff wird zur Bezeichnung der Anwendung des Single-Session-Ansatzes außerhalb des Therapieraums benutzt oder in Situationen, in denen sich Anwender dieser Methode nicht als Psychotherapeuten verstehen); *Single Session Intervention* (SSI – siehe Campbell 1999; Miller 2011; Schleider a. Weisz 2017); *Single Session Consultation* (SSC – Boyhan 1996) und *Single Session Family Consultation* (SSFC – The Bouverie Centre 2014). Tess McGrane und Ron Findlay (2021) sowie Myf Murphy und Denise Fry (2012) bezeichnen ihre Treffen mit Jugendlichen und Familien in einer einzigen Sitzung als *Single Session Family Therapy* (SSFT); John Miller und seine Kollegen in China (2021) bezeichnen ihre Arbeit mit Familien als *Single Session Team Family Therapy* (SSTFT). McKenzie (2013) spricht von *Single Session Peer Work* (SSPW). Dryden (2017) nutzt die Bezeichnung *Single-Session Integrated* CBT[12] (SSI-CBT). Außerdem gibt es das Akronym SSS für *Single Session Supervision* (Rycroft 2018).

One-at-a-Time (OAAT – Hoyt 2011; Hoyt et al. 2018), *One-Session-at-a-Time* (Bobele a. Slive 2014; Slive a. Bobele 2018) sowie *One-and-Done* (DeMelo 2018) sind weitere Bezeichnungen für den Single-Session-Ansatz und stellen die für diesen entscheidende Idee in den Vordergrund, dass jede Therapiesitzung als eigenständiges Ereignis verstanden werden sollte (Aafjes-van Doorn a. Sweeney 2019), das als in sich abgeschlossen betrachtet werden kann. Der Therapeut verhält sich so, »als ob« – als ob außer diesem einen Treffen kein weiteres erforderlich wäre (Talmon 1990; Bobele a. Slive 2014). Die Klienten können die Arbeit zwar später wieder aufgreifen, aber die erneute Begegnung wird als neues »Stand-alone«-Treffen angesehen.

Sequential Single Session Therapy (Battino 2014, p. 405) und *Serial Single Session Therapy* (Bobele et al. 2018, p. 234) – zwei weitere vorkommende Begrifflichkeiten – werden beide SSST abgekürzt! Wie auch die SST/OAAT beinhalten sie nicht zwingend »nur ein einziges Mal«; wie J. Young (2018a) berichtet, kehren etwa 50 Prozent der »SST«-Klienten später zu einer oder mehreren weiteren Sitzungen

12 CBT = Cognitive Behavioral Therapy (Anm. d. Red.).

zurück. So kann es zu intermittierenden oder mehrmaligen SSTs kommen, die aber jeweils als in sich abgeschlossenes und für sich stehendes Ereignis verstanden werden. Karen Story (siehe Kapitel 11) beispielsweise berichtet über einen Fall »episodischer, langfristiger Single-Session-Therapie«, in der eine Familie versuchte, mithilfe von 32 OAAT-Sitzungen über eine Zeitspanne von fünf Jahren hinweg mit der erworbenen Hirnverletzung eines Elternteils fertigzuwerden. Cummings und Sayama (1995; siehe auch Budman 1990) beschreiben eine »intermittierende Therapie, die sich über das ganze Leben erstreckte«. Hoyt (2017, pp. 13–14) fragt seine Leser, ob sie die einmalige, jedoch zehn Stunden andauernde Therapiesitzung, über die Berenbaum (1969) berichtet, als prolongierte Kurzzeittherapie oder als kurze, prolongierte Therapie bezeichnen würden.

Single Session Family Consultation (SSFC) beinhaltet, wie bereits erwähnt wurde, dass man im Rahmen der längerfristigen Therapie eines Einzelklienten eine einmalige Sitzung mit dessen Familie durchführt. Hampson et al. (1999; siehe auch Fry 2012) benutzten am CAMHS[13] in Canberra auch den Begriff *Single Session Family Consultation* (SFCC) zur Bezeichnung ihrer Praxis, die ganze Familie zu einer Sitzung einzuladen und sie anschließend telefonisch zu kontaktieren, um herauszufinden, was als Nächstes zu tun sinnvoll wäre, wobei oft ein reflektierendes Team hinzugezogen bzw. eingeschaltet wurde. Wir würden dies *Single-Session-Therapie* (SST) oder *Single-Session-Familientherapie* (SSFT) nennen, und es ähnelt ein wenig dem, was Miller et al. (2021) über ihre Arbeit in China im Rahmen der von ihnen so benannten *Single Session Team Family Therapy* (SSTFT) berichten. Die SSFC, wie sie im Bouverie Centre entwickelt wurde und in Australien und Neuseeland praktiziert wird, ist ein anderer Ansatz (siehe hierzu Kapitel 4), insofern sie eine Familienberatung mit den Grundsätzen des Single-Session-Ansatzes auf folgende Weise zu einem dreiphasigen Modell verbindet:

- *Zusammenkommen (Convening)*: Kontakt zum Einzelklienten herstellen, um herauszufinden, ob dieser interessiert ist, seiner Familie zu begegnen, und wenn ja, die Familie kontaktieren, um festzustellen, ob auch sie zur Teilnahme an einer auf der Single-Session-Praxis basierenden Sitzung mit der ganzen Familie bereit ist.

13 CAMHS = Child and Adolescent Mental Health Services (Anm. d. Red.).

- *Durchführen (Conducting)* der Familienzusammenkunft als einmalige Sitzung.
- *Nachsorge (Following-up)*: Telefonische Kontaktaufnahme, um festzustellen, was als Nächstes zu tun sinnvoll ist.

Walk-in (WI) oder *Drop-in* sind Bezeichnungen für die Möglichkeit, ohne Voranmeldung eine therapeutische Ambulanz in Anspruch zu nehmen (meist in persona, manchmal aber auch online oder per Handy). Verwandte Bezeichnungen sind *Open access* und *Same-day Counseling* (Ewen et al. 2016).

Client/Patient/Consumer (Klient/Patient/Kunde) – Jede dieser Bezeichnungen hat bestimmte Implikationen (siehe Hoyt 2017, pp. 1–5 und 217–218). Der Begriff *Klient* bezeichnet eher eine auf Gleichgestelltheit als auf hierarchischer Unterordnung basierende therapeutische Beziehung, wobei die Implikationen einer Pathologie, einer psychiatrischen Diagnose und einer strategischen Top-down-Behandlung seitens eines Experten zugunsten der Nutzung von auf Zusammenarbeit basierenden, fördernden und stärkenorientierten Ansätzen vernachlässigt werden (siehe Hoyt 1994a, pp. 2–4). Aus ebendiesen Gründen ist im australischen Gesundheitswesen die Bezeichnung *consumer* (»Kunde, Konsument«) gebräuchlich. Die Autoren des vorliegenden Kapitels bevorzugen im hier gesteckten Rahmen grundsätzlich die Nutzung des Begriffs *Klient*. In Hoyt und Talmon (2014a, p. 11) heißt es: »Wie man die Beteiligten und den Prozess nennt (Therapie?, Beratung?, Behandlung?, Intervention?, Konsultation?, Förderung?, Arbeit?, Praxis?, Treffen?, Begegnung?, Gespräch?, Coaching?), trägt zur Begründung eines Bedeutungskontexts bei (Themen, Rollen, Machtverhältnisse, Ideen darüber, wie es zu Veränderungen kommt) und beeinflusst so die gemeinsame Arbeit der Beteiligten.«

Therapist/Counselor/Practitioner/Provider/Consultant/Facilitator/Worker (Therapeut/Berater/Praktiker/Anbieter/Förderer/Arbeiter). Ebenso wie die Frage, wie man den Prozess und den Empfänger der Dienstleistungen nennen sollte, muss auch die Bezeichnung für die Person(en), die diese Dienstleistungen erbringt (oder erbringen), geklärt werden. Darauf gibt es viele mögliche Antworten (siehe Zeig a. Munion 1990); in den folgenden Kapiteln werden die jeweiligen Autoren ihre spezifischen Vorlieben zum Ausdruck bringen.

Übersetzungen in andere (nicht englische) Sprachen. Im Zuge der Ausbreitung der SST über die ganze Welt werden Begriffe des

Single-Session-Ansatzes in immer mehr Sprachen übernommen. Irma Rodriguez (2018, p. 301) aus Mexiko-Stadt schreibt, dass sie das Wort *unique* als Einladung verstehe, »zu würdigen, wertzuschätzen und anzuerkennen, was an jeder Person und jeder Situation einzigartig, besonders und anders ist«; doch ihre Spanisch sprechenden Klienten seien mit der Übersetzung des Begriffs *single session* in *session unica* nicht einverstanden, weil das ihrer Meinung nach darauf hindeute, dass in jedem Fall nur eine einzige Sitzung möglich sei, also nicht »immer nur eine auf einmal« *(one-at-a-time)*; deshalb hätten sie und ihre Kollegen beschlossen, ihr Angebot als *terapia breve sin cita* (»Kurztherapie ohne Terminvereinbarung«) zu bezeichnen. Das von Cannistrà und Piccirilli (2018) herausgegebene italienischsprachige Buch mit dem Titel *Terapia a Seduta Singola* würde ins Deutsche übersetzt *Single-Session-Therapie* heißen. (*Seduta* ist die gebräuchliche italienische Bezeichnung für eine Psychotherapiesitzung ohne vorherige Terminvereinbarung; man könnte aber stattdessen auch das Wort *Sessione* benutzen.) Der Titel *When One Hour is All You Have: Effective Therapy for Walk-In Clients* des Buches von Slive und Bobele (2011) wurde vom Spanischübersetzer des Verlags als *Cuando Solo Tienes una Hora: Terapia Efectiva Para Clientes de Atención Inmediata* wiedergegeben (einige Leser könnten den Ausdruck *Atención Inmediata* im Sinne von »Notfall-Klienten« verstehen, obwohl es sich bei den meisten Walk-in-Klienten nicht um Krisen- oder Notfall-Interventionen handelt). Der Titel des Buches *Single-Session Therapy by Walk-In or Appointment* (Hoyt et al. 2018/2021) wurde für die spanische Ausgabe übersetzt als *Terapia de Sesión Única, Con o Sin Cita Previa* (»Therapie in einer Sitzung, mit oder ohne Termin«), wodurch korrekt zum Ausdruck gebracht wird, dass Walk-in-Klienten ohne vorherige Terminvereinbarung erscheinen, ohne dass darin mitschwingt, dass sie im Sinne einer Krise oder eines Notfalls eine sofortige Intervention benötigen. Weil sich einige Begriffe nur sehr schwer ins Schwedische übersetzen lassen, benutzen Schweden zuweilen Begriffe aus anderen Sprachen (meist aus dem Englischen) und sprechen deshalb von *Single Session Therapy* (SST) und von *Walk-in*. (Die italienische Version von *Walk-in Services* lautet *servizi walk-in* – siehe Hoyt a. Talmon 2018.) *By appointment* lautet im Schwedischen *Tidsbokning*. Die wortwörtliche schwedische Übersetzung von *One-at-a-Time* lautet *Ett i Taget* (»One-a-Day«), wird aber in Malmö *Ett Samtal i Taget* (»One Session a Day«) genannt.

Der Mandarin-Ausdruck, der in China den einmaligen Charakter der Sitzung spiegelt, lautet dān cì jiǎn duǎn jiā tíng zhì liáo, was übersetzt »*Familientherapie in einer Sitzung*« bedeutet. In Australien gibt es in der Sprache der Aborigines kein Wort für *single session* oder »*one-off*«. *Dadirri* ist ein Wort aus der Sprache der Ngan-gikurrungur-Völker (andere Gruppierungen haben ähnliche Begriffe), das eine tiefe Art des Zuhörens und Sichkümmerns bezeichnet für das, was am dringendsten zu tun ist (jedoch ohne einen expliziten Zeitrahmen zu nennen). In Aotearoa Neuseeland haben Māori-Berater darauf hingewiesen, dass die SSFC stärker akzeptiert würde, wenn man die Methode in *whānau-hui* (»Familientreffen«) umbenennen würde; das Konzept der einmaligen Sitzung habe für Familien in Kulturen, in denen das Prinzip beim Durcharbeiten familiärer Probleme nach der Maxime »Es dauert so lange, wie es eben dauert« stattfinde, negative Konnotationen.[14]

1.5 Und jetzt …

Der Single-Session-Ansatz erschließt hochinteressante und vielversprechende Möglichkeiten. Er ist in seiner Grundhaltung optimistisch und respektvoll. Therapeuten, die ihn nutzen, müssen wendig, innovativ und pragmatisch sein, die Hoffnungen und Ressourcen ihrer Klienten nutzen und sich darauf konzentrierten, ihnen zu helfen, ihre Ziele zu erreichen.

In den folgenden Kapiteln werden die Leser sich ein Bild davon machen können, wie und warum sich der Single-Session-Ansatz ständig weiterentwickelt, Schritt für Schritt.

14 Wir danken Flavio Cannistrà für seine Ratschläge bezüglich des Italienischen; wir danken Monte Bobele und Enrique Arellano Faris für die Erläuterungen zu spanischen Formulierungen, Martin Söderquist für die schwedischen Fachausdrücke, John Miller, Gai Jing und Yue Yang für die Hinweise zum Mandarin-Chinesisch, Alison Elliott und Henry von Doussa für ihre Erklärungen zur Sprache der Aborigines und Bronwyn Dunnachie, Karin Isherwood und Stacey Porter für Erläuterungen zur Sprache der Māori.

Teil II: Orientierungen – Der Single-Session-Ansatz und seine praktische Anwendung

2 Hoffnung und Freude bei der Single-Session-Arbeit

Michael F. Hoyt

In der Single-Session-Therapie (SST) »ergreifen« und »schaffen« wir – ebenso wie in anderen Therapien – den Augenblick. Unser mittlerweile verstorbener Freund und australischer Kollege pflegte zu sagen (zitiert in Hoyt 1996a, p. 41):

> »Es erfüllt uns mit einer gewissen Freude, uns darüber im Klaren zu sein, dass wir nicht im Voraus wissen können, was wir am Ende denken werden; dass wir nicht wissen können, welche neuen Möglichkeiten, in der Welt zu handeln, uns dann zur Verfügung stehen werden.«

Darum geht es mir hier: um die kreativen SST-Abenteuer, um die Hoffnung und Freude, die mit der Möglichkeit, jemandem schnell helfen zu können, verbunden sind. Als ich Ende der 1980er-Jahre mit Moshe Talmon und Bob [Robert] Rosenbaum bei *Kaiser Permanente* in Nordkalifornien an der Entwicklung des ersten Forschungsprojekts über eine Therapie in Form von Einmalsitzungen arbeitete, ahnte wohl niemand, dass sich aus so winzigen Eicheln so gewaltige Bäume entwickeln könnten; welche »neuen Handlungsmöglichkeiten« sich dadurch erschließen würden – und dass wir uns 30 Jahre später in Melbourne in Australien zum *3rd International Single Session Therapy and Walk-in Services Symposium* versammeln würden!

Zwar gab es auch schon vor unserer Untersuchung Berichte über erfolgreiche Behandlungen in Form einer einmaligen Therapiesitzung, aber unser Projekt war die erste prospektive, systematische Studie, die Häufigkeit und Wirksamkeit von Einmalsitzungen demonstrierte (Talmon 1990). Seither haben viele Folgeuntersuchungen unsere Resultate bestätigt.

2.1 Sich den Möglichkeiten des Single-Session-Ansatzes öffnen

Ich persönlich war allerdings schon länger davon überzeugt, dass eine Therapie in einer einzigen Sitzung nützlich sein könnte, lange vor unserer Studie Ende der 1980er-Jahre. In meinem Leben hatte es bereits in jungen Jahren Momente gegeben, in denen jemand durch eine Äußerung meine Welt erschüttert und grundlegend verändert hatte. Meine Ursprungsfamilie – meine Mutter, mein Vater, mein Bruder Bill und ich – hatte schon früh eine Familientherapie kennengelernt. So erinnere ich mich an eine Situation um das Jahr 1964, in der wir alle zusammen zu einer Beratungssitzung gingen. Wir wussten, dass es nur diesen einen Termin geben würde, und was der Therapeut zu uns sagte, trug erheblich dazu bei, dass sich wichtige Dinge für uns veränderten. Auch in anderen Situationen erschloss mir ein einmaliges Erlebnis – etwa eine Bemerkung eines Freundes oder Lehrers – neue Perspektiven. Wie Rycroft und Young (2014, p. 152) schreiben, kann uns das Wissen über solch wichtige Vorgänge im Leben helfen, die Möglichkeiten des Single-Session-Ansatzes schätzen zu lernen.

Ich habe mich viele Jahre lang intensiv mit Lehrgeschichten der Sufis, der Chassidim und des Zen beschäftigt und dabei die Aha-Momente genossen, in denen man als Zuhörer schlagartig »erleuchtet« (oder zumindest zeitweilig hellsichtig) wird. Ich schätze auch Bonmots und prägnante Äußerungen von Comedians (und Politikern), die oft Unsinn entlarven. Und mir gefallen Dichter und Songwriter – manche berühmt, andere nicht – denen es gelingt, in wenigen Worten ganze Welten zu erschließen. Zu Beginn meiner Ausbildung und meines beruflichen Werdegangs hatte ich das Glück, zwei ausgezeichnete Mentoren zu bekommen – nämlich Carl Whitaker und Bob Goulding –, die in meiner Gegenwart wiederholt demonstrierten, wie wirksam und wichtig eine einzige Therapiesitzung sein kann.

Im Jahre 1987 sagten dann Moshe [Talmon] und Bob zu mir: »Es sieht ganz so aus, als ob viele Klienten nur zu einer einzigen Sitzung kommen. Willst du an einer Untersuchung darüber mitarbeiten?« Ich fing sofort Feuer.

2.2 Die Macht eines guten Augenblicks

»Immer nur eine« *(»one at a time«)* bedeutet nicht zwingend »nur einmal« *(»only one time«)*. Ein Klient kann – und tut es manchmal tatsächlich – sich dafür entscheiden, eine weitere Sitzung (oder auch mehrere Sitzungen) zu beanspruchen. Wir sollten bedenken, dass es letztlich die Klienten sind, die sich für eine einzige Therapiesitzung entscheiden – nicht die Therapeuten – und so im Grunde die Therapie in einer einzigen Sitzung »erfanden«. Nachdem uns klar geworden war, dass eine einzige Therapiesitzung die häufigste Zeitspanne des Kontakts zwischen einem Therapeuten und einem Klienten ist, sorgten wir als Therapeuten dafür, dass mehr Menschen diese offenbar natürliche Tendenz für sich nutzen können. (Tatsächlich ist die häufigste Dauer einer Therapie nicht *eine* Sitzung, sondern *keine* – weil die meisten Menschen zwar darüber nachdenken, sich an einen Therapeuten zu wenden, es aber niemals tun![15] Unter denjenigen, die sich wirklich dafür entscheiden, professionelle Hilfe in Anspruch zu nehmen, ist *eine* Sitzung die häufigste Behandlungsdauer ... am zweithäufigsten sind *zwei* Sitzungen, am dritthäufigsten *drei* Sitzungen [Hoyt 2018, p. 155].)

Bei Shakespeare heißt es: »*The readiness is all*« (»Alles kommt darauf an, dass man bereit sei«) (Hamlet, Akt V, Szene 2), und nach meiner Auffassung wird die therapeutische Arbeit in vielen, wenn nicht gar den meisten Fällen in einer einzigen entscheidenden Sitzung erledigt – allerdings wissen wir oft nicht, welche Sitzung es sein wird. Die amerikanische Dichterin Emily Dickinson (1960) schrieb 1865: »*Forever is composed of nows*« (»Ewigkeit besteht aus Jetztmomenten«). Manchmal gilt: »Augenblicke sind ewig« (»*Moments are forever*« – Talmon a. Hoyt 2014, p. 463), und verschiedene Autoren haben Therapiemodelle beschrieben, bei denen »korrigierende emotionale Erlebnisse«, »entscheidende Augenblicke«, »gute Momente«, »kreative Momente«, »magische Augenblicke«, »Schlüsselmomente« und »heilende Momente« auf einem Entwicklungsbogen von der Vorbereitung über die Veränderung bis zur Konsolidierung stattfinden. Rosenbaum (2008, pp. 4–8) erklärt: »Psychotherapie ist weder kurz noch lang [...] Sie hängt vielmehr von ›guten Momenten‹ ab, in denen sich für einen Klienten etwas tiefgreifend verändert. Alles andere ist Vorbereitung

15 Francis und Clarkin (1981) erklären, dass *keine* Behandlung vielfach die bevorzugte Verordnung ist – eine Selbstmedikation ohne Einbeziehung professioneller Hilfe.

und Konsolidierung.« Paul Leslie (2019, p. 50) beobachtet: »Im Grunde haben Klienten nur dann das Gefühl, dass ihre Therapiesitzung ein magisches Geschehen ist, wenn sie darin ein überzeugend neuartiges Erlebnis hatten.« Die Arbeit dehnt sich aus oder zieht sich zusammen, sodass sie in die verfügbare Zeitspanne hineinpasst (Appelbaum 1973); deshalb erhöht das ausdrückliche Anbieten einer Walk-in-SST oder einer termingebundenen SST die Wahrscheinlichkeit, dass die erste Begegnung die einzig erforderliche bleibt.

Der Single-Session-Ansatz hilft Menschen, (sich) zu organisieren und zu katalysieren, (sich) zu integrieren und zu motivieren (Hoyt 2018, p. 161). Die meisten auf einer einmaligen Sitzung basierenden Therapien gestalten sich nicht sensationell oder dramatisch (siehe aber auch Hoyt a. Bobele 2019). Grundsätzlich versuchen wir, Menschen dort zu begegnen, wo sie sind, und hauptsächlich geht es uns darum, ihnen zu helfen, ihre eigenen Ressourcen zu nutzen, um den nächsten für sie richtigen Schritt zu tun. Die Psychologin Michele Ritterman (2019, p. 163) schreibt:

> »Ein einzelner Pinselstrich wirkt nicht bei jedem Klienten Wunder. Jeder Mensch, jedes Paar, jede Familie und jede Gemeinschaft ist einzigartig. Deshalb erfordert jeder von uns behandelte Fall eine einzigartige Problemlösungsmethode […]. Als Heiler müssen wir in jedem Augenblick und bei jedem Klienten tun, was im konkreten Fall notwendig ist.«

2.3 Maßgeschneidert: Einzigartig, jeweils nur einmal und manchmal nur ein einziges Mal

Wenn es nur zu einer einzigen Begegnung kommen wird, müssen Therapeut und Klient alles Nützliche bereits mitbringen; deshalb ist der Ansatz der einmaligen Sitzung Schauplatz dessen, was Bob Rosenbaum (1994) »intrinsische Integration« genannt hat. Entscheidend ist das Resultat, nicht der Prozess, und zahlreiche Studien haben gezeigt, dass viele theoretische Orientierungen – lösungsfokussierte Therapie, narrative Therapie, strategische Therapie, kognitiv-behaviorale Therapie, motivierende Gesprächsführung, Neuentscheidungstherapie, Inklusionstherapie, ericksonsche Hypnose, emotionsfokussierte Therapie und sogar psychodynamische Therapie – genutzt worden sind, um in einer einzigen Therapiesitzung positive Resultate zu erzielen. Obzwar unterschiedliche Orientierungsmodelle beschrieben wurden, sollte man sich die SST als eine eher affirmative und optimistische Geisteshaltung (siehe hierzu Kapitel 6 in diesem Buch) sowie als Form oder Vorgehensweise, nicht als spezifische Methode vorstellen (Young 2018; Hoyt et al. 2018). Manchmal helfen wir Klienten, ein bestimmtes Verhalten zu unterbinden oder mit etwas Neuem zu beginnen; manchmal helfen wir ihnen, daran zu denken, dass sie etwas vergessen sollten; zu vergessen, sich an etwas zu erinnern; sich daran zu erinnern, dass sie sich daran erinnern sollen, oder zu vergessen, etwas zu vergessen (Rosenbaum, Hoyt a. Talmon 1990). Moshe Talmon (z B. 1990, pp. 120–123; 2014, p. 34) hat nachdrücklich darauf hingewiesen, dass es kein Einheitsrezept für alle Situationen gibt.

Insbesondere wenn wir eine sozialkonstruktivistische Sicht bevorzugen, was Wissen, Dialog und Bedeutungen angeht, ist »jeder Augenblick, selbst wenn es der einzige ist, eine Chance für Hoffnung, Entwicklung und Veränderung« (Hair, Shortall a. Oldford 2013, p. 20). Berg und Dolan (2001, p. 1) beschreiben ihre Sicht lösungsfokussierter Therapie (SFBT) wie folgt: »Wenn wir den SFBT-Ansatz in Kurzform beschreiben sollten, ohne auf seine Philosophie oder seine Techniken einzugehen, würden wir ihn als ›Pragmatik der Hoffnung und des Respekts‹ bezeichnen.« Wylie (1994) vergleicht die narrative Therapie mit »Goldwaschen« *(»panning for gold«)*, und Monk et al. (1997) sprechen von der »Archäologie der Hoffnung«. Verlagert sich der Fokus von Problemen zu Lösungen hin, kann rasch Gutes geschehen. Karen Young (2018) und Alesya Courtnage (2020) haben untersucht, wie sich dies mithilfe von SFBT und narrativer Therapie erreichen lässt.

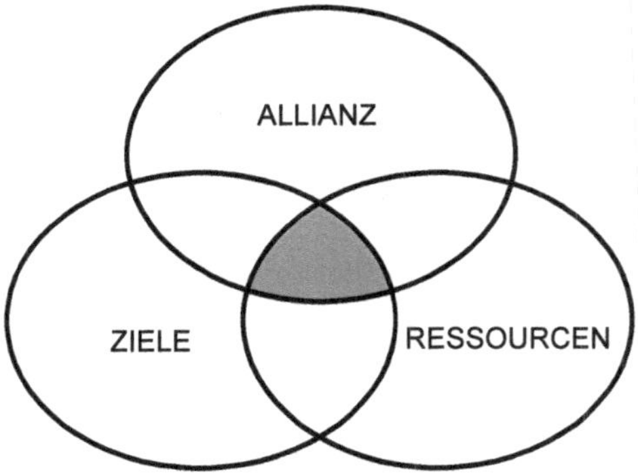

Abb. 1: Kontext der Kompetenz (aus Hoyt 2014; © M. F. Hoyt 2014; Abdruck mit freundlicher Genehmigung)

Nach meiner Auffassung versuchen wir gemeinsam das zu schaffen, was ich einmal *Context of Competence* (»Kontext der Kompetenz«) genannt habe (Hoyt 2014, 2017; siehe Abb. 1); dabei identifizieren Klienten mit unserer Hilfe bestimmte erreichbare Ziele und nutzen ihre (individuellen, familialen, sozialen und kulturellen) Fähigkeiten und Ressourcen. Wir heißen das Wohlüberlegte, Zufällige und Unerwartete willkommen. Eine Therapie, ob in einer einmaligen Sitzung oder in anderer Form, findet statt, wo sich *Ziele* und *Ressourcen* mit der *Therapeutischen Allianz* überschneiden.

In der SST ist jede Sitzung ein in sich abgeschlossenes und vollständiges Ereignis. Oft haben einzelne Sitzungen eine zeitliche Struktur, in deren Verlauf in der frühen, mittleren und späten Phase des Treffens an unterschiedlichen Themen und Aufgaben gearbeitet wird (siehe hierzu Abb. 2). Die Klienten durchleben die »Wiederherstellung ihrer geistig-seelischen Verfassung« (*»restoration of morale«* – Frank 1974), während ihnen geholfen wird, über positive Ziele nachzudenken und über Möglichkeiten, diese zu erreichen.

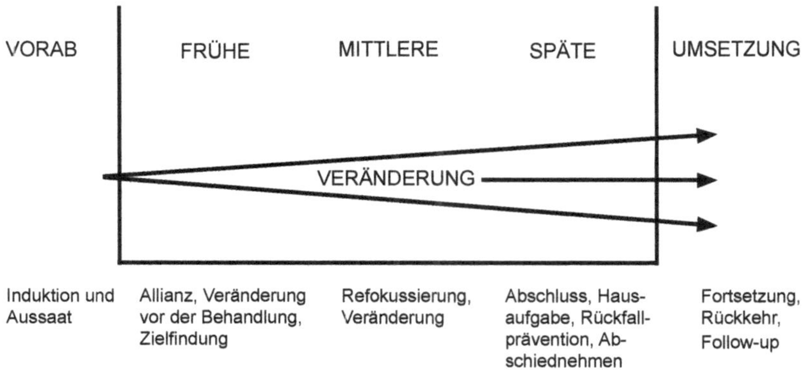

Abb. 2: Die zeitliche Struktur der SST (aus Hoyt 2000a, p. 218; © 2000a M. F. Hoyt; Abdruck mit freundlicher Genehmigung)

In der Regel liegen der effektiven Nutzung von Theorie und Praxis des Single-Session-Ansatzes drei Aspekte zugrunde: (1) die *Geisteshaltung (mindset)*, die etwas mit dem Bewusstsein dessen zu tun hat, dass es möglicherweise nur eine einzige Sitzung geben wird und dass es deshalb wichtig ist, die Begegnung bestmöglich zu nutzen; (2) die aktuelle *Situation (time)*, wobei es um unmittelbare Erreichbarkeit geht sowie darum, dass die beste Gelegenheit, auf eine Veränderung hinzuarbeiten, eben *jetzt* ist; und (3) die *Befähigung/Aktivierung (empowerment / client activation)* des Klienten, basierend auf der Annahme, dass Klienten (manchmal aufgrund unserer Hilfe) über alles verfügen, was sie brauchen, um ihre Ziele erreichen zu können (siehe Hoyt et al. 2018, pp. 11–15; Hoyt a. Talmon 2014a, pp. 468–472). Werden Klienten gefragt, was sie wollen, können sie mit ihrem Therapeuten gemeinsam darauf hinarbeiten, diesen Hoffnungen und Wünschen gerecht zu werden.

Als ich mir einmal in Rom das alte Forum Romanum anschaute und über all dies nachdachte, stand plötzlich eine Frau vor mir mit einem Tattoo im Nacken, auf dem stand: Carpe diem!

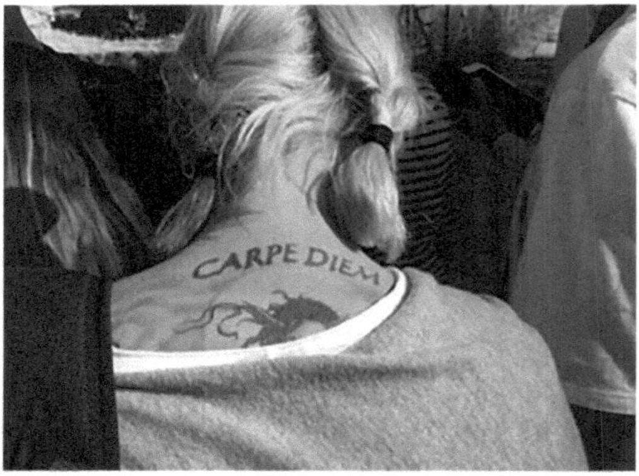

Abb. 3: Carpe diem!

Menschen kommen zur Therapie – ob zu einer einmaligen Sitzung oder im Rahmen einer anderweitigen Vereinbarung –, wenn sie Hilfe brauchen. Manchmal verändern sie sich allmählich, aber wir sollten auch darauf gefasst sein, dass sie plötzlich von einem »Blitz aus heiterem Himmel« getroffen werden. Wir nehmen an, die Evolution verlaufe normalerweise langsam und Schritt für Schritt; es gibt aber auch das Konzept der »sprunghaften Evolution« (siehe Alvarez 1997; Gould 1980; Rosenbaum, Hoyt a. Talmon 1990; Hoyt 1995a, p. 211). Damit ist gemeint, dass Dinge lange in einem bestimmten Zustand verweilen, bis etwas Außergewöhnliches passiert, beispielsweise ein Meteoriteneinschlag, der so viel Staub aufwirbelt, dass das Sonnenlicht ferngehalten und die Vegetation vernichtet wird. In der Folge verhungern die Dinosaurier, wodurch eine Nische entsteht, in der Säugetiere gedeihen können. Im menschlichen Bereich könnte es sich handeln um: eine Geburt, einen Todesfall, eine Krankheit, eine Eheschließung oder Scheidung, einen Studienabschluss, eine berufliche Veränderung oder den Auszug eines Kindes aus dem Elternhaus – all diese Ereignisse können weitreichende langfristige Veränderungen zur Folge haben. Bei einigen Klienten bewirkt eine SST eine Stabilisierung oder eine schrittweise Veränderung; andere erreichen durch die SST einen wichtigen Wendepunkt. Bob Rosenbaum (2014, 2021; Rosenbaum, Hoyt a. Talmon 1990; Hoyt 1995a) schreibt, er sei bezüglich der Möglichkeiten, in einer einzigen Sitzung etwas zu bewirken, misstrauisch gewesen, bis er eines Tages während einer Wanderung hinter einer Wegbiegung plötzlich entdeckte, dass eine riesige Lawine in weniger als 30 Sekunden einen alten Berg und das an ihn angrenzende Tal völlig verändert hatte. Sowohl plötzliche als auch schrittweise Veränderungen kommen vor: An einem Berg bewirken Wind und Regen eine allmähliche Ansammlung und Erosion von Erdreich, wohingegen Lawinen und Erdbeben zu einer schnelleren Veränderung führen.

Milton Erickson (1983, p. 71) meint dazu: »Ich glaube nicht, dass wir eine ausführliche Ursachenanalyse und einen langwierigen Therapieprozess brauchen oder darlegen müssen. Wissen Sie, wenn eine Krankheit plötzlich auftreten kann, kann man auch eine Therapie ziemlich plötzlich durchführen.« Jerome Frank schreibt in seinem Vorwort zu Talmons (1990) Buch über die Single-Session-Therapie, dass die Vorstellung, Menschen könnten in einer einzigen Therapiesitzung Veränderungen erreichen, viele Annahmen auf den Prüfstand stellt, die Therapeuten bisher für zweifellos zutreffend hielten: beispielsweise die Überzeugung, man müsse allmählich auf die Entwicklung einer therapeutischen Allianz hinarbeiten, man müsse zugrunde liegende Schemata oder Neurosen nach und nach offenlegen und sich dabei ganz allmählich vorarbeiten, weil sonst zu viel Widerstand mobilisiert werde. Deshalb ist im Falle einer relativ schnellen Entwicklung für Forschende interessant herauszufinden, was wirklich geschehen ist: Um einen Prozess allmählichen Durcharbeitens kann es sich nicht gehandelt haben, denn eine Veränderung ist deutlich schneller eingetreten, als dass dies möglich gewesen wäre.

Kürze ist nicht unbedingt gleichbedeutend mit Oberflächlichkeit; das richtige Haiku trifft manchmal besser ins Schwarze und rührt das Herz viel tiefer an als ein schwerfällig dahinkriechender Roman – oder eine entsprechende Therapie (Hoyt 2014, p. 68). Es gibt viele Möglichkeiten nachzuvollziehen, was wir als Kliniker in einer einmaligen Therapiesitzung tun. Meist ähnelt unsere Wirkung eher der Arbeit eines Gärtners als der eines Mechanikers, denn wir nähren und fördern, was nützlich ist, statt an etwas Zerbrochenem herumzubasteln und es wieder in Ordnung zu bringen. Manchmal sind wir Cheerleader, Zeugen oder Wegweisende oder fungieren wie ein Regisseur im Theater, der eine Aufführung zum Leben erweckt. In anderen Fällen ähnelt unsere Rolle der einer Hebamme, die den Geburtsprozess verfolgt, den Übergang erleichtert und hilft, wenn die Geburt ins Stocken gerät. Michele Ritterman (2009, pp. 129–130) erinnert uns daran, dass ein Zug, der in einem nur ganz leicht abweichenden Winkel auf ein anderes Gleis fährt, dadurch an einem völlig anderen Ort ankommen kann. (Wie auch Gladwell [2000] schreibt, können minimale Änderungen zu völlig anderen Resultaten führen.)

Eine Therapie ist eine Form von Gespräch (siehe Weakland 1993; de Shazer 1994). Eric Berne (1966, p. 63) schreibt: »Der Therapeut heilt niemanden [...] Wenn der Patient sich erholt, sollte der Therapeut sagen können: ›Meine Behandlung hat der Natur geholfen.‹« Milton Erickson (zitiert in Zeig 1988, S. 180) hat in einem ähnlichen Sinne gesagt: »Die Therapie leistet der Patient. Der Therapeut sorgt nur für das Klima, für das Wetter. Das ist alles. Die ganze Arbeit muss der Patient leisten.« Irvin Yalom schreibt in seinem Buch *Der Panama-Hut* (2010, S. 279): »Es ist ein Vergnügen, dabei zuzusehen, wie [Patienten] sich den Zugang zu ihren eigenen Ressourcen erschließen.«

In dem Roman *The Catcher in the Rye* (Salinger 1951, dt. *Der Fänger im Roggen*) spielt der Protagonist Holden Caulfield auf das Gedicht *Comin' Thro' the Rye* des Schotten Robert Burns an, während er seiner Schwester die Geschichte erzählt, dass ein »Fänger im Roggen« eine Art Wächter sei, jemand, der am Rande einer Klippe im hohen Roggengras stehe und darüber wache, dass die Kinder nicht über die Klippe fallen – was hier bedeutet, dass er ihre Unschuld schützt. In der SST erfüllen wir manchmal eine ähnliche Funktion. Wir fangen Menschen auf, bewahren sie vor Gefahren and helfen ihnen, Probleme zu lösen, ohne dass sie sich abhängig oder inkompetent fühlen müssen und deshalb zu einem »Psychofall« werden. Es gibt einen Cartoon (wiedergegeben in Hoyt 2021, p. 35), in dem ein Arzt zu einem Patienten sagt: »Im Grunde liegt bei Ihnen nichts im Argen, was das, was bei Ihnen in Ordnung ist, nicht heilen könnte.« In einem ähnlichen Sinne heißt es bei Shakespeare in *Ende gut, alles gut* (Akt I, Szene 1): »Oft ist's der eigne Geist, der Rettung schafft.«

Wie und wo wir schauen, hat Einfluss darauf, was wir sehen und tun. Manche Geschichten sind besser als andere. »Eine ›gute‹ Geschichte vermittelt nicht nur ›Fakten‹, sondern wirkt stärkend« (Hoyt 2000a, pp. 21–22). Wie Therapeuten ihre Klienten verstehen und ihre Arbeit mit ihnen auffassen, kann verstärken, was laut Wörterbuchdefinition Freude ausmacht: »ein Gefühl des Entzückens, des Glücks und des Frohsinns und eine Quelle des Behagens« (siehe Hoyt a. Nylund 1997). Dieser stärkende Aspekt menschlichen Gewahrseins (Schutz 1967) ist angesichts der Probleme, mit denen wir heute konfrontiert werden, besonders wichtig.

2.4 Abbilder von Hoffnung und Freude und die Single-Session-Therapie

Als ich mit Moshe Talmon das Buch *Capturing the Moment* zusammenstellte (Hoyt a. Talmon 2014a), endete unser Herausgeberschlusswort (p. 482) mit folgendem Satz: »Wie viele Klienten und Therapeuten entdeckt haben, kann die SST so up to date sein wie der

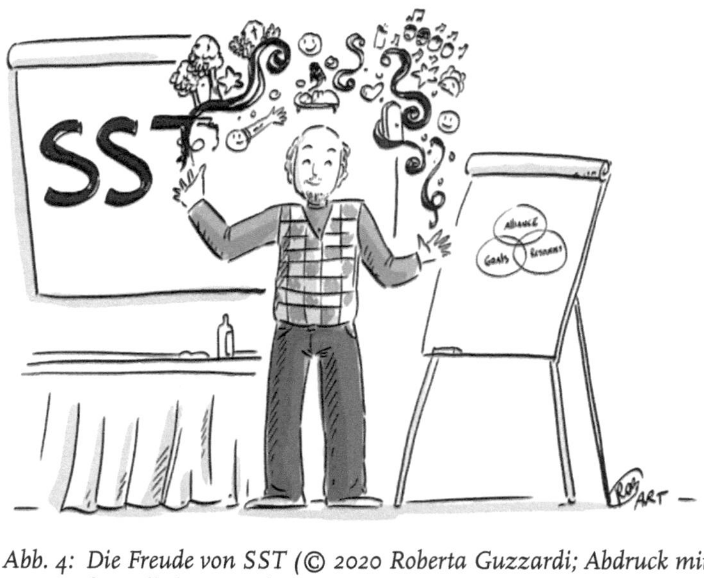

Abb. 4: Die Freude von SST (© 2020 Roberta Guzzardi; Abdruck mit freundlicher Genehmigung)

morgige Sonnenaufgang.« Diesen Geist vor Augen, entschieden wir uns dafür, auf dem Titelblatt einen Hoffnung weckenden Sonnenaufgang abzubilden. Nach der zweiten *Capturing-the-Moment*-Konferenz stellten wir wieder ein Buch zusammen, diesmal mit dem Titel *Single-Session Therapy by Walk-in or Appointment* (Hoyt et al. 2018), dessen Titelblatt die fröhlichen Farben eines Regenbogens schmückten. Das Titelbild von *Single Session Thinking and Practice in Global, Cultural, and Familial Contexts: Expanding Applications* (Hoyt, Young a. Rycroft 2021) veranschaulicht das Erblühen des Single-Session-Ansatzes auf der ganzen Welt (s. Abb. 4).

Der Regenbogen der Figuren, die fröhlich zwischen meinen Händen schweben, steht für einige von mir vorgestellte SST-Behandlungen, in denen Klienten in einer Therapiesitzung Schwierigkeiten überwunden haben, die mit Trauer, Albträumen, Angst, Depression und Beziehungsproblemen zusammenhingen.

2.5 Wird Freude Sie überraschen? Oder erwarten Sie sie?

Der US-amerikanische Psychotherapeut Jay Haley wurde einmal gefragt: »Wenn Sie Studenten nur eine einzige Sache beibringen könnten, wofür würden Sie sich dann entscheiden?« Er antwortete, ohne zu zögern: »Liebe. Ich würde sie lehren, ihre Klienten zu lieben. Alles andere ergibt sich, wenn ein Therapeut seine Klienten liebt« (zitiert in Davis 2011, p. 26). Anlässlich der zweiten *Capturing-the-Moment*-Konferenz in Banff stellte ich die Frage: »Wo ist die Magie?« und antwortete selbst: »*Die Magie ist darin, dazwischen* und *darum herum*« (siehe Hoyt 2017, p. 306). Der österreichische Philosoph Ludwig Wittgenstein (1968, Nr. 97) formulierte 1953 ebenso wie der australische Dichter Gwen Harwood (2001, p. 110): »Das Denken ist mit einem Nimbus umgeben.« Man mag es *Nimbus* nennen oder *liebende Güte, Beziehungstrance* oder *Allianz* – ich bin der Meinung, dass oft das »Dazwischen« und das »Darumherum« das »Darin« zum Vorschein bringen.

Deshalb frage ich: Sind Ihr Herz und Ihre Seele (und Ihr Geist) offen und bereit, Ihrem Klienten heute zu helfen? »Glauben« Sie wirklich an Ihre Klienten, und sind Sie in der Lage, sie zu bejahen? Glauben Sie tatsächlich, dass aus einem einmaligen Zusammentreffen in einer Therapiesitzung etwas Gutes hervorgehen wird? Charles Snyder (2002) schreibt in seinem Aufsatz *Hope Theory: Rainbows of the Mind*, Hoffnung sei die Überzeugung, dass Menschen in der Lage sind, ihre Ziele zu verfolgen, und dass sie einen Weg sehen können, der in diese Richtung führt (siehe auch Courtnage 2020). Wir können dies oft bereits im Laufe einer einzigen Begegnung fördern und den betreffenden Klienten helfen, ihre Ziele und ihre Ressourcen übereinzubringen.

2.6 Jetzt … und dann

Die Grundidee des Ansatzes der einmaligen Therapiesitzung ist, dass es keine andere Zeit als die Gegenwart gibt (Hoyt 1990; im Jahre 2004 habe ich ein Buch mit dem Titel *The Present is a Gift* [»Die Gegenwart ist ein Geschenk«] herausgegeben) und dass Veränderung nur *jetzt* stattfinden kann. Wenn es bei Shakespeare heißt: »… das Vergangne der Prologus ist« (*Der Sturm*, Akt II, Szene 1), so bedeutet das: Alles, was bis jetzt geschah, bereitet den Weg für das, was wir als Nächstes tun. Therapien in Form einmaliger Sitzungen erschließen, wie Michael White es formuliert, »neue Möglichkeiten für das Handeln«.

Ich bin begierig mitzuerleben, wie sich Theorie und Praxis der SST weiterentwickeln werden.

2.7 Coda

Single session now
By walk-in or appointment
Ready when you are

Dem Single-Session-Ansatz gemäß »ergreifen wir den Augenblick« und »schaffen wir den Augenblick«. Noch einmal: Haben Sie Hoffnung? Sind Sie bereit für Freude? In einer Sitzung? Heute? Und morgen? Ich hoffe ja – deshalb sind wir hier.

3 Der Single-Session-Ansatz in der Praxis

Pam Rycroft und Jeff Young

Das Bouverie Centre in Melbourne, Australien, bietet seit 1994 Single-Session-Therapie (SST), Ausbildungen in SST sowie Beratungen für deren Umsetzung an; zudem veranstaltet es SST-Konferenzen.

Wir haben in all den Jahren darüber nachgedacht, was an der Nutzung von einmaligen Therapiesitzungen nicht nur involvierten Therapeuten, sondern auch vielen anderen Praktikern und Organisationen so sehr zusagt. Ein Teil der Antwort auf diese Frage könnte lauten, dass der SST-Ansatz für leichte Zugänglichkeit, Zeitgemäßheit und gute Umsetzbarkeit steht und dass er es Klienten ermöglicht zu äußern, *was* sie am dringendsten benötigen und *wann*. Klienten erleben die SST sowohl als respektvoll als auch als zweckmäßig (Hymmen, Stalker a. Cait 2013), und Manager im Gesundheitswesen sind begeistert, weil die SST sowohl effizient als auch effektiv ist.

Einen Kontext zu schaffen, in dem sowohl die Therapeuten als auch ihre Klienten an die erste Sitzung herangehen, »als ob« sie auch die letzte wäre, und in dem ein offenes, nicht urteilendes Gespräch darüber, ob weitere Arbeit erwünscht oder notwendig ist, gefördert wird, hat sich für unsere familientherapeutischen Angebote als wahrer Segen erwiesen. Statt aus Gründen der Gleichbehandlung allen Familien von vornherein eine bestimmte feste Anzahl von Sitzungen zuzugestehen, haben wir uns entschlossen, das Bestmögliche aus der ersten Sitzung zu machen und die Klienten dann selbst entscheiden zu lassen, was sie sich zusätzlich noch von uns wünschen. So stellen Familien, die schon mit wenigen Sitzungen ein gutes Ergebnis erzielen, anderen, die mehr Aufmerksamkeit brauchen, die Ressourcen, die sie selbst nicht benötigen, zur Verfügung. Dadurch ist es uns gelungen, das Vertrauen zu entwickeln, das es uns ermöglichte, den Single-Session-Ansatz in unserer täglichen Praxis voll zur Geltung zu bringen.

In den ersten Jahren gelang es uns allerdings noch nicht, alle Mitarbeiter gleichermaßen von der neuen Herangehensweise zu überzeugen. Wie schon andernorts erwähnt (Young, Weir a. Rycroft

2012; Young, Rycroft a. Weir 2014; Rycroft a. Young 2014; J. Young 2018a, 2018b), hat sich der Charakter des SST-Trainings allmählich verändert. Nach früh geäußerten Befürchtungen, die SST sei wohl Ausdruck einer weiteren Rationalisierungswelle und entspringe rein ökonomischen Erwägungen, die darauf abzielten, mit weniger mehr (oder vielleicht doch eher weniger?) zu erreichen, verlagerten sich die Reaktionen der Workshop- und Konferenzteilnehmer allmählich auf Themen wie:

- »Wir haben verstanden, dass es darum geht, die verfügbare Zeit so gut wie möglich zu nutzen. Aber wie kann man dabei respektvoll bleiben?«
- »Was macht eine einmalige Therapiesitzung so nützlich wie möglich?«

Diese und viele andere, ähnliche Fragen haben uns dazu angetrieben, unseren eigenen therapeutischen Ansatz zu entwickeln und zu beschreiben sowie Prozesse zu entwickeln. Wir begannen, auch die Arbeit außerhalb des Therapieraums einzubeziehen (also Single-Session-*Arbeit* statt Single-Session-*Therapie*), und wir dachten darüber nach, wie sich dieser Ansatz auf sehr unterschiedliche Situationen übertragen ließe (und lässt) – etwa auf die Arbeit mit Wohnungslosen, auf die Palliativpflege, auf die Arbeit mit Menschen mit Behinderung, auf Online-Beratungen für Jugendliche und auf die Arbeit von Notdiensten. So kamen wir darauf, uns zu fragen: *»Was sind die zentralen Elemente eines Single-Session-Ansatzes?«*

Es folgt nun unser Versuch, diese Frage zu beantworten, indem wir zuerst unseren eigenen SST-Prozess, veranschaulicht am Beispiel einer Familientherapie, skizzieren und anschließend beschreiben, was in unseren Augen für unsere Art, einen Single-Session-Ansatz umzusetzen, zentral ist.

3.1 Eine einmalige Sitzung ist nicht zwingend die einzige stattfindende Begegnung, sondern oftmals Teil eines Prozesses

Zwar ist die Therapiesitzung von zentraler Bedeutung, doch nach unserer Auffassung ist auch das, was davor und danach geschieht, sehr wichtig. In bestimmten Fällen, etwa bei therapeutischer Arbeit nach einer Katastrophe – siehe Miller 2011; Guthrie 2018; Nùñez a. Abia 2021 –, gibt es nur die Möglichkeit, »im Augenblick« zu arbeiten. Sind Klienten, die zu uns kommen, jedoch darauf vorbereitet, die eine beabsichtigte Therapiesitzung bestmöglich zu nutzen, kann sich das sehr positiv auf das Ergebnis auswirken, insbesondere wenn ihnen klar ist, dass sie die Arbeit auf Wunsch später fortsetzen können.

Unsere eigene Arbeit, so wie O'Neill und Rottem (2012) sie beschreiben und wie sie weiter unten schematisch dargestellt wird (siehe Abb. 5), beginnt mit einem vorbereitenden Anruf und endet mit einem telefonischen Follow-up. Natürlich empfehlen wir dies in unseren Ausbildungen nur als eine Möglichkeit, die Interessenten in ihrer eigenen Praxis nach ihren Vorstellungen abwandeln können.

Am Bouverie Centre erfolgt ein telefonischer Erstkontakt durch einen Kliniker. Dieser Anruf liefert uns Informationen über die aktuellen Sorgen der Familie, vermittelt einen Eindruck von den Hoffnungen, die verschiedene Familienmitglieder mit der Therapie verbinden, und erklärt der Familie den Single-Session-Ansatz unseres Zentrums einschließlich des Fragebogens, den die Familie ausgefüllt zur Sitzung mitbringen soll. (Entsprechende Formulare stehen im Rahmen einer Online-Training-Suite zum Bearbeiten im eigenen Tempo zum Download bereit.[16]) Die Familienmitglieder können selbst entscheiden, ob sie den Fragebogen gemeinsam oder jeweils einzeln durcharbeiten wollen. (Eine besonders gewissenhafte Mutter brachte einmal einen Fragebogen mit, den sie für ihr dreijähriges Kind ausgefüllt hatte! Sie hatte die Fragen für ihre Tochter »übersetzt« und die Antworten aufgeschrieben.)

Die Spalte mit den durch Pfeile gekennzeichneten Wahlmöglichkeiten auf der rechten Seite von Abbildung 5 gibt Auskunft über die verschiedenen Optionen, die Klienten haben: Sie können sich für eine weitere einmalige Sitzung entscheiden, zu regelmäßigen Therapiesitzungen übergehen, andere von uns angebotene Programme in Anspruch nehmen und manchmal auch eine Überweisung an einen spezialisierten Service nutzen. Sie können sich aber auch dafür entscheiden, »die Sache allein auf die Reihe zu bekommen«, wobei ihnen klar ist, dass sie uns selbst dann jederzeit erneut kontaktieren können.

---

16 Die *SST self-paced online training suite* ist verfügbar unter https://events.bouverie.org.au/sst [25.2.2024].

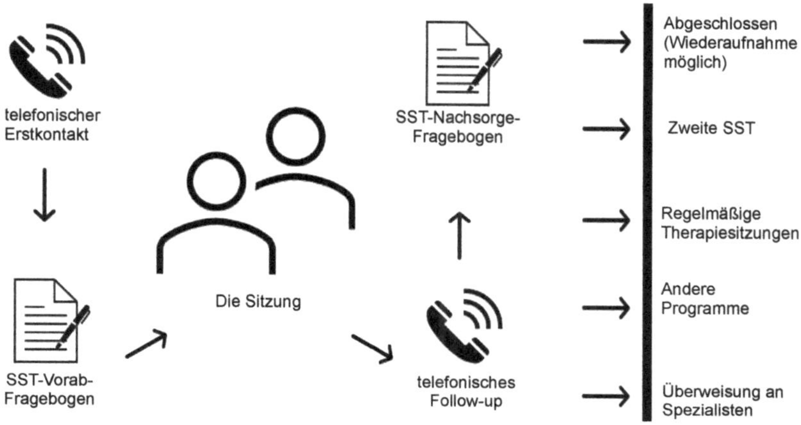

Abb. 5: The Bouverie Centre, der Single-Session-Therapie-Prozess (© The Bouverie Centre 2021; Abdruck mit freundlicher Genehmigung)

3.2 Beispiel einer Familientherapie

Um das Vorgehen zu veranschaulichen, werden wir Georgina, Anne und ihre Familie durch eine Single-Session-Therapie begleiten, wie sie für das Bouverie Centre typisch ist.

Beim Erstkontakt hörten wir, dass Georgina (die Georgie genannt werden wollte) Anne als Partnerin gewählt und in ihre Familie aufgenommen hatte. Nach ihrer Scheidung von Ewan (der mittlerweile in Übersee lebte) hatte sie einige Jahre als Alleinerziehende verbracht. Georgie hatte vier Kinder im Alter zwischen 12 und 18 Jahren. Ihre größte Sorge galt Liam (14), der seinen älteren Bruder Sean (16) nach einem Wortwechsel mit einem Küchenmesser bedroht hatte. Das hatte Anne und Liams jüngere Schwester Sophie verängstigt und die ansonsten relativ glückliche Familie in einen ziemlichen Aufruhr versetzt.

Georgie und Anne hatten den Vorab-Fragebogen gemeinsam ausgefüllt. Auf die Frage, was sie sich von der Sitzung versprächen, hatten sie geantwortet, die größte Sorge mache ihnen, ob Liam irgendeine Art psychiatrischer Hilfe brauche und ob sie als Eltern mehr hätten tun können und sollen. Diese Sorge wurde durch Aspekte der Lebensgeschichten der beiden Frauen verstärkt: Ewan war während seiner Ehe mit Georgie oft wütend geworden – und als er »anfing, seine Wut auch an den Kindern auszulassen«, hatte Georgie sich von ihm getrennt.

Anne hatte einen Onkel gehabt, den sie als Kind angehimmelt hatte, bei dem jedoch später eine drogenbasierte Psychose entstanden war, woraufhin sich der zuvor so lebenslustige junge Mann in einen ständig wütenden und bedrückten Erwachsenen verwandelt hatte.

Kommentar: Der Therapeut kann die Familie in der Zeit zwischen dem telefonischen Erstgespräch und der Sitzung anrufen oder nicht. Dies lindert manchmal die Ängste von Klienten und ermöglicht, zu einzelnen Familienmitgliedern in Kontakt zu treten (was insbesondere von Nutzen sein kann, wenn diese einer Therapie negativ gegenüberstehen), Fragen zu beantworten und auf eventuelle Sorgen einzugehen.

Als Georgie und Anne kontaktiert wurden, äußerten beide, Liams Verhalten mache ihnen große Sorgen. Georgie erklärte, zwar sei noch niemand zu Schaden gekommen, aber Liams Wut habe sie so geängstigt, dass sie die Polizei gerufen habe. Diese habe ihr daraufhin angeboten, Liam vorzuladen und ihn inoffiziell zu verwarnen. Georgie fürchtete, Liam könnte das Temperament seines Vaters geerbt haben. Anne erwähnte andererseits, Liam sei oft auch sehr nachdenklich und verständig, und er sei derjenige gewesen, der sie in der Familie am herzlichsten willkommen geheißen habe. Sie frage sich aber mittlerweile, ob bei Liam eine »Persönlichkeitsspaltung« vorliege.

Zu Beginn der Sitzung verfügen die Therapeuten über Informationen aus dem telefonischen Erstgespräch und dem beantworteten Fragebogen sowie eventuell auch aus einem weiteren Telefongespräch vor der Sitzung. Auf dieser Grundlage können sie sich ein Bild von den Prioritäten der Familie für die Sitzung machen. Trotzdem ist es sinnvoll herauszufinden, was sich jedes Familienmitglied als Resultat der Sitzung wünscht, denn das motiviert die Familie, wenn sie im Therapieraum zusammengekommen ist, zusätzlich zur Mitarbeit.

Auf Bitten von Ausbildungsteilnehmern hin haben wir eine Art »Rahmenkonzept« für den Sitzungsverlauf entwickelt (siehe Abb. 6). Dabei handelt es sich um eine eher grobe Skizze, nicht um ein ausgefeiltes Modell. Es geht um eine Art Leitfaden, also nicht um eine bestimmte verbindliche Vorgehensweise. Die Ausbildungsteilnehmer sollen ihr bevorzugtes theoretisches Modell und ihren persönlichen Stil einbringen können, denn der Single-Session-Ansatz ist aus un-

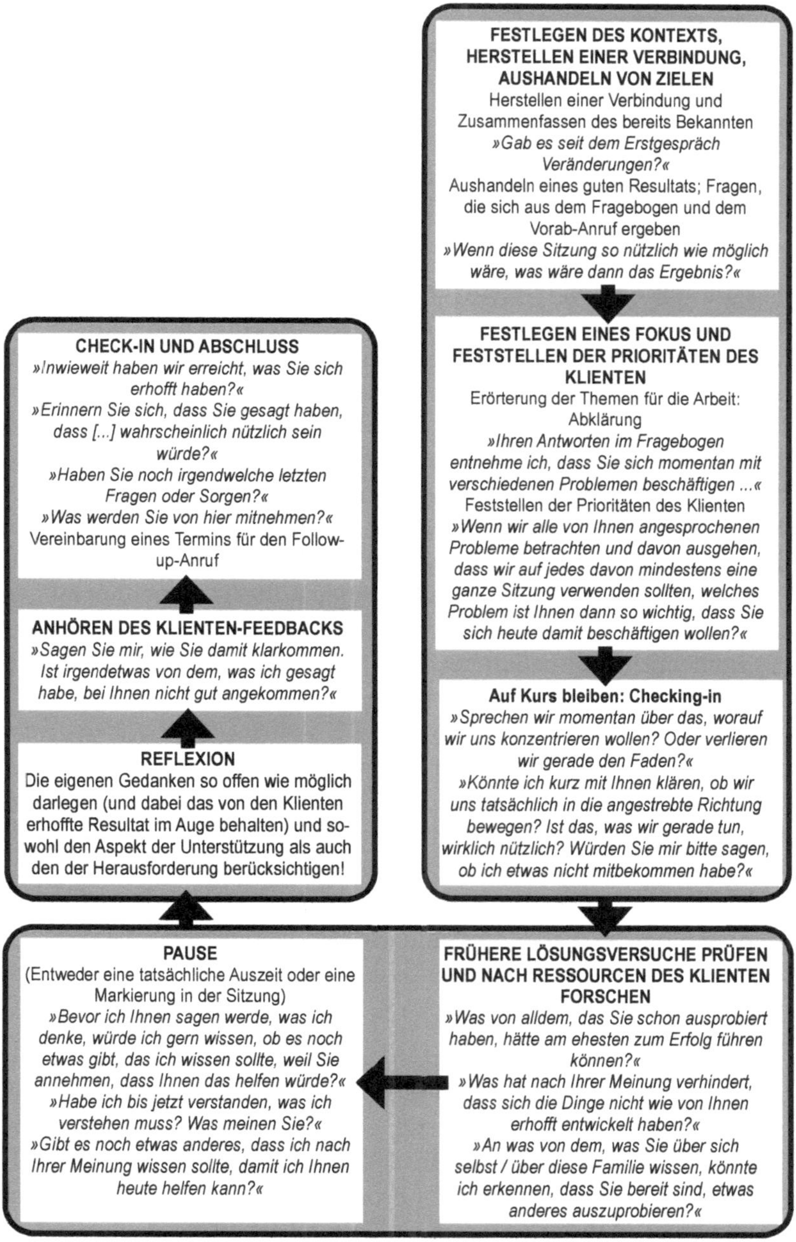

Abb. 6: Schematischer Verlauf einer einmaligen Therapiesitzung im Bouverie-Zentrum (© The Bouverie Centre; Abdruck mit freundlicher Genehmigung)

serer Sicht kein eigenständiges Therapiemodell, sondern eher eine Art *Service-Delivery*-Modell (J. Young 2018b; J. Young, Weir a. Rycroft 2012). Insofern sind die zur Veranschaulichung in das Diagramm eingefügten Fragen nur als Beispiele zu verstehen.

Zwar versteht sich der größte Teil des Rahmenkonzepts von selbst und spielt auch in vielen Therapieprozessen eine Rolle, doch weniger bekannt ist möglicherweise die sogenannte »Pause«. Dabei kann es sich sowohl um eine tatsächliche Auszeit als auch um eine schlichte Markierung während der Sitzung, sozusagen »eine Pause im Tanz«, handeln. Die Therapeuten werden an diesem Punkt aufgefordert, darüber nachzudenken, was sie bereuen würden, nicht gesagt zu haben, falls sie ihre Klienten nicht mehr wiedersehen würden. Dies spornt Therapeuten zu Offenheit und Direktheit an – im Sinne eines »Kein Scheiß!«-Ansatzes (J. Young, in Findlay 2007[17]). Natürlich brauchen Therapeuten auch ihr klinisches Urteilsvermögen, um in höchster Wachsamkeit verbleiben zu können – sie müssen zudem berücksichtigen, wie die einzelnen Familienmitglieder ihre Reflexion und ihr Feedback wahrscheinlich auffassen werden. Die Therapeuten mögen sich fragen: »Was könnte ich mitteilen, das für diese Familie in ihrer augenblicklichen Situation höchstwahrscheinlich besonders nützlich ist?«

Was sind unsere zentralen Elemente?

Auf die Frage, was für unseren Ansatz zentral ist, können wir antworten, dass uns bestimmte klinische Fertigkeiten als für den SST-Ansatz besonders nützlich erscheinen. Darüber hinaus haben wir konkrete Vorstellungen bezüglich dessen, wie wir unsere Dienste generell anbieten wollen. Anhand unseres Familienbeispiels werden wir im Folgenden genauer beschreiben, was die zentralen Elemente unserer Arbeitsweise beinhalten.

1) *Mit dem Klienten das gewünschte Resultat aushandeln*
Georgie hatte beim telefonischen Erstgespräch auf die Frage, was sie als gutes Resultat der bevorstehenden Familiensitzung ansehe, geäußert, sie wünsche sich, dass Liam lerne, die Wirkung seiner Wutausbrüche besser zu verstehen. Außerdem wünsche sie sich für sich und Anne Ratschläge, die ihnen helfen würden, ihre Aufgaben als Eltern noch besser zu verstehen

17 Siehe auch https://events.bouverie.org.au/sst [25.2.2024].

und in Zukunft zu erfüllen. Der Therapeutin standen somit das Protokoll vom Erstgespräch und der Vorab-Fragebogen als aussagekräftige Vorabinformationen zur Verfügung. In der Sitzung selbst jedoch musste sie sich mit Annes und Liams Vorstellungen darüber befassen, was diese Sitzung zu einem Erfolg machen würde.

2) *Die Prioritäten der Klienten feststellen*
Die Therapeutin erklärte, sie müsse gegen Sitzungsende einige Formulare für die Verwaltung ausfüllen, doch davon abgesehen gehe es in der ganzen Sitzung darum, der Familie zu helfen, das zu bekommen, was sie sich von der Sitzung verspreche.
Anne schloss sich Georgies Vorstellungen vom Resultat der Sitzung und den von ihr genannten Prioritäten an: herauszufinden, ob Liam psychiatrische Betreuung bräuchte, und Ratschläge für die Erfüllung ihrer elterlichen Aufgaben zu erhalten. Da Liam sich an der Beantwortung des Fragebogens nicht beteiligt hatte, schien es wichtig, herauszufinden, was nach seiner Vorstellung ein gutes Ergebnis der Familiensitzung sein könnte. »Weiß nicht« lautete seine Antwort (die den meisten mit jungen Menschen arbeitenden Kollegen vertraut sein dürfte). Die Therapeutin fragte Liam, wegen welchem Mitglied seiner Familie er zur Sitzung gekommen sei. (Seine Anwesenheit wurde so zu einem Akt der Selbstlosigkeit umgedeutet, denn er war offensichtlich wegen seiner Mutter und wegen der Familie, nicht wegen sich selbst gekommen.) Nachdem die Therapeutin ihm ein wenig zugeredet und ihn ermutigt hatte, sich zu überlegen, ob es etwas gebe, weswegen ihm die Therapiesitzung als der Mühe wert erscheinen könnte, entschied er sich schließlich für: »… damit Mami und Anne mich in Ruhe lassen.«

Kommentar: Falls es auch für die Therapeutin Prioritäten (obligatorische Aufgaben) gibt, muss man auf diese ebenfalls eingehen, wobei es trotzdem wichtig ist, die Bedürfnisse und Prioritäten der Klienten vorrangig zu behandeln.

3) *Einen Fokus finden und über die wichtigsten Dinge reden (»auf den Punkt kommen«)*
In einer bestimmten Phase sprach Georgie viel über ihre Ehe mit Ewan. Er hatte oft Wutanfälle bekommen, manchmal auch

verbunden mit körperlicher Gewalt und mit Verletzungen, was ihr Vertrauen zu ihm zerstört hatte. Sie wiederholte, sie habe sich von Ewan scheiden lassen, als er angefangen habe, auf die Kinder loszugehen. Dies erinnerte Anne daran, dass das Erleben der Verwandlung ihres einst gutmütigen Onkels in einen wütenden und gestörten Menschen bei ihr die Besorgnis geweckt hatte, dass es ihr mit Liam ebenso ergehen könnte.

Obgleich das Gespräch herzlich war und auf den Punkt zu kommen schien, war der Therapeutin klar, dass sie bezüglich der beiden größten Sorgen der Frauen noch mehr Klarheit bräuchte und sich vergewissern müsste, dass sich das Gespräch in die Richtung entwickelte, in die es nach Auffassung der beiden zielen musste. Ebenso wichtig war, dass die Therapeutin über alle notwendigen Informationen verfügte, die ihr ermöglichten, so hilfreich wie möglich zu sein, und dass sie die einmalige Chance der Anwesenheit Liams nutzen musste, weil dieser sich auf eine längere und regelmäßige therapeutische Arbeit kaum einlassen würde. Die Therapeutin hielt es für notwendig, direkt das Problem anzusprechen, das die Familie dazu gebracht hatte, sie aufzusuchen. Deshalb schaute sie Liam an und sagte: »Darf ich dich ganz direkt etwas fragen, Liam? Anne und deine Mutter waren sehr beunruhigt darüber, dass du so wütend geworden bist und dass du deinen Bruder mit einem Messer bedroht hast. Jetzt frage ich mich, wie es für dich ist, wenn du so wütend wirst ... Machst du dir manchmal Sorgen wegen deiner Wut?«

4) *Das Befinden der Klienten in regelmäßigen Abständen überprüfen*
Nachdem Liam gestanden hatte, dass er sich wegen seiner Wut selbst ein wenig Sorgen machte, schilderte Georgie den Vorfall, der zu der Therapiesitzung geführt hatte, in allen Einzelheiten. Der Therapeutin fiel auf, dass Liam, während Anne ihn anschaute und zustimmend nickte, allmählich immer stärker in seinem Stuhl »versank«, wobei sein Blick zeigte, dass er lieber fast alles andere in der Welt als das getan hätte. Deshalb beinhaltete die Überprüfung auch, alle Beteiligten und insbesondere Liam zu fragen, wie es für sie sei, über diesen Vorfall zu sprechen, insbesondere nachdem Liam seine Betroffenheit und Scham angesichts seiner Wut zugegeben hatte. Die Therapeutin überprüfte auch, ob Georgie und Anne bekamen, was sie

sich von der Sitzung versprochen hatten, und Georgie erwähnte, dass sie sich einen Rat bezüglich der Frage wünsche, ob Liam psychiatrische Hilfe brauche. Die Therapeutin erklärte daraufhin, um dies wirklich beantworten zu können, müsse sie die Situation Liams und seiner Familie gründlicher untersuchen, versprach aber, vor Sitzungsende darauf zurückzukommen.

5) *Nötigenfalls respektvoll unterbrechen, um Klienten zu helfen, das Gewünschte zu bekommen*
Der Therapeutin merkte schnell, dass Georgie gern redete – und dass Anne und Liam sich angewöhnt hatten, sie reden zu lassen, wobei Anne sie durch Stirnrunzeln und Nicken nonverbal unterstützte, während Liam bei den Monologen seiner Mutter »abschaltete«. Die Therapeutin verspürte eine ihr wohlbekannte Anspannung: Sie versuchte, sich die »Erzählung« über die Probleme der Familienmitglieder in ihren eigenen Worten anzuhören und gleichzeitig den Prozess zu verfolgen, um den Klienten geben zu können, was sie sich von der Sitzung am dringendsten wünschten. Die Therapeutin unterbrach Georgie mehrfach durch Bemerkungen wie: »Ich weiß, dass Ihnen sehr wichtig ist herauszufinden, ob Liam psychiatrische Hilfe benötigt; deshalb muss ich Sie möglicherweise unterbrechen, damit ich die Informationen bekomme, die ich brauche, um auf Ihr Anliegen eingehen zu können.« Und: »Georgie – ich möchte das nur kurz mit Liam klären: Was denkst du über das, was deine Mutter uns erzählt? Möchtest du dem noch etwas hinzufügen? Oder siehst du es anders?« Und: »Anne, ich frage mich, wie es Ihnen in dieser Situation ergangen ist.« Nach einer Weile konnte die Therapeutin mit Georgie über ihren starken Rededrang scherzen.

6) *Sich die Zeit zum Freund machen*
Weil die Erzählung ziemlich viel Zeit beanspruchte und sich die Therapeutin unter Druck fühlte, hielt sie an einem bestimmten Punkt inne, fasste die Äußerungen der einzelnen Familienmitglieder zusammen und sagte: »Wir haben jetzt noch etwa zwanzig Minuten, und ich möchte mir die Zeit nehmen können, vor Sitzungsende in Ihrer Gegenwart laut zu denken, um Ihnen zumindest eine Antwort auf die Frage geben zu können, was Liam vermutlich braucht. Und ich frage mich, ob jetzt noch etwas nicht gesagt oder gefragt worden ist

oder jetzt gesagt oder gefragt werden muss. Meinen Sie, ich habe alles gehört, was ich hören musste, um das, was passiert ist und was Sie alle durchgemacht haben, gut genug verstehen zu können? Könnte ich das mit jedem von Ihnen noch kurz klären?« Daraufhin sagte Anne: »Ich finde, Sie sollten wissen, dass sein Vater angerufen hat, um mit seinen Kindern zu reden, es aber abgelehnt hat, mit Liam zu sprechen, weil dieser den Geburtstag des Vaters ignoriert hatte.« Das war an dem Tag passiert, bevor Liam seinen Bruder Sean (das Lieblingskind des Vaters) bedroht hatte.

7) *Klienten offen die eigenen Gedanken mitteilen*
Nachdem sich die Therapeutin vergewissert hatte, dass alle Familienmitglieder gesagt hatten, was sie wollten (und was zu offenbaren sie bereit waren), griff sie auf den Vorab-Fragebogen zurück und zitierte aus den Antworten der Klienten, was ihnen die größten Sorgen mache, was in ihren Augen ein gutes Resultat der Sitzung wäre und welche konkreten Fragen sie in der Sitzung angesprochen wissen wollten. Der Therapeutin war es besonders wichtig, Liams bevorzugtes Resultat hinzuzufügen: dass die Erwachsenen ihn in Ruhe ließen. Ihre Reflexionen konzentrierten sich auf folgende Punkte:
   - Was es bedeutete, dass Liam an der Sitzung teilgenommen hatte. Er hätte das nämlich eigentlich lieber nicht getan.
   - Wie verantwortungsbewusst Georgie gehandelt hatte, indem sie die Polizei eingeschaltet hatte, und wie erstaunlich es gewesen war, dass Liam nicht nur bereit gewesen war, die Polizeiwache aufzusuchen, obwohl er wusste, dass man ihm dort ziemlich die Leviten lesen würde, sondern dass er zudem mit seinem Bruder Sean, dem Ziel seiner Wut, dorthin gegangen war.
   - Die Sorgen und Fragen, die Anne und Georgie vorgetragen hatten, waren insbesondere in Anbetracht dessen nachvollziehbar, dass beide Situationen erlebt hatten, in denen Wut und psychische Probleme samt ihrer Wirkung wichtige Rollen gespielt hatten. Liam und Sean hatten ihre Streitigkeit auf dem Weg zur Polizeiwache geklärt, Liam hatte sich reumütig gezeigt, und inzwischen deutete nichts mehr darauf hin, dass Liam außer seinem Zorn irgendwelche Probleme hatte.

- Liams Mut bei der Auseinandersetzung mit seiner Tat; die Tatsache, dass er genau gewusst hatte, wann er aufhören musste, und dass er sich durch seine Wut nicht zum Gebrauch des Messers hatte hinreißen lassen.
- Die Ressourcen, die diese Familie für die Lösung ihres Problems mobilisiert hatte: die Sorge der Erwachsenen für alle ihre Kinder (sie hatten über deren unterschiedliche Qualitäten, auch über die von Liam, gesprochen), ihre Offenheit und ihre Bereitschaft, künftig anders mit Problemen umzugehen.

8) *Vorbereitung auf einen guten Abschluss (das Erreichen eines Abschlusses, wenn nicht gar einer Lösung oder Auflösung)*
Die Therapeutin fragte, ob die Sitzung der Familie geholfen habe, zu erreichen, was sie sich am dringendsten wünsche und was sie brauche. Georgie und Anne waren sehr froh, dass Liam keine zusätzliche psychiatrische Unterstützung brauchte und dass sie sich adäquat um alle ihre Kinder gekümmert hatten. Liam blieb weiter zugeknöpft, sagte aber, es sei für ihn wichtig gewesen zu hören, wie sehr die Wut seines Vaters seine Mutter verängstigt habe und wie verstörend es für Anne gewesen war, dass sich ihr Lieblingsonkel ihr gegenüber plötzlich wütend und distanziert verhalten habe. Ihm war nun klar, dass sein Streit mit seinem Bruder die beiden Frauen gestresst hatte.
Georgie und Anne fühlten sich beruhigt und in ihren Sorgen erkannt, aber auch in ihren elterlichen Bemühungen gesehen. Ein telefonisches Follow-up wurde für 14.00 Uhr am Donnerstag zwei Wochen nach der Sitzung vereinbart und für alle Familienmitglieder jeweils auf eine Terminkarte geschrieben. Die Idee, am Telefon zu reden, gefiel Liam zwar nicht besonders, aber er erklärte sich trotzdem dazu bereit. Die Therapeutin fragte, wie die Klienten mit dem Rest der Familie und insbesondere mit Sean über das in der Sitzung Besprochene reden würden. Daraufhin bat Georgie, die Videoaufnahme von der Sitzung ausleihen und mit nach Hause nehmen zu können, um sie den nicht anwesenden Familienmitgliedern vorzuführen. (Die Sitzungen wurden damals aufgezeichnet, wenn die Familien damit einverstanden waren.) Weil die Therapeutin davon überzeugt war, dass sich dies auf die Familie

positiv auswirken würde, übergab sie Georgie eine Kopie der Aufnahme[18].

9) *Die Tür offenlassen (»Politik der offenen Tür«)*
Die Therapeutin versicherte der Familie, sie könne nötigenfalls auch vor dem Follow-up-Gespräch jederzeit mit ihr in Kontakt treten. Insbesondere Georgie schien das sehr zu beruhigen.
Bevor die Familie sich verabschiedete, erinnerte die Therapeutin sie daran, dass sie anlässlich des Follow-up-Gesprächs über den Verlauf der Sitzung sprechen würden; außerdem darüber, was nun weiter geschehen könnte und ob sie eine zusätzliche einmalige Sitzung beanspruchen möchten, ob sie sich regelmäßige Sitzungen wünschten oder versuchen wollten, ihre Probleme ohne äußere Hilfe zu lösen; wohl wissend, dass sie den Kontakt zur Therapeutin jederzeit wieder aufnehmen könnten. Georgie sagte, sie habe anfänglich gedacht, eine Sitzung werde »ganz sicher« nicht ausreichen und sie würden weiter Hilfe brauchen; doch momentan sei sie bereit, mit der Entscheidung darüber bis zum Follow-up-Gespräch zu warten. Ihr und Anne wurde nochmals versichert, sie könnten sich auch vor dem telefonischen Nachgespräch melden, wenn sie dies für notwendig hielten.

10) *Den Stimmen der Klienten zuhören (nachfragen, um Feedback bitten und es nutzen)*
Anlässlich des telefonischen Follow-ups zwei Wochen später hörte die Therapeutin:
- Die Familie hatte sich das Video von der Sitzung mehrmals gemeinsam angeschaut.
- Liam hatte danach gesagt: »Oje, ich war wohl ein bisschen schwierig, was?«
- Sein Bruder stimmte der Bemerkung der Therapeutin zu, dass Liam Mut bewiesen habe, indem er zu seinem Verhalten gestanden hatte.

18 Die Sitzung dieser Familie fand in einer Zeit statt, in der die Arbeit mit unseren Klienten grundsätzlich aufgezeichnet wurde (sofern sich die Familie damit schriftlich einverstanden erklärt hatte). In manchen Fällen – so war es bei dieser Familie – ermöglichte das Zur-Verfügung-Stellen einer Kopie die Einbeziehung der Familienmitglieder, die nicht an der Sitzung teilgenommen hatten, in die Arbeit.

- Seine Schwester Sophie sagte, Liams aufbrausende Art erschrecke sie manchmal, sie finde es aber gut, ihn selbst sagen zu hören, dass dies auch ihm Sorgen mache und ihn sogar ebenfalls erschrecke.
- Georgie hatte ein Bild von einem Rucksack gezeichnet (dieser war während der Sitzung als Metapher erwähnt worden) und die Gedanken ihrer Familie darüber notiert, welche Ressourcen in ihrem »Rucksack« ihnen helfen könnten, schwierige Situationen wie die erlebte durchzustehen.

Georgie und Anne wurden erneut gelobt, weil sie ihren Kindern zugehört hatten und offen dafür gewesen waren, anders als bisher auf sie zu reagieren.

Kommentar: Wir nutzen für unsere Sitzungen mit Familien einen Vorab-Fragebogen, auf den wir nach Abschluss der Sitzung beim Follow-up-Telefonat zurückkommen. Die Reaktionen der Familie zu diesem Zeitpunkt (sowohl in Form ihrer Beschreibungen als auch in Form ihrer Beurteilungen auf einem während des Follow-up-Gesprächs auszufüllenden Nach-Sitzungs-Fragebogen) spiegeln sehr gut, was sich verändert hat und was nicht, und diese Resultate können zu Evaluationszwecken mit den Einschätzungen auf dem Vorab-Fragebogen verglichen werden. Die Klientenfamilien werden auch aufgefordert, Feedback über den gesamten Prozess und die Institution zu geben. Abgesehen von routinemäßigen Zufriedenheitsumfragen kontaktieren Forscher auch gelegentlich randomisiert einzelne Familienmitglieder mit der Bitte um Feedback.

Die hier vorgestellte Familie nutzte ihre einmalige Sitzung, um wieder zu ihren eigenen Ressourcen in Kontakt zu treten und die im Laufe des therapeutischen Gesprächs aufgetauchten Vorschläge in Angriff zu nehmen. Die Familie war erfreut über die »Politik der offenen Tür«, verspürte aber offenbar nie das Bedürfnis, erneut Kontakt aufzunehmen (abgesehen von einer Mail, in der sie eine Kopie des Rucksackbildes und ihre gesammelten Gedanken über ihre familiären Ressourcen übermittelt hatte).

Was ist beim Single-Session-Ansatz von zentraler Bedeutung?

Sind alle diese Elemente wirklich wichtig? Die Antwort lautet: Ja, für uns. Aber wahrscheinlich nicht für jeden. In Walk-in-Ambulanzen sind Follow-up-Anrufe nicht üblich, und sie berichten trotzdem über positive Resultate[19] (siehe die Kapitel 4 und 11 in diesem Buch). Nicht jeder entscheidet sich dafür, in Zusammenhang mit einer einmaligen Therapiesitzung einen Reflexionsprozess in Anspruch zu nehmen. Einige Einrichtungen sind der Meinung, dass schriftlich auszufüllende Fragebögen bei ihren Klienten oder in ihrem institutionellen Kontext nicht die gewünschte Wirkung erzielen. Und diejenigen, die mit jungen Klienten arbeiten, versuchen wahrscheinlich eher, mit diesen über Messenger-Dienste als mittels Fragebögen zu kommunizieren.

Die in diesem Kapitel beschriebenen Elemente haben sich im Rahmen unserer Arbeit als sinnvoll erwiesen, insofern sie uns geholfen haben, der Philosophie und den Werten, die beim Single-Session-Ansatz eine Rolle spielen, gerecht zu werden: Sie beinhalten, dass die Klienten in ihrem eigenen Leben die Helden sind (Duncan, Miller a. Sparks 2004). Interessanterweise befreit es Therapeuten von einem Teil ihrer Last, wenn sie zulassen, dass ihre Klienten auf dem Fahrersitz Platz nehmen. Und das wiederum ermöglicht es den Therapeuten, ansprechbare und weise Steuerleute zu sein, die mit ihren Klienten zusammenarbeiten, um ihnen zu helfen, dorthin zu gelangen, wohin sie kommen wollen.

Wenn wir uns anhören, was unsere Klienten wollen und brauchen und wann sie es brauchen, können wir das Bestmögliche aus diesem ersten (und oft einzigen) Kontakt machen – sofern das Bedürfnis da und die Motivation stark ist –, und wir können dann auch jede andere Möglichkeit nutzen, um Klienten zu helfen, ihren Zielen näher zu kommen. Wir sehen die Anwendung des Single-Session-Ansatzes weiterhin als eine besonders inspirierende und lohnende Art, mit Menschen zu arbeiten, die unsere Hilfe benötigen.

19 Obgleich es für Walk-in-Klienten keine routinemäßigen Follow-up-Kontakte gibt, können auch sie sich natürlich jederzeit erneut melden.

4 Arbeit mit Familien in einer einmaligen Sitzung

Brendan O'Hanlon und Naomi Rottem

Die *Single Session Family Consultation* (SSFC) ist ein Modell für die kurzzeitige Arbeit mit einer Familie zwecks Ergänzung der Arbeit mit einem Einzelklienten. Sie umfasst in der Regel eine bis drei Sitzungen und kann bei Bedarf verlängert werden. Der Therapeut organisiert zusammen mit dem Einzelklienten (der seinen Dienst in Anspruch nimmt) ein Treffen mit der Familie, das dazu dient, auf die Bedürfnisse der ganzen Familie einzugehen und Möglichkeiten zur Einbeziehung der Familie in die Betreuung des Klienten zu erkunden.

4.1 Wie die Single Session Family Consultation entstanden ist

Das Bouverie Centre an der La Trobe University in Melbourne, Australien, widmet sich der klinischen Praxis und Forschung. Es arbeitet im Regierungsauftrag am Aufbau von psychiatrischen Institutionen und Drogenbehandlungseinrichtungen, die die Familien der Patienten in die Behandlung und Betreuung einbeziehen. Das Bouverie Centre hat in den vergangenen dreißig Jahren viele Modelle und Methoden praktischer Arbeit erprobt, um sich diesen Zielsetzungen zu nähern. Das schließt die Durchführung landesweiter Ausbildungen in *Family-Sensitive Practice* (Furlong 2001) und die Nutzung evidenzbasierter psychoedukativer Familieninterventionen ein (McFarlane 2016). Die Entwicklung der SSFC war ein wichtiger Meilenstein im Zuge unserer Bemühungen, die Familien von Klienten besser in diese Prozesse einzubeziehen.

Im Jahre 2016 entwickelte das Bouverie Centre einen Plan zur Einbeziehung von Familien in psychiatrischen Dienstleistungen und Suchtbehandlungen in Form eines Dokuments mit dem Titel *From Individual to Families: A Client-Centred Framework for Family Involvement* (»Vom Einzelklienten zur Familie: Ein klientenzentrierter Rahmen für die Einbeziehung von Familien«). Die darin beschriebene

»Pyramide der Familieneinbeziehung« ist in Abbildung 7 zu sehen. Diese ähnelt insbesondere in den USA entwickelten Bezugsrahmen, die ein ganzes Spektrum von Dienstleistungen für Familien umfassen (Cohen et al. 2008; Dausch et al. 2012). Die SSFC kann auf die Bedürfnisse von Familien direkt eingehen und sie, wenn erforderlich, mit intensiveren Interventionen und anderen Diensten verbinden. So wurde die SSFC zu einem Bestandteil eines umfassenden Service, und man sollte sie als Ergänzung bereits vorhandener Ansätze und Dienste verstehen, nicht als Konkurrenz zu ihnen.

Wie der Name vermuten lässt, vereint die *Single Session Family Consultation* im Grunde Konzepte und Verfahrensweisen zweier Modelle, nämlich der *Single-Session-Therapie* (SST) und der *Family Consultation* (FC – die weiter unten beschrieben wird), und außerdem nutzt sie Ideen der Familientherapie sowie der *Family Meetings in Health Care*.

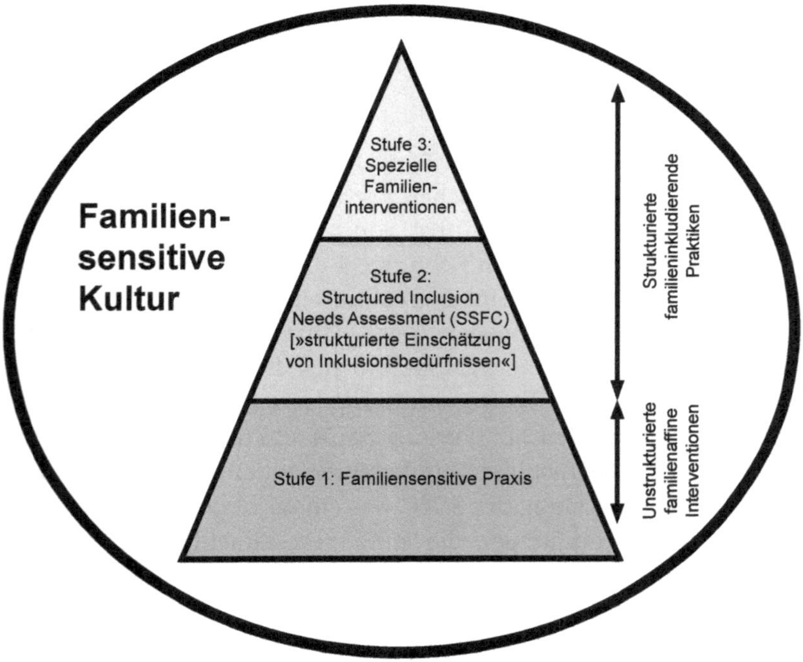

Abb. 7: The Bouverie Pyramid of Family Involvement (basierend auf einem von Mottaghipour und Bickerton 2005 entwickelten Rahmen; © 2016 The Bouverie Centre; Abdruck mit freundlicher Genehmigung)

Das Bouverie Centre ist seit vielen Jahren aktiver Verfechter der Arbeit mit einmaligen Therapiesitzungen (Young a. Rycroft 2012; Young, Weir a. Rycroft 2012). Die *Single Session Family Therapy* (SSFC) wurde im Rahmen des klinischen Programms des Bouverie Centre entwickelt. Das SST-Training war außerdem ein beliebter Bestandteil des institutseigenen externen Personalentwicklungsprogramms.

Family Consultation, also die Familienkonsultation, wurde zunächst von einer für die Entwicklung der Familientherapie zentralen Persönlichkeit, von Lyman Wynne (Wynne a. Wynne 1986) propagiert, der dafür eintrat, dass sich Therapeuten den von Familien vorgetragenen Bedürfnissen gegenüber eine beratende Haltung zu eigen machen sollten. Dies stand im Widerspruch zu damals dominierenden Vorstellungen, denen zufolge alle Familien eine Familientherapie wollten oder bräuchten. Wynnes Vorstellung von einer Familienkonsultation markierte eine wichtige Distanzierung von der damals sehr verbreiteten Praxis, Familien in eine mehr oder weniger stereotype Behandlung zu drängen, statt anzuerkennen, dass konkrete Familien ganz individuelle Bedürfnisse haben. *Family Consultation* wird in den USA weiterhin angeboten und in Berichten über familienbasierte Ansätze für die Behandlung schwerer psychischer Erkrankungen erwähnt (Cohen et al. 2008; Dausch et al. 2012; Lefley 2009; McFarlane 2016). Eine neuere Variante der *Family Consultation* konzentriert sich stärker darauf, Art und Umfang der Einbeziehung der Familie mit der kranken Person auszuhandeln (Jewell et al. 2012). Dies ist auch ein wichtiges Merkmal der SSFC und unterscheidet sie von den gebräuchlicheren Verfahrensweisen beim *Family Meeting*, das häufig in stationären Einrichtungen genutzt wird.

Viele Elemente der *Family Consultation* entsprechen den Prinzipien und Werten von Single-Session-Ansätzen. Dazu zählen das Angebot eines sowohl für Einzelklienten als auch für Familien problemlos zugänglichen Dienstes; die Festlegung der Sitzungsziele durch den Klienten oder die Familie; das Bestreben, jede Sitzung als eigenständige Einheit nützlich zu machen, und eine Grundhaltung, die den Therapeuten seine Gedanken und Ideen zwar offen mitteilen, sie aber dem Klienten keinesfalls aufzwingen lässt. Beide Ansätze ergänzen sich insofern, als die *Family Consultation* Sinn und Zweck der Arbeit des Therapeuten und seine Rolle in der Sitzung prägt, wohingegen die Ideen des Single-Session-Ansatzes den Verlauf der Sitzung im Detail regeln.

4.2 Die Prinzipien der SSFC-Praxis

Einige Prinzipien des Single-Session-Ansatzes sind für die SSFC-Praxis maßgebend:

1) Aktives Einladen weckt das Interesse der Klienten und ihrer Familien. Der Therapeut bietet ihnen die SSFC als Möglichkeit an, eine positive Rückmeldung zu erhalten.
2) Die Präferenzen des Klienten inspirieren das Zusammenkommen *(Convening)* und die Durchführung *(Conducting)* der Sitzungen. (Diese Begriffe werden weiter unten erörtert.) Der Klient entscheidet, wer zur Konsultationssitzung eingeladen wird, was in ihr besprochen wird – und was nicht.
3) Der Klient wird in seiner Eigenschaft als aktiv an der Arbeit Beteiligter unterstützt. Der SSFC-Praktiker hilft der Familie, sich darüber klar zu werden, was der Genesung zugutekommen könnte – und was nicht.
4) Eine Bedürfnisorientierung ist maßgeblich. Es geht weder darum, die Funktionsfähigkeit der Familie zu beurteilen, noch geht es um eine Familientherapie, die explizit auf die Veränderung familiärer Beziehungen abzielt. Der Therapeut versucht vielmehr herauszuarbeiten, was in der Familie »gut funktioniert«, und er unterstützt ihre Bemühungen, sich in der Sitzung über ihre Bedürfnisse klarzuwerden.
5) Konsultationssitzungen fördern einen Prozess, bei dem ein Austausch zwischen dem Klienten, den Mitgliedern seiner Familie und dem Therapeuten stattfindet – wodurch alle Beteiligten die Möglichkeit erhalten, einander zuzuhören und voneinander zu lernen.
6) Jede Konsultationssitzung sollte für sich genommen von Nutzen sein und kann zu verschiedenen Resultaten führen. Dazu zählen die Entscheidung, keine weitere Sitzung anzusetzen, erneut zusammenzukommen oder die Klienten an andere Helfer zu verweisen.

4.3 Das Modell in der Praxis

Die SSFC ist als dreistufiger Prozess konzipiert: Er umfasst die Schritte *Convening* (Zusammenkommen), *Conducting* (Durchführen) und *Following-up* (Weiterverfolgen). Der Begriff *Single Session Family Consultation* umfasst alle drei Stufen, nicht nur die Sitzung selbst, in der das Zusammentreffen mit der Familie stattfindet (diese wird gewöhnlich als »Konsultationssitzung« bezeichnet). Die folgende Darstellung geht davon aus, dass der Therapeut, der den Einzelklienten betreut, auch die Konsultationssitzung mit der Familie durchführt. Dabei ist zu beachten, dass ein großer Teil des Konsultationsprozesses vom Single-Session-Ansatz bestimmt wird:

- Die Familienmitglieder werden aufgefordert, die wichtigsten Themen, mit denen sie sich beschäftigen wollen, zu benennen.
- Der Therapeut überprüft während der Sitzung, ob der aktuelle Fokus der Sitzung oder wie die Teilnehmer sie erleben von Nutzen ist.
- Den Teilnehmern wird bewusst gemacht, wie viel Zeit zur Verfügung steht, um ihnen zu ermöglichen, die Sitzung optimal zu nutzen.
- Der Therapeut bemüht sich um Transparenz hinsichtlich der Art, wie er die Sitzung durchführt und wie er seine Gedanken über Probleme und Dilemmata der Familie äußert.

4.4 Fallvignette

Wir werden uns nun nacheinander die Phasen *Convening* (Zusammenkommen), *Conducting* (Durchführen) und *Following-up* (Weiterverfolgen) genauer anschauen, veranschaulicht durch ein ausführlich beschriebenes Fallbeispiel.

Phase I: Convening – Zusammenkommen

Beim Convening geht es um die zentralen Aufgaben und Aktivitäten bei der Vorbereitung der Sitzung mit einer Familie. Der Prozess verläuft im Allgemeinen wie folgt:

- Der Therapeut spricht mit einem Einzelklienten über die Möglichkeit, ein Treffen mit seiner ganzen Familie zu organisieren. Sowohl die Resultate, die sich der Klient von der Familiensitzung verspricht, als auch seine Präferenzen bezüglich der zu besprechenden Themen werden festgelegt und auch – und das ist sehr wichtig –, worüber *nicht* gesprochen werden soll sowie wer zu der Sitzung eingeladen wird.

- Der Therapeut kann in diesem Zusammenhang erklären, was er selbst in der Konsultationssitzung besprechen möchte.
- Besteht über das »Wer, Was und Wie« der Konsultationssitzungen Einigkeit, wird der Klient gebeten, dem Therapeuten zu sagen, welches Familienmitglied er kontaktieren soll, um die Familie zu der Gemeinschaftssitzung einzuladen.
- Dann nimmt der Therapeut zu der Familie Kontakt auf und lädt sie zur Sitzung ein. Er skizziert kurz, was bei dem Treffen geschehen soll, und bittet die einzelnen Familienmitglieder zu äußern, was sie in der gemeinsamen Sitzung gern besprechen würden. Falls die Präferenzen des Einzelklienten und der Familie differieren – etwa weil die Familie über den Drogenkonsum des Einzelklienten sprechen möchte, er selbst sich aber entschieden hat, nicht darüber zu reden –, erläutert der Therapeut der Familie diese Einschränkung.
- Diese Vorgespräche ermöglichen eine Zusammenstellung der Themen, über die in der Konsultationssitzung gesprochen werden könnte, also keinen verbindlichen Plan.

NOEL ist 57 Jahre alt, verheiratet und lebt mit seiner Frau Annette (56) und dem jüngsten ihrer drei Kinder, Sarah (23), zusammen. Noel arbeitet als Direktionsassistent in einem großen Transport- und Logistikunternehmen. Nach einer bipolaren Episode, in deren Verlauf er sich seinen Arbeitskollegen gegenüber enthemmt und aggressiv verhalten hat, ist er noch krankgeschrieben. Anlässlich eines Termins bei seinem Psychiater, Ronan, spricht Noel über die Auswirkungen seiner jüngsten bipolaren Episode auf seine Familie und auf seine berufliche Situation. Der Psychiater erwähnt die Möglichkeit, Noels ganze Familie zu einer SSFC-Sitzung zusammenkommen zu lassen. Er erklärt, angesichts dessen, was »alle durchgemacht haben«, könnte es sinnvoll sein, so ein Treffen mit der Familie zu organisieren. Ronan teilt Noel auch seine Einschätzung mit, dass ein Treffen den Familienmitgliedern möglicherweise zu erkennen helfe, wie sie ihn am besten unterstützen könnten. Er bespricht mit Noel, welche Familienmitglieder an dem Treffen teilnehmen sollten und was bei diesem Anlass besprochen werden könnte. Noel erklärt sich mit der Teilnahme seiner Frau und seiner Tochter einverstanden. Er hat das Gefühl, dass Annette nicht klar ist, wie schwer es ihm fällt, wieder zur Arbeit zu gehen. Er weiß, dass sich Sarah seinetwegen Sorgen macht, aber ihm ist nicht bekannt, was andere ihr gesagt haben. Er kommt damit klar, dass Annette und Sarah an der Sitzung teilnehmen, aber er möchte nicht von seiner Frau darüber

»verhört« werden, was er an seinem Arbeitsplatz gesagt hat, als er sich nicht wohl fühlte.

Mit Noels Einverständnis ruft Ronan Annette an und lädt sie zusammen mit Sarah zu der geplanten Sitzung ein. Annette berichtet, sie mache sich Sorgen wegen Noels Rückkehr an seinen Arbeitsplatz. Sie wolle ihn unterstützen, habe aber das Gefühl, ihn gegen sich aufzubringen. Annette erklärt, sie hätten versucht, Sarah »aus der Sache rauszuhalten«, weil sie ohnehin ziemlich ängstlich sei und sie selbst und Noel sie nicht noch stärker unter Druck setzen wollten. Ronan ermutigt Annette, Sarah zu der gemeinsamen Sitzung einzuladen. Er erklärt der Mutter, Sarah sei offensichtlich klar, dass »etwas nicht in Ordnung ist«, und er ist der Meinung, es werde vielleicht ihre Angst verringern, wenn sie besser verstünde, was mit ihrem Vater vor sich gehe.

Phase II: Conducting – Durchführen

Die Conducting-Phase der SSFC bezieht sich auf die in der ersten Phase vorbereitete Sitzung des Einzelklienten mit seiner Familie. Sie dauert gewöhnlich etwa eine Stunde und kann entweder in einem Besprechungszimmer oder bei der Familie zu Hause stattfinden. Die Sitzung gliedert sich in fünf Abschnitte, die in Abbildung 8 schematisch dargestellt sind.

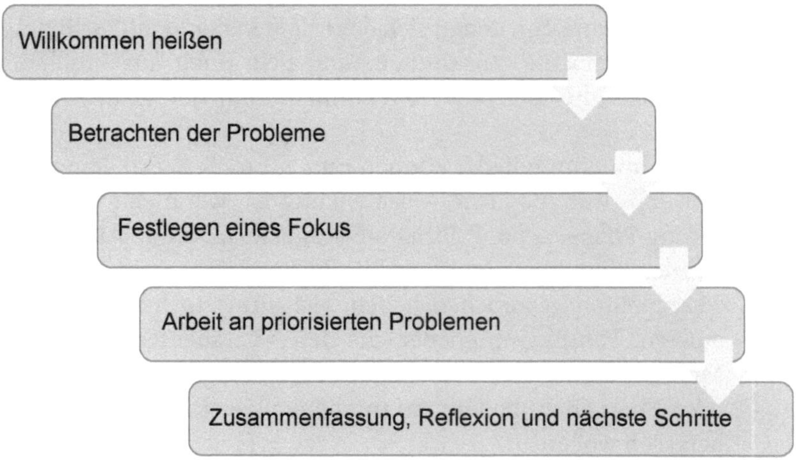

Abb. 8: Eine »Landkarte« der Familiensitzung (© 2021 The Bouverie Centre; Abdruck mit freundlicher Genehmigung)

Wir schauen uns nun die zentralen Aufgaben dieser zweiten Phase genauer an und untersuchen anschließend, wie sie in unserem Beispielfall zum Ausdruck kommen.

Willkommen heißen

- Der Therapeut stellt sich der Familie vor und erklärt seine Rolle in Beziehung zum Einzelklienten.
- Der Therapeut tritt zu jedem anwesenden Familienmitglied in Kontakt.
- Der Therapeut erklärt, dass der Familie in der Sitzung geholfen werden soll, das unter psychischen Problemen leidende Familienmitglied zu unterstützen, und dass auf die Bedürfnisse, Sorgen und Fragen der Familienmitglieder eingegangen werden kann.
- Dann erläutert der Therapeut die Struktur der Sitzung, ihre Dauer, ihren Verlauf (z. B., dass alle gehört werden sollen und dass die Arbeit von praktischem Nutzen sein soll) und mögliche Resultate (z. B. Übermittlung von Informationen, Lösung von Problemen, Weiterüberweisung).

Betrachten der Probleme

- Der Therapeut fasst die in der Convening-Phase angesprochenen Probleme, mit denen sich der Klient in der Familiensitzung befassen möchte, zusammen, und geht auch auf Probleme ein, über die sich andere Familienmitglieder geäußert haben.
- Die Familienmitglieder können nun auf weitere Probleme hinweisen – was möglicherweise wichtig ist, wenn seit der Convening-Phase neue Prioritäten aufgetaucht sind. Außerdem können Sitzungsteilnehmer, die bisher noch nicht mit dem Therapeuten gesprochen haben, sich nun zu ihren Anliegen äußern. Familienmitglieder, die den Therapeuten in diesem Moment zum ersten Mal sehen, werden eingeladen, Probleme oder Themen zu benennen, mit denen sie sich in der Sitzung befassen wollen.
- Sofern es als angebracht erscheint und der Einzelklient einverstanden ist, kann der Therapeut die Familienmitglieder direkt über die Auswirkungen der Probleme des Klienten auf die Familie befragen.

- Der Therapeut kann auch selbst Themen ansprechen, die nach seiner Auffassung in der Familiensitzung behandelt werden sollten.
- Identifizierte Probleme und Bedürfnisse werden erläutert, anerkannt und (sofern es als angebracht erscheint) als Normalität dargestellt.
- Falls Themen angesprochen werden, die vorher als tabu deklariert wurden, geht der Therapeut auf sie ein und sorgt dafür, dass die Wünsche des Klienten respektiert werden.

Festlegen eines Fokus

- Der Therapeut fasst die von der Familie angesprochenen Themen kurz zusammen und verhandelt dann mit allen Anwesenden darüber, welche ein oder zwei Themen in der Sitzung am dringendsten behandelt werden sollten. Meist werden mehr Themen genannt, als in einer Sitzung sinnvollerweise behandelt werden können; deshalb muss der Therapeut der Familie erklären, warum es wichtig ist, für die Sitzung einen Fokus festzulegen. Dafür kann man verschiedene Strategien nutzen, entweder separat oder in Kombination. Dazu zählen:
  - die Familie auffordern, eine Priorität festzulegen
  - Themen auswählen, die für die meisten Sitzungsteilnehmer relevant sind, statt sich für ein Thema zu entscheiden, das für ein einziges Familienmitglied wichtig ist
  - ein Problem für die Arbeit auswählen, bei dem die Erreichbarkeit eines positiven Ergebnisses besonders wahrscheinlich ist
  - Berücksichtigen des Verhältnisses von verfügbarer Zeit und Komplexität der Thematik
  - Berücksichtigen von Kompetenz und Grenzen des Therapeuten oder seiner Rolle
- Themen oder Probleme, die nicht Fokus einer bestimmten Sitzung sind, können nötigenfalls zurückgestellt werden, entweder für eine eventuell später folgende Sitzung oder indem die Familie auf andere relevante Ressourcen verwiesen bzw. an entsprechende Dienste weitergeleitet wird.

Arbeit an priorisierten Problemen

- Der Therapeut entscheidet, wie er auf die priorisierten Themen eingehen will, und teilt dies der Familie mit, um festzustellen, ob sie seinen Plan akzeptiert. Die Reaktion sollte der Rolle, dem Wissen und den Fertigkeiten des Therapeuten entsprechen und kann Folgendes beinhalten:
  - Austauschen von Informationen über eine Situation
  - Initiieren eines Gesprächs, in dem die Familienmitglieder schildern, wie sie das Problem erleben
  - Sammeln weiterer Informationen, um eine qualifizierte Empfehlung formulieren oder eine Position vertreten zu können
  - Zusammenarbeit zwecks Lösung von Alltagsproblemen
  - Hinzuziehen einer Person, die über besondere Kenntnisse hinsichtlich der Lösung eines konkreten Problems verfügt (z. B. ein Psychiater, der Fragen zu einer Medikation beantworten kann, oder ein Rehabilitationshelfer, der sich mit beruflichen Rehabilitationsmöglichkeiten auskennt).

Zusammenfassen des Erreichten, Austausch von Reflexionen und Absprache der nächsten Schritte

- Der Therapeut fasst die in der Sitzung erzielten Fortschritte zusammen und äußert seine Gedanken über das in der Sitzung Erörterte und Erreichte. Die Familienmitglieder werden eingeladen, kurz auf diese Gedanken oder ganz allgemein auf die Sitzung einzugehen.
- Der Therapeut stellt klar und bestätigt, auf welche Maßnahmen zur Erfüllung ihrer Bedürfnisse sich die Familie während der Konsultationssitzung geeinigt hat.
- Dann werden die nächsten Schritte abgesprochen, darunter der Termin für den Follow-up-Anruf bei der Familie und nötigenfalls ein Termin für eine weitere Sitzung.
- Gegebenenfalls kann ein Plan für die weitere Kommunikation zwischen Therapeut und Familie entwickelt werden.

Ronan trifft im Rahmen der SSFC-Sitzungsstruktur mit der Familie zusammen. Nachdem er seine Rolle als Noels behandelnder Arzt erläutert hat, fasst er zusammen, was die einzelnen Familienmitglieder sich von der Gemeinschaftssitzung versprechen, und überprüft, ob er ihre Sorgen und Bedürfnisse richtig verstanden hat. Er stellt ausdrücklich klar, dass er Sarah zum ersten Mal trifft und dass sie bisher keine Gelegenheit hatte, zu äußern, was sie sich von der Sitzung erhofft. Sarah erklärt, sie habe das Gefühl, sie sei über die Situation ihres Vaters im Unklaren gelassen worden, und für sie sei es schon ein Fortschritt, überhaupt etwas darüber zu hören. Annette sagt, ihr gehe vieles durch den Kopf, wobei sie am stärksten bedrücke, dass sie nicht sicher wisse, ob sie Noel antreiben solle; angesichts der Tatsache, dass er meist in seinem Sessel sitze, beschäftige sie das am stärksten. Noel erklärt, ihm falle es schwer, an Arbeit auch nur zu denken, und er frage sich, ob er in Anbetracht seines Alters jemals wieder arbeiten werde. Ronan erklärt, er wolle das Bestmögliche aus der verfügbaren gemeinsamen Zeit machen, indem er für die Sitzung einen Fokus festlege. Die Familie bestätigt, dass es gut wäre, wenn alle bezüglich Noels Zustand »auf der gleichen Wellenlänge seien«, wobei auch berücksichtigt werden müsse, wie sie ihn momentan am besten unterstützen könnten. Ronan meint, wenn es der Familie gelinge, Noels Befinden besser zu verstehen, könne das helfen, die Sorgen aller Familienmitglieder zu berücksichtigen. Er leitet ein Gespräch ein, in dem Noel seine Erfahrung, sich unwohl zu fühlen, mitteilen kann, wobei Ronan gleichzeitig Noels Bitte Rechnung trägt, nicht im Detail darauf einzugehen, was an Noels Arbeitsplatz geschehen ist. Ronan erklärt der Familie, was eine bipolare Störung ist, wie sie behandelt werden kann und was der Genesung förderlich ist. Auch befragt er Annette und Sarah, wie sie Noels Zustand erlebt haben. Er beruhigt sie, weil sie sich sorgen, dass eine weitere manische Episode folgen könnte. Weil Noel sein Verhalten seinen Arbeitskollegen gegenüber sehr peinlich ist, verspricht Annette, ihn in nächster Zeit nicht mehr nach seinen weiteren beruflichen Plänen zu fragen. Noel seinerseits bietet an, kleinere Arbeiten im Haus zu erledigen, um ein wenig zu helfen und wieder in die Gänge zu kommen. Sarah bestätigt, dass sie die Informationen, die sie erhalten hat, als nützlich empfindet, aber gern mehr herausfinden möchte. Daraufhin empfiehlt Ronan ihr einige Websites mit Erläuterungen über die bipolare Störung und insbesondere darüber, was Kinder empfinden, deren Eltern unter einer psychischen Störung leiden. Ronan schließt die Sitzung ab, indem er feststellt, dass Noels manische Phase die ganze Familie erschüttert habe, dass sie sich aber – möglicherweise anders als während früherer ähnlicher Episoden – dafür entschieden habe, sich mit den Auswirkungen von Noels Störung direkter auseinanderzusetzen. Er zeigt sich beeindruckt von der Unterstützung, die Annette und Sarah Noel zukommen lassen, und von Noels Bereitschaft, sich ausführlicher darüber zu äußern, wie er die bipolare Störung erlebt. Alle Familienmitglieder danken Ronan, weil er als Erster die Familie einbezogen und die Sitzung ermöglicht hat, aber sie entscheiden sich dafür, nicht gleich eine weitere Sitzung zu vereinbaren, sondern die Dinge zunächst ihren Lauf nehmen zu lassen, »zu sehen, wie sie sich entwickeln«. Ronan legt einen Termin drei Wochen später fest, zu dem er Annette und Sarah jeweils einzeln anrufen will; die wöchentlichen Treffen mit Noel setzt er fort.

Phase III: Weiterverfolgen (Following-up)

Während der Konsultationssitzung wird ein Zeitpunkt für ein Follow-up-Telefongespräch vereinbart, wobei die Zeitspanne bis zu dem Termin zwischen ein paar Tagen und drei Wochen variieren kann, je nach Situation der Einrichtung, die den Service anbietet. (Dies entfällt, wenn die Familie sich für eine weitere Sitzung entschieden hat.)

- An dem telefonischen Follow-up kann entweder ein Familienmitglied oder können mehrere teilnehmen, und sie können dabei entweder separat oder gemeinsam kontaktiert werden.
- Der Therapeut spricht zum vereinbarten Zeitpunkt mit der Familie und hat dabei folgende Ziele:
  - Überprüfen, wie es dem Klienten / den Familienmitgliedern hinsichtlich ihrer in der gemeinsamen Konsultation besprochenen Probleme geht
  - Besprechen, wie es um die Umsetzung während der Sitzung beschlossener Handlungen, Entscheidungen und Empfehlungen steht
  - Entscheiden, was die nächsten Schritte sind – einschließlich aller aktuellen Kontaktarrangements zwischen der Familie und dem Therapeuten –, sowie, falls machbar und vom Klienten und seiner Familie gewünscht, Erörtern der Möglichkeit einer weiteren Konsultationssitzung oder der Nutzung eines anderen Hilfsangebots
- Der Therapeut kann die Familie auch um Feedback darüber bitten, wie sie die gemeinsame Sitzung erlebt hat, um dies bei eventuellen zukünftigen Konsultationssitzungen zu berücksichtigen; dies kann ihn zudem in seinen Bemühungen, seine SSFC-Praxis zu verbessern, unterstützen.

Ronan ruft beim Follow-up der SSFC wie geplant Annette und Sarah an. Annette berichtet, Noel sage immer noch, er wolle wieder arbeiten, und sie hätten sich an ihr Versprechen, ihn nicht auf seine Arbeit anzusprechen, weitgehend gehalten. Annette habe sich nach der Sitzung beruhigt gefühlt, weil sie nun mehr über Noels Zustand wisse und weil sie sich an Ronan wenden könne, wenn sie sich wieder stärkere Sorgen wegen Noel mache. Ronan fragt, ob Annette sich vielleicht gern mit anderen Familien austauschen würde, die ähnliche Erfahrungen gemacht hätten, doch Annette erklärt, sie habe nicht das Gefühl, das im Moment zu brauchen. Sarah berichtet, die Sitzung habe ihr geholfen, und sie habe auf einer von Ronan empfohlenen Website viele nützliche Informationen gefunden. Nach der Sitzung seien bei ihr etliche Fragen aufgetaucht, und sie würde gern mit jemandem sprechen, der sich mit psychischen Erkrankungen auskenne, aber nichts mit der Behandlung ihres Vaters zu tun habe. Ronan verspricht, Sarah einige kostengünstige Beratungsempfehlungen zu schicken. In seiner nächsten Einzelsitzung bei Ronan sagt Noel, ihm gefalle, was die Sitzung in der Familie bewirkt habe, und er frage sich, ob sie in ein paar Monaten noch einmal eine SSFC vereinbaren könnten.

4.5 Der Zukunft entgegen

Den wenigen bisher publizierten Untersuchungen über die Wirkung der SSFC nach wussten die Klienten und ihre Familien in einem Beratungsdienst für Jugendliche die gemeinsamen Konsultationssitzungen sehr zu schätzen. In Supervisionsgesprächen haben die Therapeuten auch über bessere Vertrautheit mit Möglichkeiten der Arbeit mit Familien und mit der Nutzung von Familieninterventionen berichtet (Poon et al. 2017). Diese Ergebnisse entsprechen der vom Bouverie Centre selbst durchgeführten Evaluation der SSFC im Rahmen psychotherapeutischer Behandlungen Erwachsener und von AOD-Diensten *(»Alcohol and Other Drugs«)* (O'Hanlon et al. 2017; The Bouverie Centre 2015). Um herauszufinden, wie die SSFC wichtige Resultate verbessern könnte, beispielsweise durch Verringerung des Leids der Familienmitglieder oder Stärkung des Wohlbefindens der Klienten, sind weitere Untersuchungen erforderlich.

Die SSFC ist der Arbeit mit Familien sehr zugutegekommen und wird mittlerweile von vielen Familientherapeuten, Leitern von Hilfeeinrichtungen und Kostenträgern akzeptiert. Dadurch ist ein Unterstützungskontext für die Weiterentwicklung der SSFC entstanden. Das Bouverie Centre hat ein umfassendes Online-Training[20]

20 Verfügbar unter: https://events.bouverie.org.au/ssfc [26.2.2024].

entwickelt, das die Teilnehmer ihren persönlichen Bedürfnissen entsprechend terminieren können, und es gibt Pläne, spezielle Module für bestimmte Kontexte zu entwickeln (z. B. AOD, Behinderungen, Gesundheitsfürsorge beim Militär) sowie solche für spezifische Probleme, etwa für die Arbeit an der Bewältigung von Konflikten, für die Einbeziehung von Kindern in Familiensitzungen sowie für interkulturelle Arbeit. Der Single-Session-Ansatz wird sich auf alle diese Entwicklungen auswirken und letztlich immer mehr Klienten und ihren Familien nützlich sein.

5 Weshalb einmalige Walk-in-Sitzungen definitiv sinnvoll sind – die drei wichtigsten Gründe

Arnold Slive und Monte Bobele

Psychotherapie fand lange ausschließlich auf Basis einer Terminvereinbarung statt, sowohl in Privatpraxen als auch in öffentlichen Einrichtungen. Eine erste Psychotherapiesitzung in einem Beratungszentrum verläuft in der Regel wie folgt:

1) Der Klient beschließt, sich an einen Psychotherapeuten oder Psychiater zu wenden.
2) Der Klient ruft in der Einrichtung an und bittet um einen Beratungstermin.
3) Der Anruf des Klienten wird entweder sofort angenommen, oder der Betreffende hinterlässt eine Nachricht mit der Bitte um Rückruf.
4) Der Klient spricht (entweder am gleichen Tag oder einige Tage später) am Telefon mit dem für die Terminvereinbarung zuständigen Mitarbeiter.
5) Ein Termin für ein Erstgespräch wird vereinbart, und dieses kann entweder kurz nach dem ersten Telefonat oder einige Tage, manchmal auch Wochen später stattfinden.
6) Im Rahmen des Erstgesprächs werden oft Formulare ausgefüllt, und es findet ein Treffen mit einem Therapeuten der Einrichtung bzw. mit einem für Verwaltungsangelegenheiten zuständigen Mitarbeiter statt. Im Verlauf dieses Gesprächs erhält der Klient Gelegenheit, über seine Probleme und Sorgen zu sprechen. In manchen Einrichtungen werden anschließend grundsätzlich einige Tests durchgeführt. Deren Beurteilung kann zur Folge haben, dass der Klient an eine andere Einrichtung verwiesen wird, falls die Begutachter zu der Auffassung kommen, dass das, was der Klient benötigt, im Rahmen ihrer Einrichtung nicht angeboten werden kann. Andernfalls erhält der Klient einen Termin für eine erste Sitzung oder einen Platz

auf der Warteliste. Dieser Aufnahmeprozess kann eine oder mehrere Stunden dauern.

7) Der Klient erscheint zur ersten Sitzung (oder auch nicht, denn ein gar nicht geringer Prozentsatz derjenigen, die einen Termin für eine erste Sitzung erhalten, nimmt diesen Termin gar nicht wahr).

Hingegen geschieht in einer Einrichtung, die eine Walk-in-Option – also die Möglichkeit, ohne festen Termin vorzusprechen, – anbietet, Folgendes:

1) Der Klient beschließt, mit einem Psychotherapeuten zu sprechen.
2) Der Klient trifft in der Einrichtung ein und wird aufgefordert, ein Formular von ein bis zwei Seiten Länge auszufüllen.
3) Die Sitzung beginnt in der Regel in weniger als einer Stunde nach Eintreffen des Klienten.

Welchen der beiden beschriebenen Prozesse würden Sie als Klient vorziehen? Würden Sie sich als Organisator einer psychotherapeutischen Beratungseinrichtung fragen, welche Kosten mit den beiden beschriebenen Optionen verbunden wären und wie sie sich auf die Verfügbarkeit von Hilfsangeboten und auf die Zufriedenheit Ihrer Klienten auswirken? Und wie wäre es, wenn Sie herausgefunden hätten, dass psychotherapeutische Behandlungen in den meisten Fällen nur eine Sitzung lang dauern? Und dass die meisten Klienten nach einer einmaligen Therapiesitzung sehr zufrieden sind und berichten, ihr Zustand habe sich deutlich gebessert? Würden dann auch Sie Ad-hoc-Sitzungen in Ihre Angebotspalette einbeziehen?

Sie finden in diesem Buch Beschreibungen vieler unterschiedlicher Walk-in-Angebote. Einige stehen täglich zur Verfügung, andere nur an einem halben Tag pro Woche. Manche Einrichtungen erheben ein Honorar, andere nicht. Walk-in-Dienste verzichten auf ein Screening, und die Klienten selbst entscheiden, ob sie ein solches Angebot wahrnehmen. (Allerdings stehen nicht alle Einrichtungen sämtlichen Arten von Klienten offen; beispielsweise konzentrieren sich einige auf Kinder und ihre Familien.) Im Rahmen von Walk-in-Angeboten können unterschiedliche Psychotherapiemodelle genutzt werden. Für das Walk-in-Konzept zentral ist die feste Überzeugung der behandelnden Therapeuten, dass die Walk-in-Sitzung einmalig bleiben könnte. Deshalb konzentriert sich die Arbeit in diesem Rahmen auf das, was der Klient momentan am dringendsten erreichen will.

Die meisten Walk-in-Klienten bleiben bei der Entscheidung, dass die eine Sitzung in der aktuellen Situation ausreicht. Einige kehren später zu einer erneuten einzelnen Sitzung zurück, werden dann aber nicht unbedingt wieder vom gleichen Therapeuten betreut. Am Ende einer Walk-in-Sitzung wird Klienten manchmal eine regelmäßige termingebundene Beratung oder eine andere Form von Betreuung empfohlen.

Unser Ansatz zielt darauf ab, eine in sich abgeschlossene Therapie in einer einzigen Sitzung zu ermöglichen: ohne Untersuchung oder Beurteilung vor der Sitzung, ohne vorherige Triage und ohne Follow-up. Unter *Walk-in* verstehen wir eine Situation, in der ein Klient ohne vorherige Terminvereinbarung eine Klinik betritt, dort so bald wie möglich von einem Therapeuten betreut wird und eine abgeschlossene Therapie in einer Sitzung erhält. In diesem Modell ist keine reguläre Follow-up-Routine vorgesehen, weder in Form einer persönlichen Begegnung noch in Form eines Telefongesprächs. Plant das Modell einen zweiten Kontakt ein (und selbst dann, wenn es dieses zweite Treffen »Follow-up« nennt), unterscheidet es sich von unserer Sicht, nach der das aktuelle Treffen zwischen Therapeut und Klient das einzige sein und bleiben kann. Natürlich sind wir gleichwohl unter bestimmten Umständen zu einem Follow-up-Kontakt bereit, etwa wenn der Klient oder andere Personen geschädigt werden könnten.

Ohne Terminabsprache eine Hilfseinrichtung aufzusuchen und zu erwarten, dass man dort sofort Hilfe erhält, ist mittlerweile gängig, und unseren Klienten ist diese Möglichkeit vertraut. Sie gehen ohne Termin zum Friseur, in Restaurants und zu Steuerhilfevereinen, und sie nutzen Drive-in-Angebote, um ihre Bankgeschäfte zu erledigen oder sich einen Kaffee zu kaufen. Schon vor 25 Jahren konnten wir in Calgary, Kanada, beobachten, dass medizinische Walk-in-Angebote immer beliebter wurden. Psychotherapeuten hinken dieser Entwicklung zwar ein wenig hinterher, es spricht aber einiges dafür, dass wir mittlerweile aufholen.

Wir (A. S. und M. B.) haben in Kanada, den USA und Mexiko Walk-in-Dienste aufgebaut und angeboten (Bobele et al. 2008; Slive et al. 1995; Slive a. Bobele 2012; Slive et al. 2014). Sie entstehen in vielen Ländern auf der ganzen Welt, aber nirgendwo in so großer

Zahl wie in Kanada. Wir sind fest davon überzeugt, dass Walk-in-Dienste unter den psychotherapeutischen Hilfsangeboten ihren Platz gefunden haben. Und wir versuchen in diesem Kapitel, allen, die bei ihren Wählern und Kostenträgern für die Einführung entsprechender Angebote werben können, Denkanstöße zu geben. In unserer Darstellung konzentrieren wir uns auf drei Hauptgründe für diese Entwicklung:

1) Walk-in-Dienste nutzen den Augenblick.
2) Sie leisten, was sie leisten sollen.
3) Sie sind effizient.

5.1 Aber zunächst ein Fallbeispiel

Beim *Community Counseling Service* (CCS), der von der Our Lady of the Lake University (OLLUSA) in San Antonio, Texas, organisiert wird, tauchte eines Tages MARIA, eine Frau in den Fünfzigern, zusammen mit ihrer 21-jährigen Tochter ANTONIA ohne vorherige Terminvereinbarung auf. Die Klientinnen wurden gebeten, ein kurzes Aufnahmeformular auszufüllen, und etwa 20 Minuten später begann ihre Sitzung. Maria und Antonia waren von ihrem Hausarzt auf den Walk-in-Service aufmerksam gemacht worden, nachdem Maria ihm über Schwierigkeiten mit ihrer Situation berichtet hatte. Sie schlief länger als gewöhnlich, fühlte sich traurig und weinerlich und vernachlässigte immer wieder ihre beruflichen Pflichten. Antonia war mitgekommen, um ihre Mutter zu unterstützen. Maria und Antonia führten ihre Probleme darauf zurück, dass Victor, Marias Mann und Antonias Vater, drei Monate vorher nach langer Krankheit gestorben war. Maria erklärte, sie wolle sich »wohl genug fühlen«, um wieder regelmäßig arbeiten zu können. Freunde und Familienangehörige hatten ihr vorgehalten, sie grüble zu viel über den Tod ihres Mannes, und sie hatten ihr geraten, ihn zu vergessen. Maria fühlte sich aber nicht in der Lage, nicht mehr an ihn zu denken. Sie berichtete, sogar Victor habe ihr in seinen »Gesprächen« mit ihr geraten, sich auf ein Leben ohne ihn einzulassen.

Nach einer zehnminütigen Pause während der Sitzung (einige Walk-in-Dienste arbeiten mit einem Team, das den Behandlern während der Sitzung für Konsultationen zur Verfügung steht) spiegelten die Co-Therapeutinnen Maria, dass ihre sicherlich gut gemeinten Versuche, ihren verstorbenen Mann zu vergessen und sich neuen Horizonten zuzuwenden, zu nichts führen würden. Diese Bemühungen schienen die Erinnerung an Victor sogar zu verstärken. Die Therapeutinnen empfahlen

Maria deshalb, sie solle versuchen, »das Vergessen zu vergessen«. Erstaunlicherweise erklärte sich Maria dazu sofort bereit.

Während der restlichen Sitzungszeit griffen die Therapeutinnen, Johanna Becho und Karla Caballero, auf die Erkenntnis von Michael White (1988) zurück, der zufolge »Hallo« zu sagen bei Trauer manchmal wirksamer ist als »Auf Wiedersehen«. Die Therapeutinnen empfahlen Maria und Antonia, einander über ihre Erinnerungen an Victor zu berichten. Auf einem Whiteboard im Therapieraum stellte Antonia zwei Listen zusammen; die eine (die ca. 15 Punkte umfasste) beschrieb Charakteristika Victors, an denen sie unbedingt festhalten wollte (z. B. seine romantische Ader). Die andere Liste (4 Punkte) enthielt Eigenschaften Victors, mit denen sie eher nichts mehr zu tun haben wollte (z. B. seine aufbrausende Art). Die Therapeutinnen fotografierten die beiden Listen und gaben den Klientinnen Kopien davon mit. Sie empfahlen Mutter und Tochter, die Liste der eher positiven Eigenschaften ständig bei sich zu tragen, um darauf schauen zu können, wann immer sie sich an Victor erinnern mussten. Die Liste der weniger erfreulichen Eigenschaften hingegen sollten sie irgendwo in ihrer Wohnung unterbringen, sodass sie diese nicht ständig im Blick hätten, sie aber »nötigenfalls« jederzeit hervorholen könnten. Am Ende der Sitzung lächelte Maria. Sie wirkte kraftvoller und schmiedete mit Antonia Pläne für den Rest der Woche. Sie dankte den Therapeutinnen dafür, dass sie ihr empfohlen hatten, an Victor zu denken, statt ihn möglichst schnell zu vergessen. Die Klientinnen wurden auf die Möglichkeit hingewiesen, nötigenfalls erneut zu einer Walk-in-Sitzung zu kommen. Bis zum Zeitpunkt der Entstehung dieses Textes hatten sie dieses Angebot aber nicht wahrgenommen.

Nun kehren wir zu den drei Gründen für einmalige Ad-hoc-Sitzungen zurück.

5.2 Sie nutzen den Augenblick

Motivierte Klienten

Klienten, die sich bei einem Walk-in-Service einfinden, brauchten nicht die vielen Hürden zu überwinden, mit denen wir beim Vereinbaren von Beratungsterminen normalerweise konfrontiert werden. Sie wurden keinem Screening unterzogen, sondern haben selbst eine Auswahl getroffen. Statt sich auf eine Sitzung zu einem Zeitpunkt einzulassen, der dem Diensteanbieter am besten passt, haben sie ein für sie selbst besonders günstiges Timing gewählt. Deshalb sind sie meist stark motiviert. Wahrscheinlich sind sie »Kunden« für Veränderung (de Shazer 1989, S. 102 ff.) oder befinden sich in der Phase der Handlungsbereitschaft (Norcross, Krebs a. Prochaska 2011).

Die lösungsfokussierte Therapeutin Michele Weiner-Davis und ihre Kollegen (Weiner-Davis, de Shazer a. Gingerich 1987) stellten fest, dass Klienten häufig über Veränderungen berichten, die schon vor der Behandlung eingetreten sind. Wenn wir Klienten fragen: »Wie hat sich Ihr Problem gebessert, seit Sie beschlossen haben, uns zu einer Beratung aufzusuchen?«, berichten sie über die Schritte, die sie bereits unternommen haben, um das ursprüngliche Problem zu lösen. Wir sind davon überzeugt, dass Klienten, die zu einem Walk-in-Service kommen, sich schon an einem Punkt befinden, an dem sie für eine Veränderung optimal motiviert sind. Wir rufen unseren angehenden Therapeuten oftmals ins Gedächtnis, dass Klienten, die zu uns kommen, bisweilen gerade den schlimmsten Tag ihres bisherigen Lebens oder zumindest die fürchterlichste Woche erleben. Duvall, K. Young a. Kayes-Burden (2012, p. 17) erinnern uns: »Wenn Menschen erstmals bei einer Institution Hilfe suchen, sind sie nicht in ihrer besten und manchmal sogar in ihrer denkbar schlechtesten Verfassung.« Weiter warnen die Autoren, dies sei nicht der beste Zeitpunkt für die Entwicklung einer defizitorientierten Beurteilung, weil die Sicht der Klienten dadurch möglicherweise verzerrt würde und eine entmutigende Erfahrung die Folge sein könnte. Klienten bitten um Hilfe oder melden sich spontan bei einem Walk-in-Service, wenn sie die Energie verspüren, dies zu tun, und sich in der Lage sehen, den ersten Schritt auf dem Weg zu einer Veränderung zu gehen. In solch einer Situation sollten wir alles tun, damit der Ball weiterrollen kann.

Glückliche Therapeuten

Motivierte Klienten zu erleben, ist für Therapeuten eine Freude. Walk-in-Klienten sind in der Regel bereit, sofort mit der Arbeit zu beginnen. Sie wollen über etwas reden, und sie freuen sich auf einen interessierten Zuhörer. Oft sind sie bereit, kleine Schritte in eine neue Richtung auszuprobieren. Selbst wenn ihnen auferlegt wurde, zu einer Beratung zu gehen, oder wenn sie auf das dringende Ersuchen einer anderen Person hin erschienen sind, wissen ihre Therapeuten, dass die bevorstehende Sitzung mit ihnen möglicherweise die einzige bleiben wird, die jemals zustande kommt. Zumindest kann der Therapeut diese eine Sitzung nutzen, Klienten zu ermöglichen, ihre Gefühle auszudrücken. Er kann ein »weniger schlimmes« Erlebnis der Therapie, als der Klient erwartet hat, unterstützen. Beispielsweise können wir Hoffnung wecken und ein erfreuliches Erlebnis hervorrufen, indem wir in der Erzählung eines Klienten Stärken und Ressourcen finden und ihn auf diese aufmerksam machen. Solche positiven Beobachtungen sind insbesondere für Klienten sehr nützlich, die erwarten, vom Therapeuten kritisiert zu werden. Wir haben die *Session Rating Scale* (SRS) (Miller et al. 2003) als Maß für die therapeutische Allianz herangezogen. Therapeuten erhalten von ihren Klienten direktes Feedback über die Qualität der therapeutischen Beziehung und empfinden diese Information als sehr motivierend. Auf der Basis der SRS können sie mit ihren Klienten darüber sprechen, was ihnen nützlich war und was der Therapeut hätte tun können, um ein besseres Resultat zu erzielen. Klienten beurteilen ihre Erfahrungen mit Walk-in-Sitzungen meist sehr positiv.

Glückliche Klienten

Walk-in-Klienten sind erfreut und erleichtert, wenn sie zu einem von ihnen selbst gewählten Zeitpunkt eine Beratungssitzung erhalten, ohne eine Wartezeit in Kauf nehmen und administrative Hürden überwinden zu müssen. Arnold Slive (A. S.) bietet seit 1990 am *Eastside Family Centre* (EFC) in Calgary, Kanada, (Slive et al. 1995) einen Walk-in-Service an. Er war angenehm überrascht, als seine allererste Walk-in-Klientin sich überaus herzlich bei ihm dafür bedankte, dass sie im für sie persönlich sinnvollsten Moment mit jemandem über ihre Probleme reden konnte.

Veränderungen zum Positiven finden früh im Therapieprozess statt

Jahrzehntelange Forschungsarbeit hat gezeigt, dass die größten Verbesserungen bei den meisten Klienten in den ersten Sitzungen einer Therapie eintreten (Owen et al. 2015). Forscher (Harper-Jaques a. Foucault 2014) haben herausgefunden, dass bei 40 Prozent der Klienten, die einen Walk-in-Service aufsuchen, eine einmalige Sitzung ausreicht. Außerdem kann die Single-Session-Geisteshaltung des Therapeuten auf den Klienten »übertragen« werden. Beispielsweise könnte ein Therapeut, wenn er zu Beginn der Sitzung auf den Walk-in-Service eingeht, erwähnen, dass viele Klienten eine Sitzung für ausreichend halten, dass sie sich in dieser einen Sitzung eine neue Art zu denken aneignen und vielleicht auch neue Möglichkeiten, mit ihrer Situation umzugehen, kennenlernen. Auf dieser Grundlage kann sich auch der Klient dann die Single-Session-Geisteshaltung zu eigen zu machen.

Die Walk-in-Option

Wie bereits erwähnt wurde, sind Walk-in-Dienste, also Dienstleistungen ohne vorherige Terminvereinbarung, zu einem festen Bestandteil unseres Alltagslebens geworden. Menschen erwarten heute, einen Service in Anspruch nehmen zu können, wenn sie ihn am dringendsten brauchen oder wenn ihre Veränderungsbereitschaft optimal ist. Als wir (Arnold Slive und andere) im Jahre 1990 in Calgary anfingen, über die Möglichkeit der Organisation eines Walk-in-Beratungsservice nachzudenken, prophezeite man uns, wir würden überlaufen werden (Slive et al. 1995). Diese Einschätzung sahen wir damals als Zeichen dafür an, dass wir auf dem richtigen Weg waren. Mittlerweile gibt es allein in der kanadischen Provinz Ontario mehr als vierzig Walk-in-Kliniken.

Vor über zwanzig Jahren hörte Monte Bobele aus San Antonio, Texas, während eines Besuchs in Calgary am EFC davon und führte daraufhin beim *Community Counseling Service* (CCS) der Our Lady of the Lake University (OLLUSA) ebenfalls Walk-in-Dienste ein (Bobele et al. 2008). Der CCS teilt sich einen Warteraum mit einer Hausarztpraxis. In diesem Raum weist gut sichtbar ein Schild auf unseren Walk-in-Service hin. Im Laufe der Jahre haben wir von vielen Walk-in-Klienten eine Geschichte gehört, die ungefähr so beginnt:

> »Ich saß im Wartezimmer und sah dort Ihr Schild. Ich wusste, dass ich ein paar Stunden würde warten müssen, bis ich beim Arzt an die Reihe käme. Deshalb dachte ich mir, ich könnte ja in der Zwischenzeit bei Ihnen vorsprechen, um mir Hilfe zu holen wegen ...«

Der CCS hatte zudem außen am Gebäude, das sich an einer sehr belebten Straße befindet, ein großes Hinweisschild angebracht, auf dem in Englisch und Spanisch darauf hingewiesen wurde, dass man hier einen Walk-in-Service in Anspruch nehmen könne. Andere Klienten berichteten, sie hätten dieses Schild im Laufe der Jahre immer wieder angeschaut und sich gemerkt, dass sie den CCS ohne vorherige Terminvereinbarung aufsuchen könnten, wenn sie Hilfe bräuchten. In beiden geschilderten Beispielfällen passte die Idee, eine Klinik einfach so zu betreten, um sich helfen zu lassen, in das Alltagsleben der CCS-Klienten.

5.3 Sie funktionieren

Verbesserungen hinsichtlich der Vorstellungsgründe

Die Belege häufen sich, dass viele Klienten nach einer einzigen Walk-in-Sitzung über eine Verbesserung ihres Zustandes sowie über eine Verringerung von Stress, eine verbesserte Handlungsfähigkeit, einen Rückgang vorheriger Probleme und eine Steigerung ihrer Bewältigungsfähigkeiten berichten (Harper-Jaques a. Foucault 2014; Hymmen, Stalker a. Cait 2013). Um mit der begrenzten Verfügbarkeit von Therapeuten angesichts eines großen Hilfsbedarfs der Klienten fertigzuwerden, legen manche Institutionen und in eigener Praxis arbeitende Therapeuten eine Warteliste an. Beispielsweise vergleicht eine neuere Studie (Stalker et al. 2015) die Resultate der Arbeit mit Walk-in-Klienten mit denjenigen, die mit Patienten erzielt wurden, die auf eine Warteliste gesetzt worden waren. Nach dem Bericht der Forscher wurde anlässlich eines Follow-up-Termins vier Wochen später festgestellt, dass bei den Walk-in-Klienten schneller eine Besserung eingetreten war und dass sie weniger litten als diejenigen, die nach dem Ausharren auf einer Warteliste behandelt worden waren. Zehn Wochen später hatte sich der Zustand der Angehörigen beider Gruppen in ähnlicher Weise positiv entwickelt. Bei Teilnehmern, die praktische Hilfe erhalten hatten – etwa bezogen auf häusliche Gewalt, eine instabile Wohnsituation oder finanzielle Probleme –, bevor sie eine Therapiesitzung erhielten, besserte sich der Zustand langsamer. Die qualitativen Daten bestätigten, dass die Teilnehmer die leichte Zugänglichkeit des Walk-in-Modells sehr schätzten und dass sie angesichts der langen Wartezeiten, die für das herkömmliche Modell der Behandlung nach Terminvereinbarung charakteristisch sind, sehr frustriert waren.

Hohe Klientenzufriedenheit

Vieles deutet darauf hin, dass Klienten mit einmaligen Therapiesitzungen zufrieden sind, unabhängig davon, ob sie diese aufgrund eines vorab vereinbarten Termins oder spontan wahrnehmen (Talmon 1990). Neuere Untersuchungen über Walk-in-Sitzungen dokumentieren ebenfalls regelmäßig hohe Klientenzufriedenheit. Beispielsweise berichten 80 Prozent der 403 Teilnehmer einer von Miller (2008) durchgeführten Untersuchung mit Walk-in-Klienten, sie seien »sehr zufrieden« oder »zufrieden«. Erstaunlicherweise waren weniger als zwei Prozent unzufrieden. Aktueller ist eine Untersuchung von Harper-Jaques und Foucault (2014), in der von 98 Walk-in-Klienten 93 Prozent berichteten, sie seien mit der Arbeit zufrieden. Es kann kaum Zweifel daran bestehen, dass Psychotherapie-Kunden *(consumers)* mit Walk-in-Sitzungen zufrieden sind.

5.4 Sie sind effizient

Verkürzte Warteliste

Eine Studie von Harvard-Forschern (Malowney et al. 2014) ergab, dass prospektive Patienten durch ihre Bemühungen, bei einem Psychiater in Boston, Chicago oder Houston einen Termin zu vereinbaren, abgeschreckt wurden. Die Forscher meldeten sich als »Patienten« bei 360 Psychiatern, deren Adressen in der Online-Datenbank von *Blue Cross and Blue Shield,* einer Vereinigung von unabhängigen Krankenversicherern in den USA, aufgelistet waren. Den »Patienten« gelang es nur bei 93 (26 Prozent) der 360 angerufenen Fachärzte, einen Termin zu vereinbaren. 23 Prozent der Praxen hielten es nicht einmal für nötig zurückzurufen. Eine Deutung dieser Resultate lautet, dass im amerikanischen Gesundheitssystem nicht einmal diejenigen mit einer exzellenten Krankenversicherung Zugang zu psychiatrischen Privatpraxen haben. In drei großen amerikanischen Städten stand für prospektive Patienten nicht einmal eine Warteliste zur Verfügung.

Walk-in-Dienste sind auch eine nützliche Möglichkeit, Kosten zu vermeiden, die durch die Nichtwahrnehmung vereinbarter Termine entstehen. Es ist unmöglich, zuverlässig vorauszusehen, welche Klienten zu ihrem ersten vereinbarten Therapietermin (Anderson 2015) oder zu anschließenden Terminen erscheinen werden (Scamardo, Bobele a. Biever 2004), aber wir wissen, dass ein beträchtlicher Anteil verbindlich vereinbarter Ersttermine nicht wahrgenommen wird (Barrett et al. 2008). Nicht erscheinende Klienten schmälern die Zahl vergebbarer Termine, verringern die Qualität der Betreuung, erhöhen die Ineffizienz des Personals und wirken sich negativ auf das Klima der medizinischen Versorgung aus (Duvall, Young a. Kayes-Burden 2012; Ulmer a. Troxler 2006; Robinson a. Chen 2009).

Viele Organisationen entscheiden sich für die Einführung von Walk-in-Diensten, weil sie fürchten, lange Wartelisten könnten die Zugänglichkeit ihrer Dienstleistungen verringern. In Calgary machten wir uns mit der Zeit immer mehr Sorgen darüber, wie viel Zeit und Energie unsere Mitarbeiter auf die Betreuung der Warteliste verwenden mussten. Damals trafen neue Klienten zunächst einen unserer Mitarbeiter, der als »Aufnahmekoordinator« fungierte. Er sollte außerdem ihre Telefonanrufe beantworten und sich im Falle einer psychischen Krise um sie kümmern. Wurde schließlich ein Termin frei, lehnten die Klienten ihn manchmal ab, weil sich inzwischen ihr Bedürfnis oder ihre Motivation verändert hatte. Viele Klienten, die einen Termin für ein Erstgespräch vereinbart hatten, tauchten nicht auf. Nachdem wir unsere Walk-in-Beratungssitzungen (Slive et al. 1995) institutionalisiert hatten, brauchten wir keinen Aufnahmekoordinator mehr, und das Problem der abgelehnten oder nicht wahrgenommenen Termine fiel sofort weg.

Natürlich sind Walk-in-Angebote nicht völlig kostenfrei. Therapeuten müssen für ihre Arbeit mit Walk-in-Klienten Zeit reservieren. In vielen Einrichtungen handelt es sich bei den Durchführenden teilweise um bezahlte Angestellte, teilweise um Studenten in der Ausbildung und teilweise um freiwillig mitarbeitende Psychiater und Psychotherapeuten. Auch muss jemand die eintreffenden Klienten begrüßen und einweisen. Das kann sowohl ein bezahlter Rezeptionist als auch eine ehrenamtliche Hilfskraft sein. Doch wir sind wie Horton und Kollegen (2012) der Auffassung, dass die Bereitstellung von Walk-in-Diensten die psychiatrische Versorgung generell effizienter macht und gleichzeitig Kosten reduziert (Näheres weiter unten). Angesichts der starken Zunahme von Walk-in-Kliniken in Ontario wurde beispielsweise festgestellt, dass der Verwaltungsaufwand, der durch nicht eintreffende Klienten und Absagen verursacht wird, deutlich geringer wurde, was den so entlasteten Mitarbeitern die Möglichkeit gab, sich um die Infrastruktur für die Walk-in-Dienste zu kümmern (Duvall, Young a. Kayes-Burden 2012).

Vor fünf Jahren beschloss das *Austin Child Guidance Center* (ACGC) in Austin, Texas, einen Walk-in-Beratungsdienst einzurichten. Auch dort hatte man Probleme mit einer langen Warteliste gehabt. Diese wurde am Tag der Eröffnung des Walk-in-Beratungsdienstes geschlossen. Seitdem erhält ein Anrufer nur dann einen Termin, wenn einer der ACGC-Therapeuten innerhalb der nächsten zwei Wochen einen Behandlungstermin anbieten kann. Ist das nicht möglich, wird der Klient gebeten, erneut anzurufen, um nachzufragen, ob mittlerweile ein Termin frei sei. Er wird aber auch über die Möglichkeit informiert, das Walk-in-Angebot zu nutzen. Den Klienten wird erklärt, dass sie beim Walk-in-Dienst auch ohne Termin vorsprechen können, so oft, wie sie möchten, oder bis ein regulärer Termin verfügbar ist. Tatsächlich kommen viele, die sich entschließen, das Walk-in-Angebot wahrzunehmen, nur einmal, sind mit dieser einen Sitzung zufrieden und vereinbaren keinen weiteren Termin mehr. Deshalb kann das ACGC nun effizienter arbeiten, Klienten zufriedener machen sowie darüber hinaus mehr Klienten versorgen – und das alles ohne lange Warteliste.

Verringerter Bedarf an teuren Dienstleistungen

Pilotuntersuchungen (Horton et al. 2012; Josling a. Cait 2018) haben gezeigt, dass die Einführung einer Walk-in-Beratung in einer Einrichtung in Kitchener-Waterloo, Ontario, Kanada, die Existenz langer Wartelisten praktisch überflüssig machte und die kostspieligen »No-shows« auf null reduzierte. Horton und Kollegen stellten fest, dass es den betreuten Klienten nach nur einer Sitzung deutlich besser ging. Viele der Klienten, die den Walk-in-Service nutzten, waren »bereit, sich zu verändern«. Das Walk-in-Angebot verhinderte oft die Inanspruchnahme sehr teurer stationärer Aufenthalte; die Behandelten wurden stattdessen an Tageskliniken verwiesen, und es gelang, sie schneller wieder in den Arbeitsprozess und in ihr gewohntes soziales Umfeld zu integrieren. Der Vorteil einer verringerten Nutzung stationärer Behandlungseinrichtungen und die schnellere Reintegration in den Arbeitsprozess allein übertrafen die Kosten für das Angebot des Walk-in-Service deutlich.

Verringerung von »Überbehandlung«

Zu Beginn einer Walk-in-Sitzung kann ein Therapeut dem Klienten etwas sagen wie: »Einige finden, dass eine einzige Sitzung momentan ausreicht.« Dadurch sät der Therapeut den Gedanken, dass beide Beteiligte ihre gemeinsame Zeit optimal nutzen wollen, und vergrößert so die Wahrscheinlichkeit, dass der Klient anschließend das Gefühl hat, die Zeit gut genutzt zu haben, und vorerst keinen weiteren Termin braucht. Vielleicht hat er eine neue Art, ein Problem zu sehen, entdeckt und einen ihm bisher unbekannten Schritt für den Umgang mit seinen Sorgen gefunden. Im Mindestfall wollen wir erreichen, dass unsere Klienten uns mit gestärkter Hoffnung und dem Gefühl verlassen, angehört und verstanden worden zu sein. Diese Einstellung macht sich zunutze, dass Klienten bereits mit vorhandenen Ressourcen in den Therapieprozess eintreten. Dies sind unabhängig von der Therapie existierende Faktoren (Lambert 2005), die zur Lösung eines Problems genutzt werden können. Eine wichtige Aufgabe von Therapeuten besteht darin, ihren Klienten zu helfen, eben solche Ressourcen zu entdecken (oder wiederzuentdecken) und sie auf die aktuelle Lebenssituation anzuwenden. Dieser Geisteshaltung liegt die Annahme zugrunde, dass der wichtigste Teil der Arbeit nur selten ausschließlich im Therapieraum stattfindet. Entscheidend ist häufig, was nach der Sitzung geschieht, wenn Klienten damit beginnen, Gedanken, über die während der Sitzung gesprochen wurde, in die Tat umzusetzen. Der Single-Session-Ansatz fördert solche Selbstheilungsprozesse.

Wie bereits erwähnt wurde, ist im Rahmen eines Walk-in-Angebots jede Sitzung eine in sich abgeschlossene Therapie. Wir führen jeweils nur eine einzige Sitzung durch und gehen davon aus, dass jede Sitzung die letzte sein kann. Einige Klienten mögen von einer Monate oder sogar Jahre anhaltenden therapeutischen Beziehung profitieren, aber wir sehen es nicht als sinnvoll an, eine »Therapie von der Stange« anzubieten. Wir sind davon überzeugt, dass immer verschiedene Möglichkeiten zur Wahl stehen sollten. Einige der Klienten, die sich für ein Walk-in-Angebot entscheiden, machen mit einer kurzen, möglicherweise nur eine einzige Sitzung umfassenden Therapie gute Erfahrungen. Nach unserer Meinung sollte Klienten insofern auf jeden Fall diese Art von Angebot gemacht werden, damit sie es zu gegebener Zeit nutzen können. Dies hilft, unnötige Behandlungen zu vermeiden.

5.5 Über Follow-ups

Unsere Arbeit basiert auf dem Modell einer Walk-in-Therapie, wie sie am *Eastside Family Centre* in Calgary entwickelt wurde (Slive et al.

1995). Die meisten Walk-in-Dienste, die im vorliegenden Buch beschrieben werden, sind aus diesem Modell hervorgegangen. Wir verzichten auf routinemäßige Follow-up-Anrufe, sofern während der Therapiesitzung keine massiven Gefahren erkannt wurden. Und wir vereinbaren nach einer Walk-in-Sitzung nicht regelmäßig weitere Sitzungstermine. Wünscht ein Klient eine zusätzliche Sitzung und sind in der Einrichtung, die den Walk-in-Dienst anbietet, auch Terminvereinbarungen möglich, helfen wir dem Betreffenden, einen festen Termin zu vereinbaren. Andernfalls bieten wir an, bei Bedarf erneut spontan zu einer Sitzung zu kommen. Wir sind bemüht, unseren Walk-in-Klienten zu vermitteln, dass wir auf ihre Fähigkeit, ihr Leben in die eigenen Hände zu nehmen, vertrauen. Sie selbst entscheiden, was sie mit dem Resultat der Walk-in-Sitzung anfangen. Es liegt an ihnen, ob sie sich zusätzlich andere Hilfe, etwa in Form einer weiteren Walk-in-Sitzung, suchen. Und wie in Slive und Bobele (2014, p. 84) beschrieben, gilt außerdem:

> »In Workshops, die kürzlich stattfanden, berichteten Teilnehmer über einige interessante Beobachtungen bezüglich eines Follow-up-Kontakts nach Abschluss der Therapie (und sei es eine Therapie in Form einer einzigen Sitzung). Ein Teilnehmer meinte, solch ein Kontakt könne Grenzen verschwimmen lassen, weil beim Klienten nach der Therapiesitzung möglicherweise der Eindruck entstehe, der Therapeut glaube, die Therapie werde fortgesetzt, obwohl er als Klient dies anders sehe. Daran schloss sich eine Diskussion darüber an, wie oft Fragen dazu gestellt werden, ob es sinnvoll sei, routinemäßig Follow-up-Kontakte herzustellen, wenn eine Therapie nach drei oder zehn Sitzungen oder nach sechs Monaten ende. Es ist nicht klar, warum das nach solchen Zeitspannen nicht geschehen sollte. Macht eine Therapie in Form einer einmaligen Sitzung ein Follow-up irgendwie notwendiger? Ist ein Follow-up-Kontakt vor allem deshalb wichtig, weil er dem Therapeuten ermöglicht, die Entwicklung des Klienten weiterzuverfolgen? Oder dient er dazu, ihm die Aufrechterhaltung des Kontakts zu ermöglichen? Behindert er den Klienten in seinen Bemühungen, ohne Unterstützung durch eine Therapie mit seinen Problemen fertigzuwerden?«

Auch andere Aspekte sind bei der Klärung dieser Frage zu beachten. Aufgrund der Begrenztheit unserer personellen Kapazitäten könnte es sich als außerordentlich schwierig erweisen, bei der großen Zahl zu betreuender Klienten zusätzlich Follow-up-Gespräche durchzuführen. Im Übrigen haben wir festgestellt, dass es sehr schwer ist, telefonisch mit Klienten zu kommunizieren. Sie können uns anrufen, wenn sie Informationen brauchen, und sie können telefonisch

Termine vereinbaren; aber Bitten um Rückruf zwecks Bestätigung von Terminvereinbarungen, Terminänderungen usw. werden in der Regel entweder gar nicht beantwortet oder landen auf einem Anrufbeantworter; eine reguläre Antwort erfolgt in der Regel nicht. Ein weiterer zu beachtender Aspekt ist, dass ein Modell, das Follow-up-Anrufe von Anfang an vorsieht, Therapeuten dazu bringen könnte, Sitzungen in dem Wissen durchzuführen, dass am Ende noch ungeklärte Fragen gegebenenfalls beim Follow-up-Termin beantwortet werden können; hingegen treibt unser Modell Therapeuten dazu an, jede Sitzung so zu betrachten, als sei sie die letzte Gelegenheit, mit dem Klienten zu arbeiten. Kliniker und Forscher mögen sich fragen, was geschieht, nachdem ein Klient eine Sitzung verlassen hat; uns ist jedoch keine Untersuchung bekannt, die für Klienten, die mit einem Follow-up-Kontakt konfrontiert wurden, bessere Resultate nachgewiesen hätte. Deshalb lassen sich die zusätzlichen Kosten für ein Follow-up-Gespräch schwerlich rechtfertigen.

5.6 Implikationen und mögliche zukünftige Entwicklungen

Nach unserer Auffassung sind die besten psychotherapeutischen Beratungseinrichtungen diejenigen, die ein ganzes Spektrum von Möglichkeiten anbieten. Dieses kann von den am wenigsten intrusiven, am leichtesten zugänglichen und kürzesten Hilfsangeboten bis zu langwierigeren und kostspieligeren Varianten wie stationären Behandlungen reichen. Am nützlichsten für einen bestimmten Klienten ist wahrscheinlich etwas, das nach seiner Auffassung zu einem bestimmten Zeitpunkt besonders gut zu seiner Situation passt. Ein Beratungsangebot in Form einer einmaligen Walk-in-Sitzung ist nicht intrusiv. Walk-in-Dienste ermöglichen Klienten einen sofortigen Zugang in einem für sie wichtigen Augenblick, sie sind effizient, nicht kostspielig und ermutigen Klienten, ihre eigenen Fähigkeiten im Sinne einer Veränderung zum Positiven zu nutzen. Termingebundene Angebote werden und sollten weiterhin existieren. So wie einige Menschen lieber ohne Termin zum Friseur gehen, kommen manche Klienten lieber spontan zu einer psychotherapeutischen Beratung, ohne sich vorher auf einen Termin festzulegen. Walk-in-Beratungen lassen sich auch mit anderen psychotherapeutischen Angeboten kombinieren. Sie können Klienten helfen, mit weiteren empfohlenen Diensten in Kontakt zu treten. In diesem Sinne mögen wir Walk-in-Sitzungen als potenziellen Zugang zu einem Spektrum von Angeboten verstehen, denn oft nehmen Klienten aus einer Walk-in-Sitzung neue Ideen für den Umgang mit einem Alltagsproblem mit, wohingegen andere solch eine Sitzung mit einer Empfehlung verlassen, zusätzlich bestimmte andere Möglichkeiten in Betracht zu ziehen.

Psychotherapeutische und psychiatrische Institutionen können Walk-in-Beratungen in speziellen, dem jeweiligen lokalen Kontext entsprechenden Formen anbieten. In einigen Fällen sind ständig mögliche Walk-in-Sitzungen die Hauptbehandlungsform (Slive et al. 1995). Andere Institute bieten Walk-in-Sitzungen nur zu einigen Stunden pro Woche an. Doch selbst wenn das Angebot nur für bestimmte Stunden gilt, fungiert es wie ein Sicherheitsventil. Klienten mit akuten Problemen können diese Möglichkeit sofort nutzen, brauchen also nicht erst auf einen freien Termin zu warten, sie müssen sich keiner Voruntersuchung unterziehen, und wenn sie möchten, dürfen sie jederzeit zu einer weiteren Walk-in-Sitzung erscheinen.

Wir können kreativ über die konkrete Ausgestaltung einer »Beratung ohne Termin« nachdenken, indem wir neuartige Settings für das Angebot solcher Dienste ersinnen. Beispielsweise hat das *Wall Street Journal* (Potkewitz 2015) berichtet, dass die allgegenwärtigen IKEA-Möbelfilialen häufig Schauplatz der Auseinandersetzungen von Paaren wegen des Kaufs oder des Zusammenbaus der bekannten Möbel sind. Das Unternehmen beschäftigt Möbelberater, die den Kunden helfen sollen, für sie geeignete Produkte zu wählen, doch die Hinzunahme eines Beziehungsberaters in den Filialen könnte eine gute Marketingentscheidung sein. Tatsächlich hat die IKEA-Filiale in Calgary, Kanada, in den 1990er-Jahren solch einen Service gratis angeboten. In einem anderen Fall wird Passanten in einigen amerikanischen Städten von *Sidewalk Talk*[21], einem von Psychotherapeuten ins Leben gerufenen Gemeinschaftsprojekt, freies Zuhören angeboten. In diesem Fall bieten »Zuhörer« auf belebten Straßen der Stadt Passanten an, ihnen fünf bis zehn Minuten lang »ihr Ohr zu leihen«. Und in Stockholm, Schweden, ermöglichen Taxifahrer ihren Passagieren, sich von einem Psychotherapeuten, der auf dem Rücksitz mitfährt, beraten zu lassen (Malm 2014).

21 Siehe www.sidewalk-talk.org.

5.7 Zum Abschluss

Nun müssten die drei wichtigsten Gründe für den Sinn von Walk-in-Sitzungen klar sein:

1) Walk-in-Angebote verringern Engpässe und Frustration, verbessern die Verfügbarkeit von Beratern und ermöglichen sinnvolle therapeutische Gespräche im richtigen Moment.
2) Walk-in-Sitzungen verkürzen oder eliminieren andere, uneffektive Verfahrensweisen, machen die Klienten zufriedener und führen zu dauerhaften Veränderungen hinsichtlich aktueller Probleme. Außerdem sind Klienten, die solche Dienste nutzen, mit dem Walk-in-Konzept vertraut.
3) Walk-in-Sitzungen sind kostengünstig, erweitern das Spektrum verfügbarer Möglichkeiten und verringern die mit einer Überbehandlung verbundenen Gefahren.

Warum also sollte man keine Walk-in-Dienste anbieten?

6 Die besondere Bedeutung der Geisteshaltung des Therapeuten

Flavio Cannistrà

Wie wir schauen, hängt von unserer Geisteshaltung ab, und dies beeinflusst, was wir sehen; was wir sehen wiederum beeinflusst, wie wir uns verhalten. In diesem Kapitel geht es um unsere Geisteshaltung als Therapeuten, aber auch um epistemologische und transtheoretische Fragen.

Meine Meta-Intention besteht darin, Lesern verständlicher zu machen, wie unsere Geisteshaltung klinische Erwägungen beeinflusst, welche Logik hinter dem, wie wir zuhören und wie wir sprechen, liegt, wie sie die Wahl und die Klarheit der Worte, die wir benutzen, beeinflusst und somit auch, wie wir mit unseren Klienten arbeiten und ihnen in einer einzigen Sitzung helfen können.

1) Zahlreiche Studien belegen, dass alle wichtigen psychotherapeutischen Ansätze wirksam sind.
   1.1 Beispielsweise erklärte die *American Psychological Association* (APA 2012): »Die meisten fundierten und strukturierten Psychotherapien sind ungefähr gleich wirksam.« Und auch wenn einige Autoren vom Gegenteil überzeugt sind (z. B. Westmacott a. Hunsley 2007), verteidigen andere die genannte Sicht (z. B. Wampold a. Imel 2015).
   Insofern findet aktuell die Entscheidung darüber offenbar in einer nur vage definierten »Zukunft« statt und liegt damit in den Händen des Lesers.
   1.2 Es gibt keine dominierende Sichtweise bezüglich der Frage, welcher psychotherapeutische Ansatz am wirksamsten ist. Auch dies lässt sich durch Autoren belegen (Laudan 1977), und wahrscheinlich lässt es sich mittels anderer Autoren infrage stellen.
   1.2.1 Das Schreiben von Artikeln über psychologische Themen scheint hauptsächlich darin zu bestehen, dass man andere Autoren zitiert, die die eigene Auffassung stützen.

1.2.2 Daraus resultiert für das vorliegende Kapitel, dass jeder Absatz belegt oder hinterfragt werden kann, ohne dass es möglich wäre, eine abschließende Position zu erreichen.

2) In einer Hinsicht scheinen sich alle Studien implizit einig zu sein: Unterschiedliche psychotherapeutische Ansätze mögen gleich effektiv sind, doch für die Dauer des Prozesses gilt das nicht.
2.1 Beispielsweise erfordert die lösungsfokussierte Kurzzeittherapie (*Solution-Focused Brief Therapy* – SFBT) in der Regel 3 bis 7 Sitzungen (siehe Macdonald 2011; McKergow a. Korman 2009). Eine kognitiv-behaviorale Therapie beansprucht meist 5 bis 20 Sitzungen (NHS 2020). Geht es um die Behandlung einer unipolaren Depression, dauert eine psychodynamische Therapie durchschnittlich 88 Sitzungen und eine psychoanalytische Therapie im Schnitt 234 Sitzungen (Huber et al. 2013). Nach Studien über die Wirksamkeit von Therapien in Form einer einzigen Sitzung ist bei diesen oft eben diese eine Sitzung ausreichend (siehe z. B. Talmon 1990; Hoyt a. Talmon 2014b; Hoyt et al. 2018).
Wir können zahllose Untersuchungen dieser Art studieren.
2.2 Nehmen wir einmal an, dass unterschiedliche Ansätze und Modelle eine jeweils unterschiedliche Anzahl von Sitzungen erfordern, um das gewünschte Resultat zu erzielen.
2.2.1 Das »Resultat« ist ein weiterer wichtiger Aspekt. Was als Resultat angesehen wird, hängt offenbar stark von der theoretischen und epistemologischen Position des behandelnden Therapeuten ab. Insofern können wir »Resultat« etwas vage wie folgt definieren: »Am Ende der Therapie sind die Ziele des Klienten erreicht.«
2.2.2 Auch der Begriff »Klient« ist nicht so unproblematisch, wie er auf den ersten Blick erscheinen mag. Wer ist der Klient? Was ist, wenn sich ein Kind in Therapie befindet? Ist das Kind dann der Klient? Oder sind seine Eltern die Klienten? Wer entscheidet über das Resultat der Therapie? Und was ist, wenn sich ein Klient auf Anordnung eines Gerichts einer Therapie unterzieht?
Diese Fragen zu klären ist extrem wichtig, wenn man die Dauer einer Therapie – und ihre Wirksamkeit – definieren will.

2.3 Noch einmal sei deshalb hier festgestellt, dass es nahezu unmöglich ist, genau zu definieren, wer der Klient ist und was das Resultat der Therapie ist.

3) Einige Interventionen nehmen offenbar (deutlich) weniger Zeit in Anspruch als andere. Warum?
Wir können diese Frage nicht abschließend beantworten, aber wir können eine Erklärung formulieren, die Klinikern hilft zu verstehen, welche Faktoren dazu beitragen, die Dauer einer Therapie zu verkürzen.
3.1 Einer postmodernen Auffassung (Gergen 2006) entsprechend glaube ich nicht, dass es möglich ist, diese Frage jemals abschließend zu beantworten. Ich versuche deshalb, eine der möglichen Antworten zu geben, die (wie ich hoffe) einige nützliche praktische Konsequenzen hat.
3.2 Bevor ich meine eigene Antwort vorstelle, untersuche ich andere Antworten auf die Frage: »Warum nehmen einige Interventionen weniger Zeit in Anspruch als andere?«
3.2.1 In unserer Profession ist die Vorstellung weitverbreitet, dass Techniken eine Therapie verkürzen können und dass sie über den Erfolg einer Therapie entscheiden. Dies kommt in der verbreiteten Auffassung zum Ausdruck, sowohl alte als auch neue Techniken seien die beste Möglichkeit, aktuelle Probleme zu lösen.
3.2.1.1 Unter »Technik« verstehe ich hier »Verhaltensverschreibungen« für die Therapiesitzungen oder die Zeit zwischen den Sitzungen.
3.2.1.2 Aber was ist eine »Technik« genau?
Ist die Wunderfrage eine Technik? Ja, aber sie ist auch eine Frage. Ist dann also eine Frage eine Technik?
Und wie verhält es sich mit einer Doublebind-Frage – ist das eine Technik? Ist die Frage oder die Doppelbindung die Technik? Die Doppelbindung ist die Wirkung der Frage, oder nicht? Definitionsgemäß ist für die »therapeutische Doppelbindung« (Watzlawick, Beavin a. Jackson 1969, S. 226 ff.) eine bestimmte Beziehung und ein spezifischer Kontext erforderlich, nämlich der Kontext der Therapie, denn sonst kann es sich nicht um eine »therapeutische Doppelbindung« handeln. Die »Technik« besteht hier also in einer Frage, die in einem be-

stimmten Kontext gestellt wird, in dem sich zwei (oder mehr) Personen in einer speziellen Art von Beziehung befinden.

3.2.1.3 Wenn also jemand sagt: »Techniken verkürzen eine Therapie« (womit gemeint ist, dass einige Techniken die Anzahl der erforderlichen Therapiesitzungen besser als andere zu verringern vermögen), könnten wir fragen: »Was meinen Sie mit ›Techniken‹?«

3.2.2 Die Auffassung, dass Techniken für die Verringerung der Zahl notwendiger Sitzungen eine zentrale Rolle spielen, ist unter Verfechtern der Kurzzeittherapie sehr verbreitet.

3.2.2.1 Zu Beginn der Geschichte der Kurzzeittherapie maßen einige Autoren (sowohl direkt als auch indirekt) Verhaltensverschreibungen große Bedeutung bei (siehe z. B. Levy a. Shelton 1990; de Shazer 1985; Watzlawick, Weakland a. Fisch 1974). Später revidierten andere diese Sicht.

Offenbar hat sogar Milton Erickson gesagt, Psychotherapie sei großenteils eine Sache des gesunden Menschenverstandes (Zeig 1985).

Nachdem de Shazer und andere Vertreter des lösungsfokussierten Ansatzes (SFBT) Verhaltensverschreibungen zunächst große Bedeutung beigemessen hatten, veränderten sie ihr Modell, indem sie zunehmend Fragen nutzten (de Shazer 1994; Iveson, George a. Ratner 2012).

Nach Hoyt (2009, 2017) sind die wichtigsten Faktoren in einer (Kurzzeit-)Therapie die Allianz, die Ziele und die Ressourcen der Klienten (die er den »Kontext der Kompetenz« nennt – siehe Kapitel 2 dieses Buches), also keine Verhaltensverschreibungen. Ein Großteil der neueren Literatur über die Single-Session-Therapie beschäftigt sich intensiv mit den Ressourcen und Stärken der Klienten, nicht mit Techniken (Cannistrà 2020; Hoyt a. Cannistrà 2019; Hoyt a. Talmon 2014b; Talmon a. Hoyt 2014; Hoyt et al. 2018).

3.2.2.2 Dies lässt sich auch anhand unserer Alltagserlebnisse demonstrieren.

Wie Hoyt (2017, p. 294; siehe auch Kapitel 2 dieses Buches) erklärt hat, ist die häufigste Anzahl von Therapiesitzungen null. Menschen (also wir alle) können die meisten Probleme allein lösen, ohne dazu von einem »Experten« empfohlene oder verschriebene Techniken zu benötigen.

3.2.2.3 Migone (2014, p. 632), der dem psychoanalytischen Ansatz nahesteht, hat das Konzept der »Kurzzeittherapie« kritisch unter die Lupe genommen und vertritt aufgrund dieser Untersuchung folgende Auffassung:

»Die einzige Möglichkeit, die Definition einer ›Kurzzeittherapie‹ als ›kurz‹ zu operationalisieren, besteht darin, bereits vor Behandlungsbeginn verbindlich eine bestimmte zeitliche Begrenzung festzulegen.«

Verfechter der Kurzzeittherapie sind mit dieser Auffassung offenbar nicht einverstanden.
Beispielsweise schreibt Zeig (2007, p. 6):

»Der Begriff ›Kurzzeittherapie‹ wurde wahrscheinlich in den Schriften von David Malan und James Mann geprägt, doch ihre Ansätze bewegten sich strikt in psychoanalytischen Parametern. Erst Jay Haley hat eine robuste und generische Kurzzeittherapie in den psychotherapeutischen Mainstream gebracht.«

Haley (1990, p. 3) selbst schreibt:

»Verfechter langer Therapien werden dazu, sie sind nicht als solche geboren. Therapeuten verfügen nicht von Geburt an über Fertigkeiten, die sie dazu veranlassen, ihre Klienten durch langfristige Verträge an sich zu binden. Da es keine entsprechende Ausbildung gibt, müssen sie in der Praxis durch Versuch und Irrtum lernen, endlose Therapien anzubieten.«

Insofern ist die Bezugnahme auf eine vor Beginn der Behandlung festgelegte zeitliche Begrenzung (Migone 2014, siehe obiges Zitat) keineswegs »die einzige Möglichkeit, die Definition einer ›Kurzzeittherapie‹ als ›kurz‹ zu operationalisieren‹«.
Rosenbaum (2008, p. 8) erklärte: »Psychotherapie ist weder lang noch kurz; sieht man sie so, fördert man eine verfehlte Dichotomie.« Im Gegensatz dazu meint er (in Hoyt, Rosenbaum a. Talmon 1992, p. 81): »Mein Wunsch ist nicht, jeden Patienten für eine Sitzung zu sehen; mein Wunsch ist, jeden einen vollständigen Augenblick zu sehen, ganz gleich, wie lang das dauern mag.«
3.2.3 Außerhalb des Kontexts der Kurzzeittherapie relativieren auch andere Studien die Bedeutung von Techniken in einer Therapie.

Beispielsweise erklären Asay und Lambert (1999, p. 32): »Obgleich einige Therapeuten [...] der Auffassung sind, sie selbst oder ihre

Techniken seien der wichtigste Faktor für das Resultat, stützt die Forschungsliteratur diese Auffassung nicht« (p. 30). Vielmehr gelte:

»Die unterschiedlichen Resultate sind möglicherweise Unterschieden bei den Patienten zuzuschreiben, etwa Unterschieden hinsichtlich der Persönlichkeit einschließlich der Ich-Organisation, der Reife, der Motivation und der Fähigkeit, sich produktiv in der Therapie zu engagieren.«

Ahn und Wampold (2001) haben gezeigt, dass man nach Entfernung der wichtigsten Technik aus einer Therapie (der Verhaltensverschreibung, von der man sich die wichtigste therapeutische Wirkung verspricht) das gleiche Resultat erzielt – dass dies keine signifikante Veränderung zur Folge hat.
3.3 Somit ist es offenbar trotz eines immensen Forschungsaufwandes nicht gelungen, einen Ansatz ausfindig zu machen, der belegt, dass »bessere Techniken« zu besseren Resultaten führen als »schlechtere Techniken«.
Man kann demnach andere Techniken erlernen und trotzdem weiter Schwierigkeiten haben, eine Therapie kurzzuhalten oder gar in einer einzigen Sitzung zum Abschluss zu bringen.

4) Meine These lautet, dass die Geisteshaltung des Therapeuten eine entscheidende Rolle spielt, wenn man sicherstellen will, dass sich das Resultat einer Therapie in wenigen Sitzung – und oft sogar in einer einzigen – erreichen lässt.
4.1 Unter »Geisteshaltung« *(mindset)* verstehe ich »die bei einem Menschen offensichtlich vorhandenen Einstellungen« (Lexico 2020), wobei »Einstellungen« *(attitudes)* »ein Gefühl oder eine Meinung über etwas oder jemanden« oder »eine dadurch verursachte Art, sich zu verhalten« (Cambridge Dictionary 2020a) bezeichnen können.
4.1.1 Meine These lautet, dass die Meinungen und die daraus resultierenden Verhaltensweisen des Therapeuten – verbale und nonverbale Interventionen – die Dauer einer Therapie am stärksten beeinflussen.
Dies wird von Hoyt (2017, p. 230) wie folgt zusammengefasst: »Wie wir schauen, beeinflusst, was wir sehen, und was wir sehen, beeinflusst, was wir tun, und so weiter und so fort.« Ich möchte nun ein paar Beispiele hierfür anführen.
4.1.1.1 Die *International Psychoanalytical Association* (2020) hat erklärt, die Dauer einer Analyse sei zwar schwer vorauszusa-

gen, aber man könne »mit einer durchschnittlichen Dauer von drei bis fünf Jahren rechnen«.

4.1.1.1.1 Angesichts einer solchen Geisteshaltung ist nicht zu erwarten, dass eine Therapie nur eine oder wenige Sitzungen in Anspruch nehmen wird.

Der Therapeut wird durch die Meinung beeinflusst, die Arbeit mit dem Klienten werde erwartungsgemäß »drei bis fünf Jahre« dauern.

Und der Therapeut wählt in solch einem Fall eine Reihe anderer theoretischer Konstrukte aus, die diese Meinung stützen und fördern.

4.1.1.1.2 Eine Geisteshaltung schafft Konstrukte (und resultiert aus Konstrukten).

Beispielsweise spielt im Falle einer psychoanalytischen Geisteshaltung das Konstrukt »Flucht in die Gesundheit« eine Rolle. Frick (1999, p. 63) erklärt:

> »Berichte über eine schnelle Besserung, die den Therapeuten erreichen, sowie über eine Rückkehr des Wohlbefindens werden mit Misstrauen aufgenommen. Solche positiven Nachrichten von Patienten, denen manchmal ein rasches Ende der Therapie folgt, werden als Ausdruck einer ›Selbsttäuschung‹ verstanden [...], als ›mit inhärenten Gefahren belastet‹ [...], als ›nicht vertrauenswürdig‹ [...] und als ›Pseudo-Erfolge‹.«

Wie kann eine Therapie kurz sein oder nur eine einzige Sitzung umfassen, wenn ihr eine Geisteshaltung zugrunde liegt, für die Meinungen wie die soeben geschilderten charakteristisch sind?

Das Interessanteste ist, dass Frick eine neue Sicht der »Flucht in die Gesundheit« vorschlägt. Zunächst erklärt er mithilfe einer psychoanalytischen Geisteshaltung, dass »diese Regressionen in dem Sinne gedeutet worden sind, dass die erreichten Veränderungen nicht authentisch seien, dass keine Einsicht erzielt oder der neurotische ›Kern‹ des Patienten nicht berührt worden sei. So die psychoanalytische Sicht der ›Flucht in die Gesundheit‹« (Frick 1999, p. 75; Hervorhebung hinzugefügt). Nachdem er sich daraufhin einen anderen psychotherapeutischen Ansatz zu eigen gemacht hat, verändert er die Geisteshaltung, was das gleiche Ereignis in einem völlig anderen Licht erscheinen lässt:

»Aus Sicht der vieldeutigen Gestalt jedoch ist der Wechsel in den gesunden Modus [...] wesentlich und authentisch, und ein Rückfall in das neurotische Muster disqualifiziert nicht das vorherige Erscheinen der gesunden Organisation des Patienten. [...] Wir können deshalb antizipieren, dass solche Veränderungen eintreten werden, und wir können sie als Chancen begrüßen, die gesunde Organisation zu stärken, während wir bestrebt sind, die neurotische Organisation zu schwächen« (Frick 1999, p. 76).

Durch Veränderung der Geisteshaltung wandelt sich das zuvor problematische Verhalten in ein gesundes Verhalten.

4.1.1.1.3 Der Therapeut kann seine Beobachtungen und Ideen also mit epistemologischen und theoretischen Erkenntnissen konstruieren und stützen. In der Psychoanalyse werden diese oft als theoretische und praktische Bestätigung dessen genutzt, dass es lange dauert, Probleme zu lösen.

4.1.1.2 Wenn wir uns nun den Kurzzeittherapien zuwenden, stellen wir fest, dass die Geisteshaltung von Kurzzeittherapeuten häufig auf Beobachtungen dessen basiert, was im Alltagsleben (siehe 3.2.2.2) und in therapeutischen Zusammenhängen kurzfristig das gewünschte Resultat erzielt. Dem liegt die Vorstellung zugrunde, dass etwas, das bei einem bestimmten Menschen zum gewünschten Resultat geführt hat, auch bei jemand anderem diesen Zweck erfüllen könnte.

Im Einklang damit (siehe 3.2.2.3) können wir auch sagen, dass sich die Bezeichnung »Kurzzeittherapie« auf eine heterogene Gruppe von Therapien bezieht, deren Befürworter Auffassungen und damit harmonierende Methoden befürworten, die zur Reduzierung der Zahl erforderlicher Therapiesitzungen beitragen.

4.1.1.2.1 Da es keine »Internationale Vereinigung« für Kurzzeittherapie gibt, verfügen wir auch nicht über eine ganz spezifische oder »offizielle« Definition dessen, was eine Kurzzeittherapie ausmacht.

4.1.1.2.2 Wir können jedoch festhalten, dass viele für Kurzzeittherapien wichtige Ideen aus Beobachtungen des alltäglichen Verhaltens ganz normaler Menschen hervorgegangen sind (Bateson 1972; Milton Ericksons Leben und Werk ist ein weiteres meisterhaftes Beispiel), weiterhin aus Beobachtungen durch sogenannte Einwegspiegel sowie aus Videoaufnahmen von Patienten (de Shazer 1982; Watzlawick a. Weakland 1977);

auch die Auswertung klinischer Berichte (Talmon 1990) und die Notwendigkeit, rasch auf Kriegsgeschehen und sozio-ökonomische Probleme zu reagieren, haben ihren Teil beigetragen (Hoyt 2009, pp. 13–17; Megglé 2011).

4.2 Natürlich gibt es epistemologische und theoretische Erkenntnisse, mit denen sich ein Therapeut beschäftigt, um seine Beobachtungen und Ideen einzuordnen und zu stützen. Diese untermauern die Ansicht – und daraus resultierende Verhaltensweisen –, dass sich ein gewünschtes Resultat in nur wenigen Sitzungen erreichen lässt. Grundsätzlich könnte man sagen, dass die Idee, dass eine Therapie kurz oder lang sein mag, auf Meinungen basiert, denen zufolge dies so sein kann. Die Praxis bringt dann Resultate hervor, welche die jeweilige Sicht bestätigen.

4.2.1 Bestätigt das Resultat diese Sichtweisen (Meinungen) nicht, hat der Therapeut wahrscheinlich folgende Möglichkeiten:

1) Er kann seine Geisteshaltung verändern: darüber nachdenken, ob seine Theorie falsch ist, und seine Sicht dementsprechend anpassen;
2) er kann die neuen Resultate integrieren: seine Theorie angesichts der Widerlegungen modifizieren;
3) er kann die neuen Resultate leugnen: indem er beispielsweise erklärt, die Resultate seien falsch, aus einer Fehldeutung des Beobachteten hervorgegangen usw.

4.2.2 Will man also eine Therapie effizienter machen, kann man dies offenbar dadurch erreichen, dass man sich eine Geisteshaltung zu eigen macht, die in weniger Sitzungen zum gewünschten Resultat führt als andere Geisteshaltungen.

Man kann sich auch Meinungen aneignen, die in weniger Sitzungen zum gewünschten Resultat führen als andere Ansichten bzw. Verhaltensweisen.

4.2.2. Sich eine andere Geisteshaltung anzueignen ist genau das, was Therapeuten tun. Die Frage ist, ob ihnen klar ist, dass sie die Geisteshaltung wählen können.

Es scheint (abgesehen von der Entscheidung für ein kürzeres Verfahren) letztlich keinen ultimativen Grund zu geben, einen bestimmten Ansatz einem anderen vorzuziehen. Aufgrund dessen, was in Absatz 1.1 gesagt wurde, kann der Grund nicht sein, dass ein Ansatz effektiver ist. Jedoch auch diese Argumentation basiert auf bestimmten Meinungen – also auf einer spezifischen Geisteshaltung.

Man könnte denken, dass es darum geht, »der Wissenschaft zu folgen«. Doch in der Wissenschaft gibt es viele verschiedene Stimmen, Geisteshaltungen, Theorien und Epistemologien (Gergen 2006; Laudan 1977). Und, um es noch einmal zu wiederholen: Auch dies ist eine bestimmte Sichtweise.

Wir befinden uns in einer endlosen Schleife, der wir nicht entkommen. Wir können uns nur dafür entscheiden, eine bestimmte Geisteshaltung einer anderen gegenüber zu bevorzugen. Aber auch dieser Satz selbst ist Ausdruck einer bestimmten Geisteshaltung. Andere Geisteshaltungen können sich die Idee, »zu beschließen, sich eine Geisteshaltung statt einer anderen zu eigen zu machen«, nicht vorstellen; oder sie halten diese Idee für weniger nützlich, als sich eine bestimmte Art von Geisteshaltung anzueignen.

4.3 Ein Therapeut, der kürzer arbeiten will, sollte entscheiden, welche Art von Geisteshaltung er sich aneignen will.

Und doch ist »kurz« nicht inhaltsleer, sondern angefüllt mit theoretischen Fragen.

Jeder Kliniker hat seine eigene Vorstellung davon, was »kurz« beinhaltet. Sogar der bekannte Kurzzeittherapeut Steve de Shazer (1991, pp. ix–x) antwortete auf die Frage »Wie kurz ist kurz?« nur »Nicht länger als nötig«, ohne zu erklären, was er unter »nötig« verstand – oder darauf einzugehen, wer entscheidet, wie viel »nötig« ist bzw. wann »was nötig ist« erreicht ist.

Auch »Fragen Sie den Klienten« kann keine ultimative Antwort sein – weil es dann immer noch um eine bestimmte Geisteshaltung geht.

4.4 Letztendlich können wir nur sagen: Ein Kliniker, der kürzer arbeiten will, sollte sich intensiv damit beschäftigen, wie er das erreichen kann. Da es jedoch unmöglich ist zu entscheiden, ob eine bestimmte Geisteshaltung besser ist als eine andere, hängt das, womit jemand sich zu beschäftigen beschließt und welche Resultate er dadurch erreicht., von der Geisteshaltung des Betreffenden selbst ab.

5) Eine Entscheidung muss getroffen werden. Tatsächlich wird immer eine Entscheidung getroffen. Ich stelle hier meine persönlichen Entscheidungen vor, die ich mit dem Ziel getroffen habe, Therapien kürzer gestalten zu können.

5.1 Die erste Entscheidung ist, pragmatisch zu sein.

5.1.1 Weil der Pragmatismus eine lange Geschichte hat, soll hier vorab kurz und bündig festgestellt werden, was wir mit »pragmatisch sein« in der Regel meinen: Es geht darum, »die Auswirkungen von Interventionen zu berücksichtigen«. Oder, wie Scott Miller (in Hoyt et al. 2001, p. 218) es formuliert hat: »Letztlich liegt der Sinn einer Idee in ihrem Nutzen.«

5.1.2 Eine pragmatische Intervention ruft eine Wirkung hervor, die zum gewünschten Resultat führt (siehe 2.2.1).

5.1.3 Weil wir verschiedene Arten von Geisteshaltungen haben können, die zu vielen unterschiedlichen Interventionen führen, sind diejenigen, die uns zu den besten Resultaten führen, die geeignetsten. Aber wer definiert, was das beste Resultat ist?

5.2 Die zweite Entscheidung betrifft die Effizienz.

5.2.1 Effizienz beinhaltet, ein gewünschtes Resultat in möglichst kurzer Zeit zu erreichen. Da es viele unterschiedliche Geisteshaltungen gibt und viele Interventionen das gewünschte Resultat erzielen können, sollten Sie diejenigen wählen, die Ihnen ermöglichen, das Resultat am schnellsten zu erreichen.

Gemäß 4.3 lautet die Frage: Weniger als was? Weniger Zeit verglichen mit anderen Interventionen.

Erstaunlicherweise lässt sich dies in jeder Geisteshaltung und mithilfe jedes Ansatzes erreichen.

5.3 Die dritte Entscheidung besteht darin, eine Verdinglichung der Theorie zu vermeiden.

5.3.1 Theorien und Konstrukte sind Werkzeuge. Wir brauchen sie, um die besten Möglichkeiten, Ihrem Klienten zu helfen, zu finden. Sie sind weder Dinge noch Wahrheiten. Deshalb müssen Sie auch nicht zum Sklaven Ihrer Konstrukte werden. Nutzen Sie Konstrukte für Ihre Zwecke.

5.3.2 Entscheiden Sie sich für Theorien und Konstrukte, die Ihnen helfen, Interventionen zu wählen, die dazu beitragen, das gewünschte Resultat in kürzerer Zeit zu erreichen, als es mittels anderer Interventionen – und mittels anderer Theorien/Konstrukte – möglich wäre.

5.4 Die vierte Entscheidung ist, sich eine multitheoretische Geisteshaltung anzueignen.

5.4.1 Wenn Theorien und Konstrukte Ihnen helfen sollen, das gewünschte Resultat schneller zu erreichen, als es mithilfe anderer Theorien und Konstrukte möglich wäre, vermag Ihnen eine variable theoretische Geisteshaltung mehr Möglichkeiten zu erschließen.

Unsere Einstellung (siehe 4) sollte sein, uns nicht in einen bestimmten Ansatz zu verlieben, sondern verschiedene Möglichkeiten zu nutzen, sofern sie uns helfen, das angestrebte Resultat schneller zu erreichen, als es mittels anderer Theorien/Konstrukte möglich wäre.

5.4.2 Wir nehmen an, dass es nützlicher ist, unterschiedliche Werkzeuge zu verwenden, je nachdem, mit welcher Art von Person, Problem und/oder Situation wir es in einer Therapie zu tun haben.

6.1 Zum Abschluss

Ich schließe mit einer Frage an Sie, verehrte Leser: Welche Entscheidungen hinsichtlich Ihres Denkens und Ihrer Praxis werden Sie treffen, um die Wahrscheinlichkeit zu vergrößern, dass weniger Sitzungen (oder sogar nur eine einzige) das gewünschte Resultat erzielen werden?

7 Das ewige Jetzt – Wie man Single-Session-Therapeut wird und ist

Moshe Talmon

Ich bin seit 42 Jahren als Psychotherapeut tätig. Ich hatte die Ehre, mich um Tausende von Einzelklienten, Paaren und Familien kümmern zu dürfen. In einigen Fällen konnte ich mit drei Generationen von Familien arbeiten und miterleben, wie sie unter meinen Augen gegründet wurden, wie ihre Kinder heranwuchsen und wie sie alterten. Oft bin ich Klienten im Laufe ihres Lebens immer wieder begegnet. Insofern könnte ich mich als Langzeittherapeut bezeichnen. Ich wage sogar zu behaupten, dass ich zu den Therapeuten zähle, die besonders lange mit Klienten arbeiten. Ich habe einige meiner Klienten viel länger durch ihr Leben begleitet, als die bekanntesten Langzeittherapeuten es zu tun pflegen, einfach weil ich das Glück hatte, lange in einem kleinen, von vielfältigen Problemen geplagten, eng verbundenen und sehr konfliktreichen Staat (Israel) zu arbeiten. Ich bin stolz auf die Feststellung der Tatsache, dass Sigmund Freuds Behandlungen viel kürzer waren als meine! Ich kann mich auch glücklich schätzen, immer noch zu leben, auch im Ruhestand noch aktiv zu sein und weiterhin bei jedem neuen Klienten, dem ich begegne, ein tiefes Gefühl von Präsenz, Engagement und Zielgerichtetheit zu empfinden.

Andererseits habe ich mit Kollegen zusammen einige Bücher (Talmon 1990, 1993; Hoyt a. Talmon 2014a) sowie Buchbeiträge und Zeitschriftenartikel über die Single-Session-Therapie (SST) veröffentlicht und bin deshalb besser bekannt als Befürworter der kürzesten Form von Psychotherapie. Von 1986 bis 2018 habe ich etwa die Hälfte meiner Patienten im Sinne der SST behandelt, also in einem Rahmen, in dem immer nur eine Sitzung vereinbart war, wohingegen die andere Hälfte meiner Patienten zu einer längerfristigen Therapie zu mir kam, die einige Wochen bis hin zu Jahren dauern konnte.

Ich sehe den vor Ihnen liegenden Text im Moment als meinen letzten Beitrag zum Thema SST an. In allen vorherigen Schriften war es mir wichtig, die jeweils aktuell vorliegenden klinischen Erkenntnisse zu diesem Thema in meine Darstellung einzubeziehen. In diesem Kapitel werde ich nur meine sehr subjektiven persönlichen Eindrücke wiedergeben, basierend auf meiner Sicht dessen, wie ich zum Single-Session-Therapeut wurde und wie ich es weiterhin bin.

7.1 Über die Essenz der Psychotherapie

Die Essenz jeder Psychotherapie entspricht der Essenz der SST. Sie basiert auf den Fähigkeiten eines Therapeuten und eines Patienten, im Hier und Jetzt jeder therapeutischen Begegnung eine therapeutische Allianz zu schaffen. Die Magie des Augenblicks gründet auf der Tatsache, dass alles möglich ist, wenn zwei (oder mehr) Menschen einander zum ersten Mal begegnen.

Der Therapeut kann die Entstehung der therapeutischen Allianz fördern, indem er sich auf drei wichtige Rollen einlässt:

- Die erste ist die des »privilegierten Zuhörers«, der aufmerksam, fürsorglich und warmherzig ist und nicht urteilt, während er den Patienten ermutigt, sich zu öffnen; der Therapeut bringt dabei sein Verständnis für die tiefsten Sorgen/Gefühle des Patienten sowie für dessen innere oder äußere Konflikte zum Ausdruck.
- Die zweite wichtige Rolle des Therapeuten ist die eines »Förderers« der inneren Stärken, Fähigkeiten und Anpassungen sowie der Resilienz des Patienten, in der Beziehung zu sich selbst ebenso wie in Zusammenhang mit einem sozialen oder familiären Unterstützungssystem. So offenbart der Therapeut nicht nur die authentischen Stärken eines Patienten, sondern fungiert oft auch als verlässlicher Optimist und positiver »Cheerleader«.
- Die dritte Rolle des Therapeuten ist eine konstruktivistische, womit ich meine, dass er mit dem Patienten zusammen dessen ursprüngliches »Transkript« re-konstruiert, neu bezeichnet und neu ausformuliert. In dieser Rolle geht es oft um Zureden, Anregen, Deuten und gemeinsames »Brainstorming«.

7.2 Single-Session-Therapie lehren

In den beiden Büchern, die ich geschrieben habe, sowie in verschiedenen Artikeln und Buchbeiträgen, die meine geschätzten und langjährigen Partner Michael F. Hoyt und Robert Rosenbaum mit mir gemeinsam verfassten, ist eine Fülle theoretischer und klinischer Informationen enthalten. Die dort beschriebenen Erkenntnisse sind immer wieder repliziert worden, und sie lassen sich wie folgt zusammenfassen:

1) Wenn Menschen eine psychotherapeutische Behandlung für notwendig halten, verpflichtet sich mindestens die Hälfte von ihnen nur zu einer einzigen Sitzung, und bis zu 80 Prozent derjenigen, die sich an eine Walk-in-Einrichtung wenden, bei der sie keine Termine im Voraus zu buchen brauchen, nehmen wahrscheinlich nur eine einzige Sitzung in Anspruch. Viele andere Patienten kommen vermutlich auch dann nur zu zwei oder drei Sitzungen, wenn ihnen mehr Sitzungen angeboten werden. Sind keine SST-Angebote verfügbar, ist eine einmalige Sitzung mit einem Anteil von 20 bis 33 Prozent – im Vergleich zu sämtlichen anderen Möglichkeiten – trotzdem die am häufigsten genutzte Unterstützungsform.
2) Etwa 90 Prozent der Patienten, die eine vorab geplante und einvernehmlich vereinbarte SST nutzen, profitieren von diesem Format, sind mit der einen Sitzung sehr zufrieden und erfreuen sich kurz- und langfristiger positiver Resultate.
3) Die erste Sitzung ist verglichen mit allen eventuell noch folgenden Sitzungen die bei Weitem kosteneffizienteste. Zwar wird in Untersuchungen über die Resultate psychotherapeutischer Behandlungen häufig das »Gesetz des abnehmenden Ertrags« erwähnt, doch erwarten die meisten Therapeuten noch immer, dass eine Therapie viel länger dauern wird, als es tatsächlich der Fall ist.

In den vielen Jahren, in denen ich (auf der ganzen Welt) die SST unterrichtet habe, stellte ich immer wieder fest, dass Organisationen, Kliniken und Universitäten unsere Arbeit stark weiterentwickelt und verbessert haben (siehe hierzu auch andere Kapitel in diesem Buch). Der *One-at-a-time*-Ansatz (OAAT) wird überall dort erfolgreich genutzt, wo der Bedarf viel größer ist als das Angebot an Therapiemöglichkeiten und wo Therapeuten im Team zusammenarbeiten, wo Ausbildung und Forschung feste Bestandteile der täglichen Praxis sind und wo das Einkommen der Therapeuten weder vom Zeitaufwand für eine Behandlung abhängt noch auf der Annahme basiert, »mehr« sei immer auch »besser«. Die verblüffendste Lektion, die ich durch meine eigene Tätigkeit als SST-Ausbilder gelernt habe, ist, dass diese Art von Angebot für besonders schwer zu behandelnde Fälle unverzichtbar ist: für Jugendliche, die auf der Straße leben, für sexuell missbrauchte Frauen, für Schwerstabhängige, für arbeitslose und arme alleinerziehende Mütter sowie für Krebspatienten in der Palliativpflege. Anfangs stellte ich mich auf den Standpunkt, es fehle mir an Erfahrung mit der Durchführung von SST-Behandlungen so schwieriger und komplexer Fälle. Daraufhin bestückten mich die Organisatoren solcher Dienste mit Statistiken über die Häufigkeit von Behandlungen in Form von einmaligen Sitzungen in ihrem Ressort, aus denen hervorging, dass die SST dort vielfach häufiger angewandt wurde als in meiner Privatpraxis, in der ich relativ funktionsfähige und wohlhabende Patienten betreue. Ich erfuhr so, dass man Menschen in großer Not (denen ganz sicher so lange wie möglich geholfen werden sollte) oft am besten nach dem OAAT-Prinzip behandelt. Dies ermöglicht entsprechenden Hilfediensten, sowohl ihre Wartelisten zu verkürzen als auch die Zahl der Therapieabbrüche zu verringern. OAAT-Patienten erhalten leichter zugängliche und schneller verfügbare Hilfe, und niemand von ihnen wird jemals als »Therapieabbrecher« stigmatisiert. Jeder Medizinstudent lernt zunächst etwas über allgemeinärztliche Behandlung und innere Medizin und weiß schon früh, wie wichtig insbesondere in der Notaufnahme die ersten Stunden ärztlicher Betreuung – oft die »goldene Stunde« oder der »goldene Tag« genannt – sind.

7.3 Über das Konzept der »Heilung«

Wenn man beschließt, klinischer Psychologe zu werden, so wie ich es mit zwanzig Jahren getan habe, wird einem schnell klar, dass das Leben eine schmerzhafte, schwierige und komplexe Reise ist. Man lernt, ein privilegierter und empathischer Zuhörer und Zeuge menschlichen Leids und Schmerzes zu werden, und schon bald wird einem der tiefe Sinn unseres nur zeitweiligen Hierseins verständlich.

Als junger Therapeut hatte ich ein starkes Bedürfnis, meine Patienten zu retten und zu heilen. Später wurde mir klar, dass nur wenige jemals durch eine Therapie »geheilt« werden.

Je intensiver ich mich bemühte, mich auf psychische Gesundheit statt auf psychische Krankheit zu konzentrieren, auf Ressourcen statt auf Defizite, auf Stärken und Fähigkeiten statt auf Unfähigkeiten und Störungen, umso weniger war ich vom Konzept der »Heilung« als Ziel einer Psychotherapie überzeugt. Die meisten Menschen (und dazu zähle ich mich auch) werden in ihrem Leben immer wieder von schwierigen und manchmal traumatischen Ereignissen heimgesucht. In manchen Fällen wurden meine Klienten ohne weitere Hilfe mit solchen Herausforderungen fertig, in anderen kamen sie für eine oder mehrere Sitzungen zu mir zurück. Nachdem ich nun mittlerweile vier Jahrzehnte lang psychotherapeutisch gearbeitet habe, muss ich eingestehen, dass die Vorstellung von einer »Heilung« oft nichts mit den realen Möglichkeiten zu tun hat und dass die Hoffnung, der Prozess der Psychotherapie habe ein natürliches Ende mit einem messbaren und dauerhaften Resultat, nur selten in Erfüllung geht. Das krankheitsorientierte medizinische Modell, demzufolge eine Therapie eine beim Patienten diagnostizierte Krankheit oder psychische Störung beheben soll und demgemäß diese Arbeit erst nach der Heilung des Patienten endet, ist sowohl für den Therapeuten als auch für den Patienten bestenfalls irreführend.

Eine starke innere Kraft, die mich dazu antrieb, Therapeut zu werden, entsprang, wie bereits erwähnt, meinem Bedürfnis, andere Menschen zu retten und zu heilen. Heute ist mir klar, dass wir immer dann, wenn ein Heiler einen Guru oder ein Chirurg Gott spielt, einen wichtigen Aspekt unserer Rolle aus dem Blick verlieren. Den Kampf gegen den Tod und das Sterben können Menschen nicht gewinnen. Würdevoll den Tod zu akzeptieren und auf dem Weg dorthin viele Abschiede, Trennungen sowie notwendige und unnötige Verluste zu ertragen – dies alles sind wichtige *Teile* unseres Lebens sowohl als Therapeuten als auch als Patienten. Manchmal ist das die schwerste, aber auch eine äußerst wichtige Funktion, die wir durch unsere Arbeit wahrnehmen. Nicht jede Krankheit kann bezwungen und nicht jedes Problem gelöst werden.

7.4 Über »Zeit ist Geld«

Man braucht keine Buchführung zu erlernen, um herauszufinden, wie viele einmalige Sitzungen man betreuen muss, um Einnahmen zusammenzubekommen, die denjenigen aus einer intensiven Langzeittherapie entsprechen. Seit 1992 behandle ich die Hälfte meiner Einzelpatienten auf OAAT-Basis.

Im Folgenden beschreibe ich ein paar Möglichkeiten, die ich in meiner Privatpraxis ausprobiert habe, um das in einer Therapie problematische Konzept »Geld für Zeit« zu überwinden:

1) »Sie bezahlen mir eine Pauschale dafür, dass ich Sie gesund erhalte, und ich arbeite dann für diesen Betrag so lange, wie Sie krank sind.«
2) »Sie bezahlen mich am Ende der Therapie nur für die erzielten Resultate, nicht für den Zeitaufwand.«
3) »Ich verpflichte mich, eine Veränderung in der von Ihnen gewünschten Richtung zu erreichen. Weil der therapeutische Fortschritt großenteils von dem abhängt, was nach der Sitzung und in der Zeit zwischen den Sitzungen geschieht, werde ich Sie bitten, bestimmte Aufgaben, auf die wir uns verständigt haben, auszuführen und an bestimmten Zielen zu arbeiten. Sollten sich Fortschritte abzeichnen und Ziele erreicht werden, bleiben wir bei einem relativ niedrigen Grundhonorar. Wenn Sie jedoch zwischen den Sitzungen nicht arbeiten, wenn Sie in einer Sache steckenbleiben oder wenn sich Ihre Situation sogar verschlechtert, wird das Honorar so lange jeweils um 20 Prozent erhöht, bis wieder Fortschritte zu erkennen sind.«
4) Bei Patienten, die schon viele Arten von Therapie ausprobiert haben, bevor sie zu ihrer ersten Sitzung bei mir erscheinen, sage ich etwas wie: »Was hat Ihre letzte Therapie Sie alles in allem gekostet? Ich behandle Sie auf *One-at-a-time*-Basis und werde Ihnen nur die Hälfte von dem in Rechnung stellen, was Sie für Ihre letzte Behandlung insgesamt bezahlt haben; außerdem stehe ich Ihnen zur Verfügung, wann immer Sie eine Sitzung brauchen.«
5) *Und nun zum Honorar:* Ich habe keinen festen Honorarsatz und versuche, für jeden Klienten das »therapeutisch richtige Honorar« zu finden. Ich halte mir grundsätzlich zehn Prozent

meiner Zeit für Patienten frei, die ich ohne jedes Honorar behandle. Manchmal habe ich das Gefühl, der Verzicht auf ein Honorar oder ein eher symbolischer Betrag haben eine bessere therapeutische Wirkung als ein Honorar, das meinem »Marktwert« entspricht. Abgesehen davon ist das kostenlose Anbieten einer Therapiesitzung für den Gebenden sehr lohnend. Um mir dies leisten zu können, setze ich den Grundpreis für meine Dienste ziemlich hoch an; das ermöglicht mir, flexible Honorierungsentscheidungen zu treffen und den Normalpreis zu verringern, wenn es mir als adäquat erscheint; außerdem kann ich es mir auf diese Weise leisten, mich selbst reich zu beschenken, indem ich einem Patienten meine Zeit ohne Honorar zur Verfügung stelle. Ungeachtet all dieser kreativen Bemühungen habe ich festgestellt, dass sich keine Honorarregelung für die Situationen aller Patienten eignet. Bei alldem ist mir bewusst, dass ich oft den »weniger bereisten Weg« einschlage und meine Sorge um das Wohl der Klienten gegenüber meinem finanziellen Vorteil präferiere.

7.5 Was es bedeutet, ein kompetenter Experte zu sein

Während meiner Ausbildung zum Psychotherapeuten glaubte ich, ich müsste zunächst alle wissenschaftlichen Erkenntnisse und alle relevanten Theorien kennenlernen und mir anschließend alle wichtigen Fertigkeiten und die Fähigkeit zur Ausführung entsprechender psychotherapeutischer Verfahren aneignen (Kontaktaufnahme, Erstgespräch, Traumdeutung, Vermitteln von Empathie, hypnotische Suggestionen, *Enactment*, Nutzung von Augenbewegungen oder anderen nonverbalen Signalen, Arbeit mit Direktiven usw.). Vor einiger Zeit wurde es Mode, zu glauben, indem man detaillierte evidenzbasierte Protokolle für eine bestimmte Störung publiziere, verbessere man die Sachkompetenz und die Kosteneffizienz therapeutischer Arbeit. Obgleich ich die lange und ausführliche Ausbildung, die ich (und viele andere fähige Therapeuten) in vielen Therapiemethoden erhalten habe, nach wie vor sehr schätze, habe ich schließlich herausgefunden, dass in den meisten Fällen solche Protokolle, Leitfäden und Lehrbücher Therapeuten vom Hier und Jetzt der Situation des individuellen Klienten und vom jeweiligen therapeutischen Augenblick entfernen. Außerdem verleitet all dies dazu, die Tatsache zu übersehen, dass der wahre Experte und der wahre Held jeder erstaunlichen Therapie eher die Person ist, die vor Ihnen sitzt: Ihr Patient.

7.6 Über Kreativität

Ich fühle mich viel natürlicher in meiner Rolle als für alles offener Therapeut, als ich mich als zeitlich eingeschränkter Therapeut fühlen kann – obwohl, wie übrigens jeder Existentialist uns erklären kann, wir alle auf einer zeitlich sehr beschränkten Grundlage leben und nur selten vorab wissen, wie kurz unsere Zeit auf der Erde ist. Dass ich mir angewöhnt habe, jede Sitzung (für den Rest der Therapie) als die *erste* Sitzung anzusehen und mir gleichzeitig dessen bewusst zu sein, dass es auch die *letzte* sein könnte (womit ich gleichzeitig akzeptiere, dass dies eines Tages tatsächlich so sein wird), ist und bleibt die kreativste Kraft in meiner gesamten Arbeit als Therapeut. Diese beiden Pole (Anfang und Ende) zusammenzuhalten und mit beiden gleichzeitig zu arbeiten – mit einem frischen Anfang und einem möglichen Ende –, hat sich für mich als sehr wichtig erwiesen, wenn es um die Aktivierung jener kreativen Kraft geht, die Klienten und Therapeuten in jede Therapiesitzung mitbringen. Ich habe festgestellt, dass eine OAAT-Therapie die beste Anregung für die Freisetzung meiner psychotherapeutischen Kreativität ist. Diese kommt oft zum Ausdruck, wenn ich mich neugierig und vorurteilslos in eine Therapie begebe und Patienten gestatte, mich zu überraschen und mir in jeder Sitzung etwas Neues beizubringen.

Als ich die Bedeutung der Kreativität in einer effektiven Psychotherapie allmählich zu schätzen lernte, gelang mir ein besserer Umgang mit den verschiedenen dynamischen Polen der Arbeit als Therapeut. Ich könnte noch ein ganzes Buch über die kreative Kunst des Hier und Jetzt in der Psychotherapie schreiben. Um die Thematik des vorliegenden Kapitels ein wenig intensiver auszuleuchten, werde ich nun einige der Polaritäten vorstellen. Auf der einen Seite die Erzählung des Patienten zu validieren, bedeutet, auf der anderen Seite die problematischen Elemente in der gleichen Erzählung zu hinterfragen. Es geht darum, einerseits ein Gefühl der Hoffnung oder einen realistischen Optimismus zu verstärken und andererseits dem Klienten zu helfen, bestimmte Teile der harten Wirklichkeit zu akzeptieren. Es braucht ein Gleichgewicht zwischen dem Anbieten eines neutralen (und manchmal passiven und schweigenden) Zuhörens in einem Teil einer Sitzung und dem Präsentieren aktiver, fokussierter Fragen in einem anderen Teil. Ähnlich verhält es sich mit der Nicht-Direktivität an einem bestimmten Punkt einer Sitzung und dem Erteilen strikter Direktiven in anderen Momenten.

Die Kreativität besteht hier in der Fähigkeit, an beiden Polen gleichzeitig zu arbeiten. Kreative Psychotherapeuten wie Milton Erickson oder Salvador Minuchin könnten dazu folgende Empfehlung ausgesprochen haben: Führen Sie die Sitzung, indem Sie der Sprache des Patienten, seiner Kultur, seiner Persönlichkeit und seinen Vorlieben folgen. Beherzigen Sie dies, widmen Sie sich nicht nur Sowohl-als auch-Optionen (im Gegensatz zu Entweder-oder-Therapiestilen), sondern ermöglichen Sie auch, dass sich jede Sitzung auf ihre ganz eigene, überraschende und flexible Weise entwickelt.

7.7 Zum Abschluss

Psychotherapie ist eine kreative Betätigung, die zu erlernen man niemals aufhört. Jedes Wissen, das Sie sich aneignen, und jede Fertigkeit, die Sie durch laufende Fortbildung und Praxis erlernen, wird irgendwann infrage gestellt und kommt in Ihrer nächsten Sitzung oder bei Ihrer Arbeit mit dem nächsten Patienten auf den Prüfstand.

Wenn Sie sich eine bescheidene Grundhaltung zu eigen machen und sich dessen bewusst bleiben, dass Sie möglicherweise niemanden heilen werden, dass Sie kein großer Meister sind und dass Ihnen klar ist, wie viel Sie nicht wissen und können, sind Sie besser in der Lage, sich zu entspannen und sich dem Prozess permanenten Lernens zu öffnen, den jeder neue Patient und jede neue Therapiesitzung Ihnen darbietet. Leben und Therapie sind ein ewiges Jetzt. Zwar ist eine Therapie häufig ein sehr kurzer Prozess, doch sollte man sie weder als kurz noch als lang ansehen. Mein Partner und Freund Bob Rosenbaum schreibt (in Hoyt, Rosenbaum a. Talmon 1992, p. 80): »Mein Wunsch ist nicht, jeden Patienten für eine Sitzung zu sehen; mein Wunsch ist, jeden einen vollständigen Augenblick zu sehen, ganz gleich, wie lang das dauern mag.«

In einer guten Therapie ist jede Sitzung eine »goldene Stunde«, die geschätzt, genutzt und lange erinnert werden sollte; ist sie hingegen schlecht, ist sie möglicherweise keinen Cent wert, und auch jahrelange Dauer vermag daran oft nichts zu ändern. Falls Sie Ihre Patienten als Ihre wichtigsten Partner ansehen, werden Sie vielleicht feststellen, dass sie die besten Lehrer und Supervisoren sind, die Sie jemals hatten; Sie werden sie dann wahrscheinlich nicht nur mehr respektieren und lieben, sondern auch Ihre eigene Arbeit mehr genießen und das lieben, womit Sie Ihren Lebensunterhalt verdienen, und Sie werden feststellen (so wie ich), dass es die erfüllendste Arbeit ist, die Sie jemals haben werden. Meine größte Hoffnung ist, dass der OAAT-Ansatz, der in diesem Buch vorgestellt wird, zur Entwicklung neuer Möglichkeiten und Service-Angebote führt, was dann eine Behandlung ermöglicht, die auf die Bedürfnisse und Präferenzen jedes einzelnen Patienten eingeht, auf dass viele der »evidenzbasierten« und »statistisch gesicherten« Therapieverfahren bald ersetzt werden können.

Teil III: Klinische Perspektiven

8 Single-Session-Therapie – Geschichten, Strukturen, Themen, Warnungen, Perspektiven

Michael F. Hoyt[22]

Da ich Single-Session-Therapeut bin und das Kapitel *»One Session at a Time: When You Have a Whole Hour«* von Monte Bobele und Arnold Slive in dem Buch *Capturing the Moment* (Bobele a. Slive 2014; siehe auch Slive a. Bobele 2011) gelesen habe, sollte ich sagen: »Wir haben *ganze* 30 Minuten!« Da man, wie wir alle wissen, in einer einzigen Sitzung sehr viel erreichen kann, möchte ich hier auf ein paar diesbezügliche Punkte eingehen.

Die bei Weitem häufigste Dauer einer Therapie sind null Sitzungen – weil die meisten Menschen zwar darüber nachdenken, einen Therapeuten aufzusuchen, es aber tatsächlich niemals tun. Bei denjenigen, die sich dazu durchringen, eine therapeutische Beratung in Anspruch zu nehmen, ist *eine* Sitzung die häufigste Behandlungsdauer. Deshalb sollten wir herausfinden, wie wir das Bestmögliche aus dieser einen Sitzung machen – wie wir »den Augenblick nutzen« können.

Dr. Sigmund Freud, der Vater der Psychoanalyse, kann durchaus mit Recht auch als der erste moderne Single-Session-Therapeut bezeichnet werden: Er traf einmal mit einer emotional sehr aufgebrachten jungen Frau mit Namen Katharina zusammen, als er mit seiner Familie in den Alpen Urlaub machte (die Wirtsleute waren Katharinas Eltern). In einer anderen Situation begegnete er dem berühmten Komponisten Gustav Mahler, der sexuelle und eheliche Probleme hatte, die offenbar mit dem Verhältnis des Künstlers zu seiner Mutter zusammenhingen. Wir wissen nicht genau, worüber Katharina und Mahler jeweils mit Freud sprachen, aber beiden war wohl klar, dass es bei dieser einen Begegnung bleiben würde; aufgrund von Berichten (Breuer u. Freud 1953; Kuehn 1965) wissen wir jedoch, dass diese

22 Eine Vorversion dieses Kapitels erschien erstmals in M. F. Hoyt (2017): *Brief Therapy and Beyond: Stories, Language, Love, Hope, and Time*. Der Text wurde hier mit freundlicher Genehmigung des Verlags Routledge (Taylor and Francis) übernommen.

beiden einmaligen Therapiesitzungen den Hilfesuchenden nützlich waren.

Auch Dr. Milton Erickson behandelte viele Patienten in einer einzigen Sitzung. Zwar führten nicht alle diese Behandlungen zu guten Resultaten (siehe Hoyt 2000a, pp. 189–194), aber die meisten Behandlungen Ericksons war mit einer einzigen Sitzung abgeschlossen.

Ich selbst begann mit geplanten oder zumindest angestrebten Single-Session-Behandlungen im Rahmen einer Studie des *Kaiser Permanente Health Plan* (eines in Nordkalifornien ansässigen großen Unternehmens für Gesundheitsdienstleistungen). Damals luden Moshe Talmon und Bob Rosenbaum mich ein, an ihrem SST-Forschungsprojekt teilzunehmen, das wir dann Ende der 1980er-Jahre gemeinsam durchführten. Das Foto in Abb. 9 aus dieser Zeit ist ein Screenshot aus einem Video, das meine vermutlich erste SST-Sitzung – oder zumindest eine der ersten – dokumentiert.

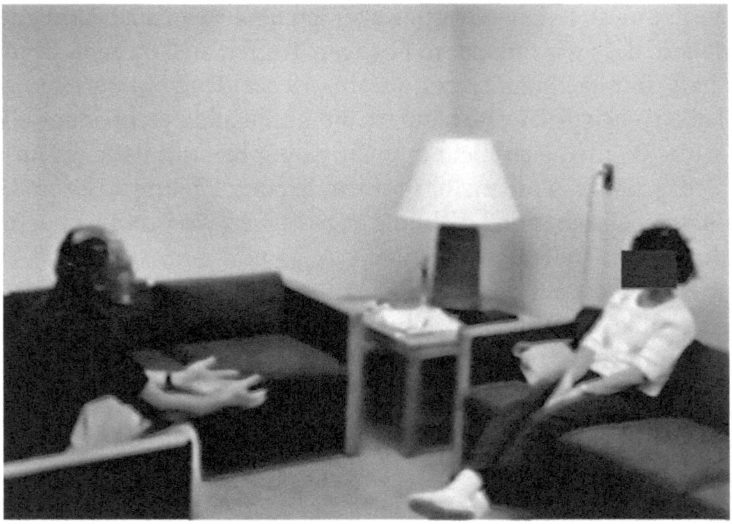

Abb. 9: Die erste Minute meiner (vermutlich) ersten SST-Sitzung im Rahmen des Forschungsprojekts für Kaiser Permanente, um 1988 (Screenshot vom Video; © 2018 M. F. Hoyt; Abdruck mit freundlicher Genehmigung)

Und hier ist der Gesprächsmitschnitt dazu:

Hoyt Wie ich draußen schon gesagt habe, bin ich Dr. Michael Hoyt. Und Sinn und Zweck unseres heutigen Treffens ist das, was wir in unserer

Abteilung als Erstgespräch oder Vordiagnose bezeichnen. Es geht darum, möglichst rasch herauszufinden, welche Probleme Sie haben und warum Sie hierhergekommen sind, und dann zu entscheiden, wie wir Ihnen vielleicht helfen können.

KLIENTIN Ja, das ist es wohl, was ich brauche.

HOYT Okay. Manchmal gelingt es uns, die Sache in einer einzigen Sitzung zu erledigen. Wenn Sie wirklich motiviert sind und möglichst schnell herausfinden wollen, was Ihnen hilft, schaffen wir vielleicht schon heute, was Sie sich wünschen. Gelingt uns das nicht, werden wir zumindest herausfinden, was als Nächstes zu tun sinnvoll sind.

KLIENTIN Okay.

HOYT Dann erklären Sie mir jetzt bitte noch einmal kurz, worum es geht. Wir haben ja gestern schon telefoniert – vielleicht könnten Sie mir sagen, was Sie dazu gebracht hat, mich hier aufzusuchen. Wo brennt es denn im Moment bei Ihnen?

Ich habe in diesem Dialog die Idee »ausgesät«, dass eine einzige Therapiesitzung ausreichen könnte, aber ich habe nicht ausdrücklich zugesichert, dass wir mit einem einzigen Treffen auskommen werden. Ich hätte mir nachträglich gewünscht, ein paar Dinge anders gemacht zu haben – beispielsweise hätte ich die Implikation vermeiden sollen, dass die Klienten sich nicht intensiv genug bemüht hätte, wenn wir es nicht schaffen würden, ihr Problem in einer Sitzung zu lösen. Und ich hätte vielleicht auch nicht die vage Frage »Wo brennt es denn?« in den Raum stellen sollen. Aber das ist nun einmal passiert, und ich werde später auf diesen Punkt zurückkommen. (Ein Bericht über diesen konkreten Fall ist in Talmon 1990, pp. 78–96, enthalten, und Erläuterungen dazu finden sich in Hoyt 2000a, pp. 169–188.)

8.1 Konzepte: Definitionen, Theorien und Modelle

In dem Buch *Capturing the Moment* (Hoyt a. Talmon 2014a) werden verschiedene Definitionen der Single-Session-Therapie erwähnt. Einige Autoren ziehen es vor, den Begriff »SST« nur zu verwenden, wenn von Anfang an klar ist, dass die Arbeit nach einer Sitzung abgeschlossen sein wird – was in der Regel der Fall ist, wenn Klienten eine Walk-in-Klinik aufsuchen. Jeff Young und Pam Rycroft (2012) haben jedoch geschätzt, dass etwa 50 Prozent dieser Klienten später erneut zu einer Sitzung oder sogar zu mehreren Sitzungen kommen – Rubin Battino (2014, p. 405) entwickelte deshalb den nützlichen Begriff *Se-*

quential Single-Session Therapy (SSST). Andere haben Informationen gesammelt, aus denen hervorgeht, dass ein bestimmter Prozentsatz aller in Allgemeinpraxen behandelter Fälle mit einer Sitzung beendet ist. Hier handelt es sich also um in einer Sitzung abgeschlossene Therapien, bei denen zumindest der Behandler nicht von vornherein angenommen hat, dass sie nur eine einzige Sitzung in Anspruch nehmen würden. Im Rahmen unserer Studie bei Kaiser Permanente implizierten und suggerierten wir, die Arbeit könnte in einer Sitzung abgeschlossen werden, und wir fragten die Probanden: »Wären Sie daran interessiert?« Wir bestanden aber nicht grundsätzlich darauf, dass die Arbeit nach einer Sitzung abgeschlossen sein müsse. Auf etwas zu beharren erzeugt Widerstand. Etwas aufzuzwingen ruft Widerspruch hervor. Und Drängen weckt eine Gegenreaktion. Deshalb erscheint es mir wichtig, auf die Möglichkeit, das Problem in einer Sitzung zu lösen, hinzuweisen und dazu einzuladen, diese Chance zu nutzen, dies aber nicht zu fordern. In unseren Studien über die SST haben wir stets von der »*Möglichkeit,* dass eine Sitzung ausreicht«, gesprochen und ausdrücklich darauf hingewiesen, dass »die erste Sitzung auch die letzte sein *kann*«. Erfordert eine Therapie mehr als eine Sitzung, so ist das kein Beleg für ein Versagen der SST, sondern bedeutet nichts anderes, als dass die Arbeit eben mehr als eine Sitzung erfordert.

Ich bin ein begeisterter Befürworter einer kompetenzfördernden Therapie – ganz gleich, ob man sie als lösungsfokussierte, narrative, stärkenorientierte oder ressourcenbasierte Therapie, als positive Psychologie oder wie auch immer bezeichnen mag.[23] In einem Gespräch, das ich (Hoyt 2001a, p. 11) mit Steve de Shazer (Mitbegrün-

23 In Anerkennung ihrer positiven, kreativen und konstruktivistischen Grundlagen werden solche Ansätze manchmal auch *konstruktive Therapien* genannt (siehe Hoyt 1994b, 1996b, 1998). Insbesondere gefällt mir, wie Insoo Berg und Yvonne Dolan (2001, p. 1) die lösungsfokussierte Kurzzeittherapie beschrieben haben: »Wenn wir den Ansatz der lösungsfokussierten Kurzzeittherapie (SDBT) in einem Satz beschreiben sollten, ohne etwas über seine Philosophie und seine Techniken aussagen zu müssen, würden wir ihn als ›Pragmatik der Hoffnung und des Respekts‹ bezeichnen. Statt sich auf Defizite zu konzentrieren, sehen SFBT-Therapeuten ihre Klienten als kompetent und im Besitz von Ressourcen an. Sie versuchen nicht, die Klienten zu erziehen oder ›aufzuklären‹, sondern verstehen sie als Menschen, die keine negativen, sondern positive Intentionen verfolgen. SFBT-Therapeuten akzeptieren die Sicht ihrer Klienten voll und ganz und nutzen deren Wahrnehmungen als wertvolle Ressourcen, die es ermöglichen, die von den Klienten gewünschten Veränderungen zu erreichen.« Insoo Berg und Michael White (Duvall a. Beier 1995; siehe auch White a. de Shazer 1996), beide Mitbegründer sowohl der lösungsfokussierten als auch der narrativen Therapie, haben zudem deutlich gemacht, dass es viele Möglichkeiten gibt, die Stimmen und Entscheidungen von Klienten zu unterstützen.

der der lösungsfokussierten Therapie) und John Weakland (Mitbegründer des vom Mental Research Institute entwickelten Ansatzes) führte, pflichteten beide der Auffassung bei, dass wir als Sachverständige für psychische Gesundheit, nicht als Fachleute für psychische Krankheiten fungieren sollten. Das ist meiner Meinung nach auch die Grundlage von Milton Ericksons therapeutischem Ansatz: die respektvolle und kreative Nutzung all dessen, was Klienten mitbringen, um ihnen zu helfen, das zu erreichen, was sie erreichen wollen. Beim ersten internationalen SST-Symposium in Melbourne sagte ich: »Wir sollten unsere Bemühungen als Therapeuten und unseren Sachverstand in erster Linie darauf konzentrieren, all das zu fördern, hervorzulocken, zu erforschen und herauszuarbeiten, was auch immer ein Klient selbst mitbringt, das ihm helfen kann, dorthin zu kommen, wohin er gehen will« (Hoyt 2014, p. 69).

Wir Menschen kreieren unseren Realitätssinn (unsere »Erzählung« oder unser »Narrativ«) mithilfe von Sprache und Imagination, und konstruktiv arbeitenden Therapeuten geht es hauptsächlich darum, ihren Klienten zu helfen, ihre Erzählungen umzuschreiben, indem sie die Präferenzen und Kompetenzen der Klienten hervorheben. Veränderungen in der »Sprachlandschaft« helfen, Raum für neue Wahrnehmungen und neue Verhaltensweisen zu erschließen (das »Sehen und Tun« *[viewing and doing]*, wie O'Hanlon und Wilk es 1987 genannt haben); »Veränderung« tritt ein, sobald ein Klient beginnt, diesen anderen Sichtweisen gemäß zu leben.

Ende der 1990er Jahre, als ich in Japan lehrte, wurde ich eines Nachts in Kyoto durch ein kleines Erdbeben geweckt. Erschrocken und aufgewühlt schrieb ich damals (Hoyt 2000b, p. 167; Hoyt 2009, p. 197) um vier Uhr morgens folgendes Haiku:

Focusing language
On solutions, not problems
Miracles happen.

Solution focus
Find exception and increase.
Otherwise stay same.

More of same, no change
More of difference, not same
When will you notice?

Ich weiß, dass das merkwürdig erscheinen muss, aber ich habe das damals nun einmal geschrieben. Einer Legende zufolge offenbarten in alter Zeit drei japanische Herrscher ihren sehr unterschiedlichen Charakter, als sie gefragt wurden, was sie mit einer Nachtigall, die nicht sänge, tun würden. Darauf bezogen habe ich auch geschrieben:

Single session now
Kill it, make it sing, or wait
The cage is open.

Es geht also um eine Einladung, nicht um Zwang.

Wie Moshe Talmon (2014, p. 34) so prägnant gesagt hat, gibt es keine für alle Klienten gleichermaßen geeignete Vorgehensweise. Grundprinzipien sind gut, aber was für einen bestimmten Menschen genau passt, eignet sich für einen anderen nicht unbedingt genauso gut. Letztlich, so glaube ich, ist jede Therapie für einen ganz bestimmten Klienten *maßgeschneidert* und nutzt die Fähigkeiten und Ressourcen, die dieser Klient und der Kliniker, der ihn behandelt, mitbringen. Vieles, was wir Widerstand nennen, ist nach meiner Auffassung »ein Fehler des Therapeuten«, wie Steve de Shazer (in Hoyt 2001b, p. 162) es genannt hat: Der behandelnde Therapeut hat dann nicht gut genug zugehört und dem Klienten deshalb etwas empfohlen, das dieser nicht tun wollte. Das hat unter anderem wichtige Implikationen für die Bedeutung kultureller Kompetenz, was hier konkret beinhaltet, dass man einem Klienten nichts empfehlen oder auftragen sollte, das nicht seinen Werten und Überzeugungen entspricht.

Einladen, nicht insistieren, ist entscheidend. Führt ein Vorgehen zu nichts, sollten Sie nicht den Klienten beschuldigen, sondern etwas anderes ausprobieren. In dem Buch *Capturing the Moment* (Hoyt a. Talmon 2014a) werden natürlich Beispiele aus den Bereichen der lösungsfokussierten und narrativen Therapie beschrieben; es gibt darin aber auch Beispiele für nützliche psychodynamische und kognitiv-behaviorale Ansätze, systemische familientherapeutische Verfahren, für NLP, EFT *(EmotionsfokussierteTherapie)*, MRI *(Palo-Alto-Team-Modell)* sowie für Haleys Problemlösungsansatz und ericksonsche hypnotherapeutische einmalige Sitzungen. Weiterhin gibt es Berichte über SST auf der Basis der Gestalttherapie, der motivierenden Gesprächsführung, der Logotherapie, von ACT *(Acceptance and Commit-*

ment Therapy), REBT *(Rational Emotive Behavioral Therapy)*, EMDR und der Neuentscheidungstherapie *(Redecision Therapy)*. Wie und wohin wir schauen, hat Einfluss darauf, was wir sehen und tun (Hoyt 2000a, 2009) – vielfältige theoretische Perspektiven ermöglichen vielfältige Interventionsstrategien. Eine generelle Lösung für alle Fälle gibt es eben nicht.

Wenn man sich zahlreiche effektiv verlaufene Therapiesitzungen anschaut – ganz gleich, ob es sich dabei um SST handelt oder nicht –, fallen einem mit der Zeit bestimmte Muster auf. Deshalb würde ich gern ein paar allgemeine Strukturen skizzieren. Viele Gruppen von Klinikern (z B. Slive a. Bobele 2011; Boscolo et al. 1987; de Shazer 1988; McElheran et al. 2014; Talmon 1990) beschreiben eine sequenzielle Organisation. Diese beginnt in der Regel mit einem Überblick über bestimmte Arten des Verhaltens der Klienten. Dann folgt die Sitzung, und in ihrem weiteren Verlauf folgt eine Teamkonsultation, an die sich eine Intervention des Therapeuten anschließt. Zum Abschluss erfolgt ein Debriefing. Hillary und Bradford Keeney (2014) verstehen jede Sitzung als vollständige Therapie und gehen mit dem Ziel, die Therapie (zu therapeutischen Zwecken) zu dekonstruieren, von einer drei Akte umfassenden Dramastruktur aus: In Akt I werden die Probleme und die Krise benannt, so wie der Klient sie präsentiert; Akt II leitet zu einer Erweiterung der Verständnis- und Handlungsmöglichkeiten über, wodurch Bewegungen in Richtung des stärker ressourcenfokussierten Akts III ermöglicht werden. Für Bob Goulding, den Mitentwickler der *Redecision Therapy* (siehe Hoyt 2001c; Goulding a. Goulding 1979), verläuft die gewöhnliche erfolgreiche Entwicklung vom *Kontakt* zum *Kontrakt* zur *Veränderung* und schließlich zur (eventuellen) *Wiederholung* oder *Zugabe*. In mehreren Büchern (Hoyt 1995a, 2000a, 2009) beschreibe ich ein Schema für die Organisation der zeitlichen Struktur einer Kurzzeittherapie, und ich verweise in diesem Zusammenhang auf eine Parallele zwischen der Struktur jeder einzelnen Therapiesitzung und der Gesamtstruktur einer Therapie. All dies kommt natürlich zusammen, wenn eine Therapie aus einer einzigen Sitzung besteht. Wir haben bereits auf das Schema für die Organisation der zeitlichen Struktur einer Single-Session-Therapie hingewiesen, das in diesem Zusammenhang fünf Phasen oder Stufen umfasst: die Phase *vor* der Behandlung, die *frühe*, die *mittlere*, die *späte* und die abschließende Phase *(follow-through)* (siehe Abb. 10).

Diese Phasen entfalten sich in der Regel pyramidenförmig oder epigenetisch – das bedeutet, dass sie meist nacheinander zutage treten und dass jede aus der vorherigen hervorgeht, weshalb die erfolgreiche Bewältigung einer Phase die Voraussetzung für die Bewältigung der nächsten schafft. Der Klient entscheidet sich für eine Therapie, bevor er eine Allianz aufbaut; die therapeutische Allianz bereitet den Boden für die Definition der Ziele; die Festlegung der Ziele führt zur Konzentration auf bestimmte Veränderungsstrategien; das Erreichen der Ziele führt zur Erörterung von Hausaufgaben, zur Rückfallprävention (die ich persönlich lieber als »Rückfallmanagement« bezeichne) sowie zum Abschiednehmen und weist in Richtung weiterer Entwicklungsschritte und einer eventuellen Rückkehr zur Behandlung.

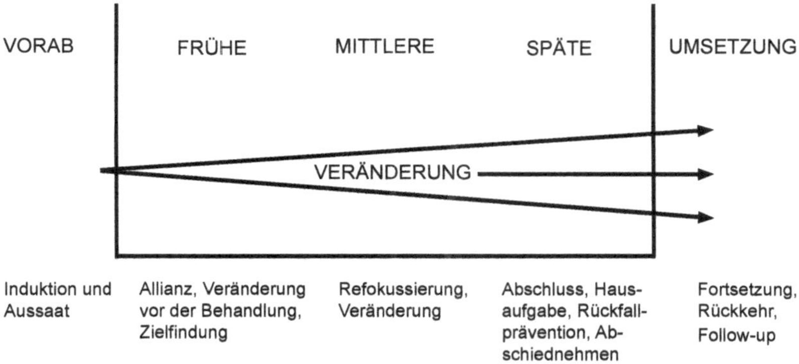

Abb. 10: Die Zeitstruktur der SST (adaptiert nach Hoyt 2000, p. 218; © 2000 M. F. Hoyt; Abdruck mit freundlicher Genehmigung)

In jeder dieser Phasen kann man viele nützliche Fragen stellen. Wenn ich beispielsweise an meine erste SST-Klientin zurückdenke, die in dem Video zu Abb. 9 zu sehen ist, könnten wir beim Erstkontakt am Telefon Fragen wie die folgenden stellen:

- Was ist das Problem? Warum haben Sie jetzt angerufen (statt früher oder später)?
- Wie sehen oder verstehen Sie die Situation?
- Was wird Ihrer Meinung nach helfen?
- Wie haben Sie bisher schon versucht, das Problem zu lösen? Und wozu hat das geführt?
- Wenn das Problem nicht vorliegt (oder sich nicht so stark äußert), was läuft dann anders?

- Bitte achten Sie darauf, was zwischen dem jetzigen Zeitpunkt und dem, zu dem wir uns treffen, geschieht, damit Sie mir beschreiben können, was Sie anders machen als gewöhnlich, wenn das Problem nicht so stark ist (Weiner-Davis, de Shazer a. Gingrich 1987).

Weil erste Begegnungen Neuanfänge ermöglichen und somit Gelegenheit geben, sich stärker auf Lösungen und die Zukunft als auf Probleme und die Vergangenheit zu fokussieren, können auf Leitlinien zielende Fragen wie die folgenden zu Beginn einer Sitzung nützlich sein:

- Haben Sie, seit wir das letzte Mal miteinander gesprochen haben, bemerkt, dass etwas ein wenig besser geworden ist oder zumindest anders als vorher? Wie ist es dazu gekommen? Was haben Sie getan?
- Wann ist das Problem kein Problem?
- Wie benennen Sie das Problem? Welchen Namen geben Sie ihm?
- Wann (und wie) beeinflusst das Problem Sie? Und wann (und wie) beeinflussen Sie es? (White 1989)
- Welche Idee oder Theorie haben Sie bezüglich der Frage entwickelt, was Veränderung bewirken wird? Wie würde sich Ihr Leben durch diese Veränderungen verbessern?
- Wenn wir uns nur ein einziges Mal treffen würden, welches Problem würden Sie dann in dieser einen Sitzung vorrangig lösen wollen? (Haley 1989)
- Was muss hier heute geschehen, damit Sie, wenn Sie fortgehen, das Gefühl haben, dieser Besuch sei der Mühe wert gewesen?
- Zu welcher Veränderung sind Sie heute bereit? (Goulding a. Goulding 1979)
- Wenn man bedenkt, was Sie durchgemacht haben, kann man sich fragen, wie Sie es geschafft haben, so gut mit all den Problemen fertigzuwerden?
- Wenn wir intensiv und gut zusammenarbeiten, an welchen kleinen Hinweisen erkennen wir dann zuerst, dass wir uns in die richtige Richtung bewegen?
- Wo würden Sie das Problem momentan auf einer Skala von 1 bis 10 einordnen? Wo müsste es sich befinden, damit Sie zu der

Überzeugung kämen, dass Sie nicht mehr hierherzukommen brauchen?

- Nehmen wir einmal an, während Sie heute Nacht schlafen, geschieht ein Wunder, und das Problem, das Sie hierher hat kommen lassen, ist gelöst. Woran würden Sie dann morgen früh beim Aufwachen erkennen, dass ein Wunder geschehen ist? Was würde Sie zuerst darauf aufmerksam machen, dass sich die Situation gebessert hat? Und woran würden Sie es als Nächstes erkennen? Und als Drittes? (de Shazer 1988)
- Was erhoffen Sie sich bestenfalls von unserem heutigen Treffen? (Iveson, George a. Ratner 2014).

Die Fragen, die wir – beginnend mit der ersten – stellen, tragen zur Strukturierung und Steuerung des therapeutischen Gesprächs bei – ob es sich in Richtung Problem oder in Richtung Lösung bewegt; ob in Richtung Vergangenheit oder Zukunft; ob in Richtung Dysfunktion oder Gesundheit. Wir sollten ein »Lösungsgespräch« einem »Problemgespräch« vorziehen (Furman a. Ahola 1992). Es gibt Myriaden von Fragen, die man mit den verschiedenen Phasen verbinden könnte – vor der Behandlung, zu Beginn der Sitzung, in der Mitte der Sitzung, zu einem späteren Zeitpunkt in der Sitzung. Auch ein guter Abschluss ist wichtig, und wenn eine Sitzung beendet wird, ist es meist von Nutzen, auf eine dem Abschluss förderliche Atmosphäre hinzuarbeiten; zum Beispiel indem man sich vergewissert, ob der Klient mit dem Resultat der Arbeit zufrieden ist, indem man lobend auf seine Fähigkeiten eingeht und indem man darüber spricht, welche weiteren Schritte er unternehmen will – wobei man ihn auf die Möglichkeit hinweisen kann, eventuell später zu weiterer gemeinsamer Arbeit zurückzukehren. Hat ein Klient das Gefühl, die eine Sitzung reiche aus und weiterer Aufwand mache nichts besser, sollte man ein Zitat aus Shakespeares König Lear (Akt I, Szene 4) beherzigen. Dort heißt es: »*Wer bessern will, macht oft das Gute schlimmer.*«[24] Natürlich gibt es viele Fragen, die zur Strukturierung dieser Erörterungen beitragen können – mehr dazu in Hoyt 2000c.

Bei Versuchen, Klienten durch kurze Interventionen zu helfen, ist es besonders wichtig, sie zur Nutzung ihrer eigenen Stärken anzuregen. Eine effektive SST hilft Menschen, sich zu organisieren

24 Bob Rosenbaum hat mich auf dieses Zitat aufmerksam gemacht. Dafür möchte ich ihm danken.

und zu beschleunigen, zu integrieren und zu motivieren, sodass sie ihre eigenen Ressourcen besser nutzen können. Leitlinien sind okay, aber der gegenwärtige Augenblick lässt sich nicht in einem Skript erfassen. Wir müssen aufmerksam, kreativ und flexibel bleiben. Dies ist entscheidend für Kunst und Handwerk der Therapie. Die SST ist ganz konkret »gute Praxis« (Rycroft a. J. Young 2014, p. 156) in einer Form, die man mit einem Einakter im Theater vergleichen könnte.

Hier sei noch einmal auf den »Kontext der Kompetenz« hingewiesen, den wir zusammen mit unseren Klienten schaffen und in dem effektive Therapie – in einer oder in mehreren Sitzungen – stattfindet (siehe Abb. 11).

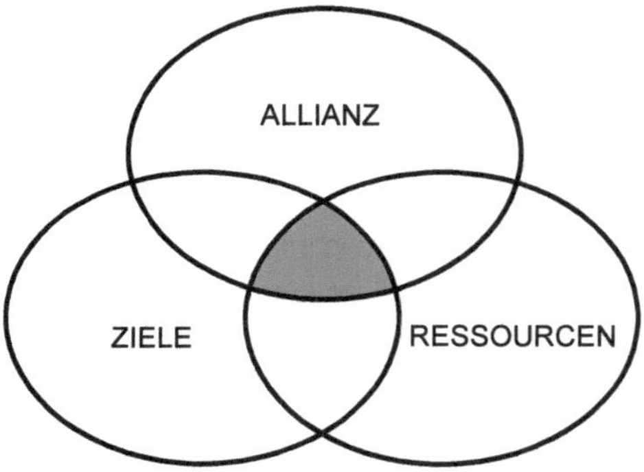

Abb. 11: Kontext der Kompetenz (aus Hoyt 2014, p. 67; © 2014 M.F. Hoyt; Abdruck mit freundlicher Genehmigung)

In diesem Venn-Diagramm gibt es drei einander überschneidende Kreise mit den Aufschriften Allianz/Ziele/Ressourcen. Wo sich die drei Kreise überschneiden, findet Therapie statt. Haben Sie Ziele und eine Allianz, aber keinen Zugang zu Ressourcen, tut sich nichts. Haben Sie Ressourcen und eine Allianz, aber keine Ziele, gibt es nichts zu tun, weil ein Sinn und Zweck fehlt. Könnten Klienten ihre Ziele und Ressourcen selbst in Einklang bringen, bräuchten sie keinen Therapeuten. Alle drei Elemente sind erforderlich. Der Kontext der Kompetenz befindet sich dort, wo Ziele und Ressourcen aufgrund der Allianz zusammenkommen. Die Arbeit erfolgt kollaborativ. Eine effektive Therapie, ob in einer Sitzung oder in mehreren, erfordert alle drei Elemente.

8.2 Drei miteinander verbundene Themen

Die SST, ob im Rahmen eines Walk-in-Angebots, in einer Praxis mit festen Terminen oder in einem anderen Zusammenhang praktiziert (etwa im Rahmen einer klinischen Demonstration, eines »Zweitmeinungs«-Interviews oder einer Konsultation in einer Notaufnahme bzw. einem Krankenhaus), hat sich in vielen Fällen als nützlich erwiesen – unter anderem bei Ängsten, medizinischen Problemen, Depressionen, Essstörungen und Substanzmissbrauch sowie verschiedenen Beziehungsthematiken. Umfangreiche Forschungsliteratur (siehe Slive a. Bobele 2011; Hoyt a. Talmon 2014a; Hoyt et al. 2018; Hoyt, Young a. Rycroft 2021) bestätigt die Wirksamkeit einer SST bei zahlreichen Diagnosen und Schwierigkeiten.

Drei Themen spielen bei verschiedenen als effektiv bekannten SST-Anwendungen eine Rolle (Talmon a. Hoyt 2014, pp. 468–472): die Geisteshaltung, die Zeit und die Befähigung des Klienten. Sie werden im Folgenden eingehender dargestellt.

Die Geisteshaltung

Hier geht es um Hoffnung und Erwartung, um die Überzeugung, dass eine Therapiesitzung ausreichen kann, dass der Klient in der Lage ist (und die Möglichkeit hat), im gegenwärtigen Augenblick eine signifikante Veränderung zu erreichen. Battino (2006, 2014) schreibt, die Erwartung sei bei einer Kurzzeittherapie entscheidend. Bobele und Slive (2014, p. 98) erklären: »Wir führen keine Therapiesitzung so durch, als gäbe es noch eine weitere. Anders ausgedrückt, führen wir jeweils nur eine einzelne Sitzung *(one session at a time)* durch.« Eine SST, ob nach Terminvereinbarung oder als Walk-in-Angebot, wird entweder *geplant* (Bloom 1992) oder *auf der Grundlage der Struktur des Angebots (by design)* durchgeführt (Budman a. Gurman 1988): Der Klient erwartet, dass die Therapie nach einer Sitzung abgeschlossen ist, und die Suggestion, eine Sitzung reiche aus, stimuliert die Motivation und konzentriert mental. Doch obwohl wir uns so verhalten, als finde nur ein Treffen statt, können nötigenfalls und auf Wunsch weitere Sitzungen vereinbart werden.

In einem von mir herausgegebenen Buch, *Therapist Stories of Inspiration, Passion, and Renewal* (Hoyt 2013), habe ich einige Themen benannt, die unserer Leidenschaft als Therapeuten zugrunde liegen, die sie stimulieren und immer wieder erneuern, darunter die Verbundenheit mit anderen Menschen, starke Emotionen, Neugier, Humor, hartes Arbeiten, der Wert von Hilfeleistungen und – das ist am wichtigsten – die Macht der Liebe. Therapeutische Kompetenz ist natürlich auch wichtig, aber eine tiefe, nicht nachlassende fürsorgliche Grundhaltung liefert den Boden, in dem Interventionen wurzeln und erblühen. Ich stimme Jay Haley zu, der auf die Frage »Wenn Sie Studenten nur eine einzige Sache beibringen könnten, welche wäre es dann?« ohne zu zögern antwortete: »Liebe. Ich würde ihnen beibringen, ihre Klienten zu lieben. Alles andere ergibt sich von selbst, wenn ein Therapeut seine Klienten liebt« (zitiert von Davis 2011, p. 26; siehe auch M. Snyder 2000). In Shakespeares Hamlet (Akt V, Szene 2) heißt es: »In Bereitschaft sein ist alles.« Deshalb frage ich Sie: Sind Ihr Herz und Ihre Seele (und Ihr Geist) offen und bereit, dem Klienten heute zu helfen? Erwarten Sie wirklich, dass die eine Sitzung etwas Gutes hervorbringen wird? Stehen Sie wirklich zu Ihren Klienten und »glauben Sie« an sie?

Die Zeit

Wendet man das parkinsonsche Gesetz auf die Psychotherapie an, dehnt sich klinische Arbeit häufig aus oder zieht sich zusammen, um sich den vorgegebenen Zeitrahmen einzupassen (Appelbaum 1975). Und Shakespeare konstatiert in Hamlet (Akt II, Szene 2): »Kürze [ist] des Witzes Seele.« Der US-amerikanische Baseballspieler »Yogi« Berra antwortete auf die Frage nach der aktuellen Zeit: »Meinst du *jetzt*?« Und Dr. Martin Luther King sprach von der »grimmigen Dringlichkeit des Jetzt«. Karen Young, eine Keynote-Rednerin der Banff-Konferenz (K. Young 2018), hat ein wunderschönes Kapitel (K. Young 2011b) geschrieben mit dem Titel *»When All the Time You Have is NOW. Re-visiting Practices and Narrative Therapy in a Walk-In Clinic«*. Bob [Robert] Rosenbaum erklärte: »Mein Wunsch ist nicht, jeden Patienten für eine Sitzung zu sehen; mein Wunsch ist, jeden einen vollständigen Augenblick zu sehen, ganz gleich, wie lang das dauern mag« (in Hoyt, Rosenbaum a. Talmon 1992, p. 81). Im Übrigen erinnerte er uns (Rosenbaum 2014), dies sei »die Zeit unseres Lebens«. In der Single-Session-Therapie sind wir »genau zur richtigen Zeit« *(»on time«)* (Hoyt 1990; siehe auch Ritterman 2014). Die Klienten kommen zu uns, wenn sie »bereit« sind, und wir sollten »den Augenblick nutzen« und »schmieden, solange das Eisen heiß ist«.

Die Befähigung des Klienten

Dieser Punkt beinhaltet, dass wir eine wirklich respektvolle Haltung einnehmen und uns darüber im Klaren sind – um eine meiner Golf-Metaphern (Hoyt 2000d) zu benutzen –, dass wir der Caddie sind, nicht der Spieler: Unsere Hauptaufgabe liegt darin, dem Klienten einen seiner Schläger anzureichen, ihm eventuell einen Rat zu geben und ihn zu ermutigen.

Befähigung beinhaltet, gemeinsam erreichbare Therapieziele festzulegen. Welche Präferenzen hat der Klient? Welche Intentionen leiten ihn? (Noch eine Golf-Metapher: Wenn man nicht weiß, wo das Loch ist, wird es ein langer Tag auf dem Platz! Legen Sie deshalb für die Sitzung konkrete Ziele fest.) Woran würde ein Klient erkennen, dass die Arbeit getan und gut erledigt worden ist? Um wessen Therapie geht es eigentlich? Erreichbare Ziele zu definieren, wirkt befähigend. Dadurch wird der Klient von Anfang an aktiv in die Arbeit einbezogen. Dies weckt Erwartungen und stärkt die Motivation, stellt die persönliche Autonomie in den Vordergrund, appelliert an die Fertigkeiten des Klienten und gibt ein Muster vor für unsere anhaltende Klient-Therapeut-Allianz.

Wenn Therapeuten die Fertigkeiten, Ressourcen und Stärken eines Klienten hervorheben (statt sich auf seine Schwächen und Probleme zu konzentrieren), verstärken sie dadurch die oft sich selbst erfüllende Überzeugung »Ja, ich kann!«. Deshalb riet Milton Erickson, wie Dan Short, B. A. Erickson und R. Erickson-Klein (2005, p. 16 f.) berichten, man solle die Patienten wissen lassen, dass sie geheilt werden und dass sich die Heilung *in ihnen vollzieht*. Sie bekräftigen diese Aussage noch, indem sie konstatieren: »*Heilung schließt die Aktivierung innerer Ressourcen im Verlauf des Gesundungsprozesses ein. ...* Heilung [vollzieht sich] zu einem großen Teil durch die Betonung positiver Eigenschaften im Individuum, auf die schrittweise aufgebaut wird.« Dies ist die Grundeinstellung, die der in Abschnitt 2.3 zitierte Cartoon veranschaulicht, wo der Arzt zum Patienten sagt: »Im Grunde liegt bei Ihnen nichts im Argen, was das, was bei Ihnen in Ordnung ist, nicht heilen könnte.«

Hoffnung ist die Energie mobilisierende Vorstellung, dass »die Dinge sich bessern können«. Die eigenen Kräfte zu erkennen hilft, die Moral wiederherzustellen, und stärkt Hoffnung und Motivation zur Veränderung (Frank 1968; Duncan et al. 2010; C. R. Snyder 2002; Tschudy 2010). Menschen werden im Leben manchmal mit großen Herausforderungen konfrontiert – mit schlechten Beziehungen und Jobs, schweren Krankheiten, schwierigen Situationen. In einer Therapie – die eine einzige oder mehrere Sitzungen umfassen kann – verändern wir die Klienten eigentlich nicht, sondern initiieren ein therapeutisches Gespräch, in dem sie sich, von uns unterstützt, möglicherweise aus eigener Kraft ändern. Das meinen wir, wenn wir sagen: »Die Macht liegt im Patienten« (Goulding a. Goulding 1978) und: »Ihre Klienten haben die Schlüssel« (Goldfield 1998, p. 245). Ohne die Realität der Situation zu ignorieren, versuchen wir, die Person innerlich aufzuwecken. Fühlt sich Ihr Klient nach der Sitzung größer oder kleiner, fähiger oder weniger fähig?

Laotse sagte im 6. Jahrhundert vor unserer Zeitrechnung: »Eine Reise von tausend Meilen beginnt mit dem ersten Schritt.« In einer Therapiesitzung sind wir Kliniker meist damit beschäftigt, Klienten aus einem Zustand der Stagnation zu befreien – wir helfen ihnen, eine neue Richtung einzuschlagen oder eine Veränderung vorzunehmen. Das bedeutet nicht, dass dadurch alle ihre Probleme gelöst wären.

8.3 Warnungen

Eine Single-Session-Therapie ist für viele Klienten genau das Richtige – sie ist das, was diese Menschen wollen, und sie hilft ihnen. Allerdings sollte man sich vor bestimmten Tücken hüten. Ein bekannter Cartoon (reproduziert in Hoyt 2017, p. 303) mit dem Titel »Single Session Therapy« zeigt einen Therapeuten, der einen Klienten ohrfeigt und ihm befiehlt: »Schluss jetzt!« Und der Comedian Bob Newhart hat einen Sketch produziert[25], der eine Single-Session-Therapie karikiert, in der ein Therapeut einer Klientin droht, ihre größten Ängste Realität werden zu lassen, falls sie nicht umgehend seiner Aufforderung »*Stop it!*« nachkommt. Donald und Wampold (1986) empfahlen augenzwinkernd eine »Thanatotherapie« (*Thanatos* war der griechische Gott der Toten) als Grundlage einer neuartigen Kurzzeittherapie in nur einer Sitzung.

25 Mit deutschen Untertiteln verfügbar unter https://www.youtube.com/watch?v=ZwXnmgKYTrY [4.3.2024].

Abgesehen von einer erzwingenden statt einladenden Grundhaltung bei der Durchführung einer SST können auch noch andere Probleme auftauchen. Bereits erwähnt habe ich das Beharren auf dem eigenen theoretischen Modell. Welches Modell hat der Klient? Als Therapeuten haben wir oft das »Bedürfnis, gebraucht zu werden«, weshalb es uns manchmal schwerfällt zu akzeptieren, dass ein Klient es tatsächlich schafft, sich zu befreien, und dass er uns dann als Instanz, die während seiner ganzen Reise »für ihn da« ist, nicht mehr braucht (Hoyt 1985, 1995c). Ein weiteres Problem kann das Beharren darauf sein, dass grundsätzlich nur eine Single-Session-Behandlung infrage kommt, auch wenn Patienten offensichtlich eine längere Betreuung brauchen und das Beharren auf einer einzigen Sitzung für den Therapeuten die Funktion erfüllt, den Patienten zu vermeiden. Man sollte niemandem eine SST aufzwingen, wenn der Betreffende tatsächlich mehr Sitzungen braucht. Krankenversicherungen bestehen manchmal aus ethisch fragwürdigen Gründen darauf, dass eine SST erwiesenermaßen oft nützlicher sei, nämlich um die Kostenübernahme für eine längere Behandlung zu vermeiden, nicht zuletzt, wenn es sich um die gesundheitliche Versorgung ohnehin gesellschaftlich Benachteiligter handelt. Deshalb gab Nick Cummings (2000, p. 77) völlig berechtigt den Rat: »Tatsächlich sind Behandlungen in einer einzigen Sitzung für manche Patienten genau das Richtige, aber man sollte nicht zu nachdrücklich auf dieser Möglichkeit beharren. Nur diejenigen, die sich aus freien Stücken für eine einmalige Sitzung entscheiden, können erheblich davon profitieren.«

Viele entschließen sich, wenn man ihnen die Möglichkeit gibt, zu einer einzigen und einmaligen Therapiesitzung.[26] Zwar nehmen Klienten (und Therapeuten) in der Regel an, dass eine Therapie länger dauert, doch erscheinen Klienten, die sich entweder im Rahmen eines Walk-in-Arrangements oder aufgrund einer Terminvereinbarung für eine Single-Session-Therapie entschieden haben, in der Er-

---

26 In Talmon und Hoyt (2014, p. 481) haben wir geschrieben: »Single-Session- und Walk-in-Angebote nutzen Klienten, wenn sie es wollen; die meisten berichten, sie hätten bekommen, was sie sich davon versprochen hätten; und sie wissen, dass sie wiederkommen können, wenn sie möchten. Wir hoffen, dass die Leser sich von der Eleganz der Möglichkeit, mehr durch weniger zu erreichen, angezogen fühlen. Im Jahre 1656 beendete der französische Philosoph Blaise Pascal (zitiert in Benham 1914, p. 718) einen Brief an einen Freund wie folgt: ›Dieser Brief ist nur deshalb ziemlich lang geworden, weil ich nicht die Zeit hatte, ihn kürzer zu machen.‹ Tatsächlich kostet es Zeit und erfordert Fertigkeiten, sowohl prägnant zu schreiben als auch in einer Therapie kurz und bündig zu arbeiten, insbesondere wenn sie nach einer einzigen Sitzung abgeschlossen sein soll!«

wartung, dass sie nur ein einziges Mal mit dem Therapeuten zusammentreffen werden. Trotzdem werden Klienten am Ende der Sitzung gewöhnlich darüber informiert, dass sie zu einer weiteren einzelnen Sitzung kommen oder sich für eine längere Behandlung entscheiden können. Somit kann eine SST im Grunde drei Resultate haben: (1) die einseitige Beendigung der Arbeit durch den Klienten – der Klient will nach der einen Sitzung aufhören, obwohl wir finden, dass er weiterarbeiten sollte (allerdings ergab unsere Untersuchung bei Kaiser Permanente [Talmon 1990, pp. 8–11], dass in vielen Fällen, in denen die Arbeit nach unserer Meinung »verfrüht beendet« worden war, die Klienten in Wahrheit erreicht hatten, weswegen sie zur Therapie gekommen waren, und mit dem Resultat zufrieden waren); (2) die unilaterale Beendigung der Arbeit durch den Therapeuten – ein Klient möchte weiterarbeiten, der Therapeut aber nicht (wir hoffen, dass dies Ausnahmefälle sind; wahrscheinlich passiert es nur, wenn ein Klient es sich nicht leisten kann, die Therapie weiter zu bezahlen; falls das nicht der Grund sein sollte, könnte der Therapeut die Arbeit beenden wollen, weil der Klient sich zu sonderbar oder schwierig verhält); (3) die gemeinsame Auffassung von Klient und Therapeut, dass die eine Sitzung genügt – zumindest im Moment. Natürlich bevorzugen wir die dritte Möglichkeit. Die Entscheidung darüber, ob eine einzige Sitzung ausreicht, sollte möglichst dem Klienten überlassen bleiben. Wir ziehen es vor, Klienten ihre Situation selbst einschätzen und sie über die von ihnen bevorzugte Therapiedauer entscheiden zu lassen. »Eine Krisenintervention ist häufig ultrakurz; aber eine SST ist nicht grundsätzlich eine Krisenintervention, sondern nur dann, wenn der betreffende Klient genau das im betreffenden Moment braucht« (Hoyt a. Talmon 2014a, p. 13). Risikofaktoren (z. B. Suizid, Missbrauch/Misshandlung) werden genauso wie in jeder anderen Therapie behandelt (Bobele a. Slive 2015).[27] Die SST ist eine Form

27 Ganz gleich, ob man auf konventionelle Art vorgeht oder sich für einen eigenwilligeren Ansatz entscheidet, ein scharfes klinisches Urteilsvermögen ist in jedem Fall erforderlich; Jay Haley (zitiert in Crenshaw 2004, p. 46) antwortete auf die Frage, woher er wisse, ob er bei einem bestimmten Klienten eine bestimmte Intervention benutzen solle: »Na ja, man würde sie nicht benutzen, wenn sie bei jemandem zu nichts führen würde!« Ich habe vor langer Zeit einmal miterlebt, wie Carl Whitaker in der Notaufnahme einen Teenager interviewte. Das Mädchen hatte eine leichte Überdosis konsumiert, um ihren Freund zu schockieren, der sie gerade verlassen hatte. Carl stellte ihr ein paar Fragen, etwa wer nach ihrem Tod ihre Lieblingshaarbürste bekäme und wer ihre Kleider; wie lange es nach ihrer Meinung wohl dauern würde, bis ihr Exfreund mit jemand anderem ausgehen würde usw. Sie reagierte auf die Fragen sehr aufgebracht und erklärte: »Meine Schwester wird meine Lieblingshaarbürste nicht bekommen, und ich werde diesem

der Kurzzeittherapie (Budman 1981; Hoyt 2009), und die Situation kann komplizierter werden, wenn wegen der Kostenübernahme eine DSM-konforme Diagnose erforderlich wird (Battino 2014, p. 395), denn im Rahmen unserer Zusammenarbeit mit Klienten versuchen wir pathologisierende Beschreibungen zu vermeiden.

Perspektiven: Wohin bewegen wir uns?

Ich glaube, Mark Twain hat einmal gesagt, er mache nicht gern Voraussagen, insbesondere nicht über die Zukunft, aber ich bin mir sicher, dass es auch in Zukunft SST geben wird. In mehreren Büchern (Hoyt a. Talmon 2014a; Hoyt et al. 2018; Hoyt, J. Young a. Rycroft 2021) wurde ausgiebig die Effektivität und Effizienz von SST anhand von Studien dokumentiert. Ich freue mich auf zukünftige neue Untersuchungen, die uns zu verstehen helfen, was seinen Zweck erfüllt und was in Behandlungen von Klienten, die mit den Resultaten von SST-Interventionen nicht sonderlich zufrieden sind, geändert werden sollte.

Walk-in-Kliniken, die man ohne vorherige Terminvereinbarung aufsuchen kann, entstehen inzwischen vielerorts (siehe Bloom a. Tam 2015), und wir rechnen damit, dass in Zukunft weitere Symposien und Workshops stattfinden und Schriften erscheinen werden. Die Walk-in-SST passt perfekt zu unserer schnelllebigen Welt mit ihren Messenger-Diensten und Nanosekundenmessungen. Da Computer und die gesamte auf ihnen basierende Technik kaum wieder verschwinden werden, sollten wir uns auf das Auftauchen weiterer »Click-ins«, »Call-ins« und »Walk-ins« gefasst machen. Ein Artikel in der *International Review of Sport and Exercise Psychology* (Pitt et al. 2015) weist auf die vielen Parallelen zwischen der SST und den von Sportpsychologen bevorzugten Kurzinterventionen hin (siehe auch Giges a. Petitpas 2000). Adäquat eingesetzt, wird die Walk-in-SST es vielen Menschen, einschließlich der traditionell zu selten behandelten Populationen, ermöglichen, psychotherapeutische Angebote zu nutzen. Entscheidungsträger und Politiker, die sowohl die anfallenden Kosten als auch das Wohl ihrer Wähler im Blick haben, werden,

---

#%&^#%$ nicht die Freude machen, mich als Tote zu sehen!« Ein paar Minuten später konnten wir sie aus der Notaufnahme entlassen, weil sie »keine Gefahr für sich selbst« mehr war. Auch Milton Erickson (siehe Haley 1978, S. 271 f.) sowie Frank Farrelly und Jeff Brandsma (1974) berichten über erfolgreich verlaufene SSTs, bei denen provokative und scheinbar paradoxe Methoden angewendet wurden. Einige weitere Beispiele für SST-Interventionen unter riskanten Umständen werden beschrieben von Bobele (1987, 1988), Weakland (1988) sowie Hoyt und Bobele (2019).

wenn sie sich über die Kosteneffizienz der SST informiert haben, Angebote, wie eine Single-Session-Therapie sie ermöglicht, zweifellos begrüßen.

Die Überzeugung, dass eine Therapie lange dauern und teuer sein muss, ist eher in der gesellschaftlichen Mittel- und Oberschicht beheimatet. Unterschiedliche kulturelle und soziale Gruppen mögen sich mit schnell erledigten, einmaligen Terminen und betont pragmatischen Ansätzen wohler fühlen (»schnell rein und wieder raus«), und wir können damit rechnen, dass die Zahl der SSTs auf Walk-in- oder Terminbasis sowohl in Nordamerika als auch auf der ganzen Welt stark zunehmen wird.

8.4 Zwei SST-Geschichten und die Lektionen, die sie uns lehren

Bitte gestatten Sie mir, kurz über zwei Situationen in Single-Session-Therapien zu berichten, die mir zu wertvollen Erkenntnissen verholfen haben. In einem Fall aus der Zeit unserer SST-Studie für Kaiser Permanente beobachtete ich mit Bob Rosenbaum durch einen Einwegspiegel Moshe bei der Arbeit mit einem Klienten, und wir kommunizierten mit ihm über Telefon. Obwohl Moshe und der Klient ihre Arbeit gut machten, griffen wir mit überschlauen und übertrieben komplizierten und intrusiven Vorschlägen ins Geschehen ein. Bei dieser Gelegenheit wurde mir klar, dass es häufig nützlicher ist, sich mit der Intention des Therapeuten in Einklang zu bringen – indem man Vorschläge formuliert, die ihm helfen, das zu tun, was er ohnehin tun will, – statt das ganze Vorhaben umzudeuten und in eine Richtung zu lenken, die mit unseren eigenen Lieblingstheorien und -techniken in Einklang steht, und statt den ganzen Prozess in eine uns persönlich eher zusagende Richtung zu dirigieren. Als ich ein wenig darüber nachdachte, wurde mir klar, dass ein paralleler Prozess im Gange war: Der Therapeut kam mit dem Patienten und wir mit dem Therapeuten besser zurecht, wenn wir die Intention und Weltsicht der anderen Person unterstützten (siehe Hoyt 2011).[28] Dies

28 Später stellte ich fest, dass Brett Steenbarger (2012, p. 123; Hervorhebung i. Orig.) etwas Ähnliches ausgedrückt hat: »Mein Ziel ... ist nicht, Sie zu befähigen, eine Kurzzeittherapie so durchzuführen, wie bestimmte renommierte Experten es tun. Ich will Sie auch nicht dazu bringen, genauso wie ich therapeutisch zu arbeiten. Vielmehr wünsche

hat insbesondere für die Supervision und für Konsultationen viele Implikationen.

Beim zweiten Vorfall, den ich hier schildern will, war ich der Therapeut und geriet in eine Sackgasse (was nicht untypisch für mich ist), woraufhin ich über den Flur zu Bob [Robert Rosenbaum] lief und ihn fragte: »Was zum Teufel soll ich nur tun?« Er beruhigte mich und sagte dann: »Michael, ist dieser Fall nicht demjenigen ähnlich, über den du mir vorige Woche berichtet hast? Da war es ein Mann, und jetzt ist es eine Frau …, aber was hast du dann getan?« Er gewährte mir ein wenig Unterstützung, erinnerte mich an einen früheren Erfolg sowie an Fertigkeiten, die im konkreten Fall nützlich sein könnten, und geleitete mich auf diese Weise sanft zurück in den Raum. Wenn wir so etwas mit anderen Kollegen machen, nennen wir es »Flurkonsultation« oder *»a little help from our friends«*; verfahren wir mit Klienten so, nennen wir es »Single-Session-Therapie«!

Wo ist die Magie?

In einem Aufsatz (Rosenbaum, Hoyt a. Talmon 1990) den wir vor langer Zeit gemeinsam geschrieben haben, zitierte Bob [Robert Rosenbaum] aus Hermann Hesses *Das Glasperlenspiel*:

> »Er spürte ein leises Schaudern, ein Morgengefühl von Kühle und Nüchternheit, das ihm anzeigte, die Stunde sei gekommen, und es gebe nun kein Zögern und Verweilen mehr. Dies eigene Gefühl, das er ›Erwachen‹ nannte, war ihm von den entscheidenden Augenblicken seines Lebens her bekannt, es war ein belebendes und zugleich schmerzliches, eine Mischung von Abschied und Aufbruch, tief im Unbewussten rüttelnd wie Frühlingssturm … Schon wieder meldete sich jener Vers … Leise sprach er vor sich hin:
>
> Und jedem Anfang wohnt ein Zauber inne,
>
> Der uns beschützt und der uns hilft, zu leben« (Hesse 2012).

Andere haben Ähnliches gesagt.

ich mir, dass Sie sich bemühen, noch stärker zu dem effektiven Helfer zu werden, der Sie ohnehin sind, sofern Sie sich in einer besonders guten Verfassung befinden. Stellen Sie deshalb fest, was Sie ohnehin tun, wenn Sie ein effizienter, effektiver Förderer von Veränderung sind, und tun Sie diese Dinge noch konsequenter und bewusster.« Eine Übung, die Ihnen helfen kann herauszufinden, was von dem, was wir tun, seine Aufgabe erfüllt, wird in Hoyt und Nylund (1997) erläutert.

Carl Gustav Jung (1949/1977, p. xxix) schreibt, es gebe nur ein erstes Mal.[29]

Cat Stevens (1967) singt: »*The First Cut is the Deepest.*«

Maya Angelou (1993) spricht von »*On the Pulse of Morning*«.

Nikos Kazantzakis (1990, S. 507 f.) schreibt in *Rechenschaft vor El Greco*:

> »Der Tag war herrlich, auch heute; jeden Morgen findet die Welt ihre Jungfräulichkeit von neuem, und man denkt, dass sie gerade in diesem Augenblick aus den Händen Gottes neu erschaffen worden sei. Sie hat nämlich kein Gedächtnis, deswegen wirft sie ihre Stirn niemals in Falten, erinnert sich nicht dessen, was sie schon getan hat, und sorgt nicht für das, was sie morgen tun wird; sie erlebt den gegenwärtigen Augenblick wie die Ewigkeit; einen anderen gibt es nicht; vor ihr und hinter ihr ist das Nichts« (Kazantzakis 1990, S. 507 f.).

Die SST beinhaltet gleichzeitig, »den Augenblick zu nutzen« und »den Augenblick zu schaffen«. Im Grunde geht es um Imagination, Kreativität und Freiheit. Wir sind eher Gärtner als Mechaniker. Es geht uns nicht darum, Menschen zu »reparieren« wie defekte Autos, deren eine und einzige mechanische Funktion wiederhergestellt werden muss. Wir Menschen verfügen über Möglichkeiten und kreative Potenziale, die wir nähren und nutzen können (Ratner a. Yusuf 2015). Um den griechischen Philosophen Plutarch (50–120 n. Chr.) zu paraphrasieren (das Zitat wird häufig fälschlich William Butler Yeats zugeschrieben)[30]: »Schüler [und Klienten] gleichen Kerzen, die angezündet werden müssen, nicht Bechern, die gefüllt werden müssen.«

Kunstfertige Förderung – in einer Sitzung oder mehreren – erwartend, *liegt die Magie innen, dazwischen und darum herum*. Der Single-Session-Walk-in-Ansatz funktioniert prächtig, und wir werden damit viel mehr Menschen helfen können. Der letzte Satz im Schlusstext der Herausgeber im Buch *Capturing the Moment: Single Session Therapy and Walk-In Services* (Hoyt a. Talmon 2014a, p. 482) lautet: »Wie viele Klienten und Therapeuten entdeckt haben, kann die SST so *up to date* sein wie der morgige Sonnenaufgang.«

Deshalb geht auf dem Titelbild von *Capturing the Moment* die Sonne auf.

---

29 Wörtlich heißt es bei Jung: »Überdies wäre eine Wiederholung des Experimentes schon aus dem einfachen Grunde unmöglich, weil die Ausgangssituation nicht mehr hergestellt werden könnte. Es gibt darum nur eine erste und einmalige Antwort« (Jung GW 11, S. 597).

30 Unter anderem auch von mir (Hoyt 2009, p. 292)!

9 Ein, zwei, drei Arten, Ihnen heute zu helfen – Therapeutische Modelle in einem Single-Session-Therapie-Programm

Monica Barnes, Patricia Carruthers und Maja Gigovic

Das *South Calgary Health Centre* (SCHC) ist eine kommunale Klinik in Calgary, Alberta. Calgary ist mit 1,23 Millionen Einwohnern die größte Stadt dieser westkanadischen Provinz. Im SCHC gibt es viele medizinische Dienste, darunter einige psychiatrische und psychotherapeutische Angebote. Es gibt einen Suchttherapeuten, ein Programm für substanzabhängige Kinder und Jugendliche, eine geriatrische Psychiatrie, eine Erwachsenenpsychiatrie und eine Single-Session-Walk-in-Klinik (SSWI). Psychologisch-psychiatrische Mitarbeiter sind auch in einer ebenfalls existierenden Notfallambulanz tätig.

Adult Mental Health ist der Name eines Kurzzeittherapieprogramms, das von sechs auf Vollzeit- und vier auf Teilzeitbasis arbeitenden Therapeuten betreut wird, die alle einen Master-Abschluss als Fachkrankenpfleger, Psychologen bzw. Sozialarbeiter haben oder promoviert sind. Diese Therapeuten sowie diejenigen aus dem Programm für Suchterkrankungen und psychiatrische Störungen von Kindern und Jugendlichen betreuen das SSWI-Programm, das montags bis donnerstags von 16.00 bis 19.00 Uhr und freitags von 10.00 bis 13.00 Uhr angeboten wird. In jeder SSWI-Schicht sind zwei Therapeuten und ein Koordinator anwesend. Letzterer unterstützt die Therapeuten und verfolgt die Aktivitäten in der Klinik. Calgary wird von einem *Access Mental Health* genannten zentralen Informationszentrum betreut, das Ratsuchenden hilft, die für sie optimalen Dienste zu finden. Die Kliniker sind gut über Dienstleistungen informiert, die in den Bereich der für die Provinz zuständigen Gesundheitsversorgung fallen, als auch über solche außerhalb davon. Access Mental Health erschließt den Weg zu vielen psychiatrisch-psychotherapeutischen Diensten der Stadt, darunter den zu unserem SSWI-Programm. Die Klienten hören aber auch von ihren Hausärzten, in Schulen, über kommunale Informationsdienste, andere kommunale Gesundheitsdienste und durch Online-Informationen vom SSWI. Access Mental Health und kommunale psychotherapeutische Programme empfehlen Klienten oft das SSWI-Programm zur Überbrückung der Zeit, in der sie auf andere Dienste warten, oder zwischen verschiedenen solchen Terminen.

Alle Klienten, die sich dort vorstellen, werden im Rahmen des SSWI-Programms betreut; eine Altersgrenze oder eine geografische Beschränkung gibt es nicht. Wir sind bereit, mit Klienten als Einzelnen, als Paaren, als Familien und/oder in von ihnen selbst zusammengestellten kleinen Gruppen zu arbeiten. Menschen aus allen Stadtbezirken und aus der weiteren Umgebung nutzen dieses Angebot. Seit Begründung des Programms im Jahre 2004 ist die Zahl seiner jährlichen Nutzer stetig gestiegen: In den Jahren 2014 bis 2015 wurden fast 900 Therapiesitzungen durchgeführt. Viele Klienten nahmen den Dienst mehrmals in Anspruch, obwohl ihnen klar war, dass sie wahrscheinlich nicht zweimal vom gleichen Therapeuten betreut werden würden. Wenn Klienten sich beim SSWI-Service melden, werden sie gebeten, zwei kurze Formulare auszufüllen, in denen sie einige persönliche Daten mitteilen müssen; außerdem werden sie aufgefordert, sich über Sinn und Zweck der Sitzung zu äußern, und sie sollen anhand einer fünfteiligen Skala eine erste Selbsteinschätzung ihres aktuellen Zustandes vornehmen. Diese Einschätzung liefert Hinweise auf eventuell bestehende Risiken, beispielsweise suizidale oder homizidale Gedanken, häusliche Gewalt und Substanzmissbrauch. Bestehen offensichtlich solche Risiken, nehmen der behandelnde Therapeut und das Team im Laufe der Sitzung weitere Untersuchungen vor. Wie in jeder psychotherapeutischen Beratungsstelle werden auch in dieser in Zusammenarbeit mit den Klienten und ihren Familien Sicherheitspläne entwickelt. Falls der Therapeut und das Team an der Fähigkeit eines Klienten, für seine eigene Sicherheit zu sorgen, zweifeln, werden andere Dienste hinzugezogen, und eventuell wird der Klient in die Notfallambulanz gebracht, wo ein Arzt eine möglicherweise erforderliche Einweisung in eine psychiatrische Einrichtung vornehmen kann. Wenn ein Klient eine Gefahr für sich selbst darstellt und sich weigert, weiter Hilfe anzunehmen, wird in sehr seltenen Fällen die Polizei eingeschaltet.

Die Formulare informieren auch über das Angebot selbst, insbesondere darüber, dass die Therapeuten im Team arbeiten und dass mindestens ein Teammitglied die Sitzung vollständig oder teilweise beobachtet. Die Klienten werden gleich zu Beginn darüber aufgeklärt, dass es in der Klinik keinen Arzt gibt und dass wir keine Medikamente bestellen, beurteilen oder empfehlen können.

In jeder SSWI-Schicht sind zwei oder drei Therapeuten anwesend, die den Klienten in der Regel nach dem Zufallsprinzip zugewiesen werden. Manchmal können wir Klienten an einen Therapeuten verweisen, der mit ihrer speziellen Art von Problem besondere Erfahrung hat oder speziell für deren Behandlung ausgebildet ist. Beispielsweise können wir Jugendliche ggf. an einen Therapeuten verweisen, der im Programm für Kinder und Jugendliche mitarbeitet.

Zu Beginn der Sitzung machen sich die Therapeuten ein Bild von eventuellen Einschränkungen der Vertraulichkeit, und sie erklären den Teamansatz und den grundsätzlichen Verlauf der Sitzung. Anhand der Wünsche des Klienten arbeiten sie dann einen Plan für die Sitzung aus. In jeder Sitzung gibt es eine Vorbereitungsphase *(pre-session)*, eine Pause und, sofern dafür Zeit bleibt, eine Besprechung nach der Sitzung. Oft verläuft Letztere sehr informell. Die Sitzungen dauern in der Regel 50 bis 60 Minuten. Abgesehen von unterschiedlichen Spezialisierungen hinsichtlich der Zielgruppe nutzen die behandelnden Therapeuten auch unterschiedliche Therapieansätze, darunter den narrativen, den lösungsfokussierten, den emotionsfokussierten und den kognitiv-behavioralen. Wir werden oft gefragt, wie wir unsere unterschiedlichen therapeutischen Sichtweisen in Einklang bringen, sodass wir einen umfassenden Service bieten können. Da etwa 35 Prozent der Klienten, die in den Jahren 2014 bis 2015 eine SSWI-Behandlung erhielten, bereits vorher den Walk-in-Service genutzt hatten, wurden sie zweifellos mit unterschiedlichen Klinikern und entsprechend unterschiedlichen Therapieansätzen konfrontiert (vgl. Jahresreport 2015[31]). Doch die SSWI-Therapeuten fühlen sich trotz ihrer verschiedenen theoretischen Orientierungen alle grundsätzlich einer stärkenbasierten Vorgehensweise verpflichtet.

9.1 Fallbeispiel: Die Nutzung von drei verschiedenen Modellen in drei einmaligen Sitzungen

Die folgende Darstellung veranschaulicht die Nutzung unterschiedlicher Therapiemodelle während verschiedener Single-Session-The-

31 Der Jahresreport 2015 des Walk-In Counseling Centers ist verfügbar unter: https://walkin.org/wp-content/uploads/2018/06/2015-Annual-Report.pdf [4.3.2024] (Anm. d. Red.).

rapie-Termine im Rahmen der Arbeit mit unserer Klientin Ivana. Sie war zu diesem Zeitpunkt 39 Jahre alt, verheiratet, Mutter eines Sohnes und arbeitete in Vollzeit als Psychotherapeutin im Rahmen unseres Therapieprogramms für Erwachsene sowie im SSWI-Programm. Sie erklärte sich sowohl mit der Teilnahme als Klientin als auch mit der Veröffentlichung der im Folgenden erläuterten persönlichen Informationen einverstanden. Bei Ivana war ein Weitwinkelglaukom am rechten Auge diagnostiziert worden, ein fortschreitendes Problem, durch das der Augendruck allmählich erhöht und der Sehnerv geschädigt wird, was zum Erblinden führen kann. Deshalb mussten bei ihr zahlreiche Behandlungen an den Augen durchgeführt werden; erst kürzlich hatte man ihr eine kleine Pumpe implantiert, die Flüssigkeit aus dem Auge entfernen und so verhindern sollte, dass der Druck im Auge immer größer würde. Ivana litt wegen ihrer Probleme mit den Augen unter starker Angst.

Die Klientin war damit einverstanden, von drei Therapeuten im Rahmen der Single-Session-Struktur, aber in drei separaten, jeweils 60 Minuten dauernden Sitzungen befragt zu werden. Als wir dieses Kapitel erarbeiteten, ging es uns darum, zu veranschaulichen, wie problemlos es möglich ist, im Rahmen des Single-Session-Formats unterschiedliche Ansätze zu nutzen. Die Regeln des Alberta Health Services bezüglich der Nutzung von Video- und Audio-Aufnahmen, die mit im Rahmen des Mental-Health-and-Addiction-Service behandelten Klienten entstanden sind, sind sehr strikt. Mit einem tatsächlichen SSWI-Klienten hätten wir dieses Experiment deshalb niemals durchführen können. Doch statt ein Rollenspiel-Szenario zu wählen, was uns unauthentisch erschien, entschieden wir uns, mit Ivana an einem Problem, das sie real erlebte, zu arbeiten. Deshalb nahm Ivana an therapeutischen Gesprächen mit drei verschiedenen Therapeuten in drei separaten Sitzungen teil. Die genutzten Ansätze waren: (1) die kognitiv-behaviorale Therapie, (2) die lösungsfokussierte Kurzzeittherapie und (3) die narrative Therapie.

Ivanas Situation lag innerhalb des großen Spektrums von Problemen, deretwegen sich Klienten an das SSWI-Programm wenden. Wie bereits erwähnt, nehmen viele Klienten, die den SSWI-Dienst nutzen, diesen mehr als einmal in Anspruch, was fast zwangsläufig dazu führt, dass sie verschiedene Therapieansätze und mehrere Therapeuten kennenlernen. Die Therapeuten können auf den Inhalt vorangegangener SSWI-Sitzungen zurückgreifen und auf Empfehlungen aus vorherigen Sitzungen aufbauen, aber ungeachtet dessen im Sinne ihrer eigenen therapeutischen Richtung arbeiten. Sie können sich auch Strategien anderer Therapieansätze »ausleihen«. Sie können auf Interventionen aus früheren Sitzungen zurückgreifen; sie können im Einklang mit den Bedürfnissen ihrer Klienten an die Sitzungen aber auch so herangehen, als handle es sich jeweils um völlig eigenständige Ereignisse.

Kognitiv-behaviorale Therapie

Die kognitiv-behaviorale Therapie (KBT) wird in der Regel nicht mit dem Single-Session-Walk-in-Ansatz in Verbindung gebracht (es gibt allerdings Berichte darüber, dass schon eine einzige KBT-Sitzung von Erfolg gekrönt war; siehe Dryden 2016; Ellis a. Joffe 2002; Hoyt a. Talmon 2014a). Es ist der KBT jedoch gelungen, sich im SSWI-Programm des South Calgary Health Centre eine wichtige Rolle zu sichern. Ihre Grundthesen beinhalten: (1) Kognitive Aktivität wirkt sich auf das Verhalten aus; (2) kognitive Aktivität kann beobachtet und verändert werden und (3) gewünschte Verhaltensänderungen lassen sich durch kognitive Veränderungen beeinflussen (Dobson 2001).

Diese Grundsätze eignen sich, um spezifische, zielgerichtete und evidenzbasierte Interventionen zu entwickeln, die sich problemlos in das Single-Session-Modell integrieren lassen (Bond a. Dryden 2002). Bei der Single-Session-Arbeit liegen allen genutzten theoretischen Ansätzen einige allgemeine Fragen und Ideen zugrunde, die der Sitzung eine Struktur geben (Slive a. Bobele 2011):

- Was verspricht sich der Klient von der Sitzung?
- Woran erkennt der Klient, dass die Sitzung ihm nützlich war?
- Warum hat sich der Klient heute gemeldet, warum nicht gestern, vor einem Monat oder einem Jahr?
- Was könnte den kleinsten Unterschied ausmachen?
- Was motiviert den Klienten, sich zu verändern?
- Welche Stärken und Ressourcen stehen dem Klienten zur Verfügung?
- Welche Versuche hat der Klient schon unternommen, um zu einer Lösung zu gelangen?

Um herauszufinden, ob eine kognitiv-behaviorale Intervention eine gute Wahl wäre, sollte man auf folgende Dinge achten:

- Beschreibt der Klient sein Problem explizit kognitiv? (Z. B.: »Mein Denken ist sehr negativ.«)
- Versteht der Klient sein Problem in einem kognitiv-behavioralen Sinne? (Z. B.: »Ich weiß, dass meine Angst durch irrationale Befürchtungen verursacht wird, aber ich weiß nicht, wie ich sie bekämpfen soll.«)
- Wie gut ist der Klient über sein Problem informiert?
- Könnte das Ziel, das sich der Klient für die Sitzung gesteckt hat, durch eine kognitiv-behaviorale Intervention erreicht werden? (Geht es ihm beispielsweise darum, seine Stimmung zu verbessern, positiver zu denken, ein Problem zu lösen, Strategien für den Umgang mit Angst zu erlernen?)

In Zusammenhang mit diesen Fragen würde ein Therapeut auch auf eventuell vorliegende verzerrte Kognitionen, dysfunktionale Überzeugungen, Verhaltensmuster und sogar auf dysfunktionale Schemata achten, die dem Problem zugrunde liegen. Der schwierigste Aspekt der Arbeit in der Sitzung ist, ein adäquates Verhältnis zwischen den Interventionen, dem Ziel des Klienten und seiner Bereitschaft, sich auf die vorgeschlagene Intervention einzulassen, zu finden. Beispielsweise könnte ein Klient sich zur Behandlung begeben haben, weil er sich wegen seiner depressiven Tendenzen sorgt, ohne dass ihm klar ist, welche Trigger oder anderweitigen Faktoren zur Entstehung seiner Symptome beitragen. Der Betreffende könnte in solch einem Fall davon profitieren, dass ein Therapeut ihm das kognitive Modell erläutert, demzufolge die Art, wie Menschen Situationen oder Ereignisse wahrnehmen, ihre Emotionen und ihr Verhalten beeinflusst (Beck 1964; Ellis 1977). Den Einfluss von Gedanken auf Emotionen zu erforschen, automatische Gedanken, die zu einer gedrückten oder ängstlichen Stimmung beitragen, zu orten und die Idee der kognitiven Verzerrungen zu erläutern, kann eine wirksame Intervention sein (Beck 2013). Ähnlich könnte ein Klient, der wegen verstärkten Gewahrseins seiner Kognitionen erschienen ist, sich darauf konzentrieren wollen, ein simples Gedankenprotokoll zu erstellen, es zu analysieren, kognitive Verzerrungen zu hinterfragen und alternative Sichtweisen zu evaluieren.

Ivana und die KBT

Ivana, die bereits erwähnte Klientin, beschrieb ihr Ringen mit einem gesundheitlichen Problem, auf das sie nicht viel Einfluss hatte. Im weiteren Verlauf der KBT-Sitzung wurde klar, dass sie mit kognitiven Verzerrungen kämpfte, da sie möglichen negativen Entwicklungen zu große Bedeutung beimaß und zu Schwarz-Weiß-Denken, Wahrsagen und emotionalem Argumentieren neigte. Der Klientin wurde das KBT-Modell erläutert und an einem Whiteboard veranschaulicht, wobei die Verbindung zwischen Gedanken, Gefühlen, Verhaltensweisen und physischen Empfindungen hervorgehoben wurde. Außerdem wurden die bei ihr vorliegenden kognitiven Verzerrungen identifiziert, und die Verbindung zwischen ihrer gedrückten Stimmung und ihrer starken Angst wurde untersucht. Ivana und ihre Therapeutin konzentrierten sich auf die Suche nach Beweisen für Ivanas Gedanken, und ihr wurde beigebracht, ihre verzerrten Kognitionen zu hinterfragen. Es wurde erläutert, wie Ivana bevorzugt realistischere Gedanken denken könnte, und es wurde ihr empfohlen, eine entsprechende Intervention an Tagen zu nutzen, an denen ihre Stimmungslage instabiler und sie ängstlicher war. Es folgt ein kurzer Auszug aus dem Gespräch der kognitiv-behavioral orientierten Therapeutin mit Ivana:

KB-Therapeutin Wir können zusammenfassen, dass Sie an einem schlechten Tag mehr Probleme mit Ihrem Auge haben und häufiger mit negativen Gedanken und unangenehmen Gefühlen fertigwerden müssen. An guten Tagen sind die physischen Probleme schwächer, und Ihre Gedanken sind ganz allgemein positiver. Wenn Sie einen schlechten Tag zum Besseren wenden wollen, meinen Sie, dass dann das bewusste Fokussieren auf einige dieser realistischen Gedanken – auf Dinge, die Sie auch in dieser Situation tun können, Gedanken, die durch Fakten gestützt werden, der Wechsel zu einer anderen Perspektive, Selbstfürsorge, die Pflege Ihres Auges, die Einnahme eines Schmerzmittels, eine angenehme Tätigkeit, das Beobachten von Gedanken, die zu einem noch stärkeren Rückzug führen – glauben Sie, dass diese Dinge einen schlechten Tag zu einem besseren machen können?

Ivana Ich denke schon. An einem schlechten Tag bin ich nicht sonderlich auf sozialen Kontakt aus, weil mir andere Menschen auf die Nerven gehen, wenn ich mich nicht gut fühle, aber ich rede dann mehr mit Menschen, reagiere auf sie, und ich lese – was eigentlich merkwürdig ist (lacht), wenn ein Auge schmerzt …, aber ich habe dann das Gefühl, dass ich etwas tue, das ich gerne tue; deshalb sind solche Tage nicht so schlimm.

KB-Therapeutin Gut.

Ivana Wenn ich es kann und mein Auge nicht zu stark schmerzt.

KB-Therapeutin Okay, Sie haben bezogen auf die körperlichen Symptome gesagt: »Es gibt Dinge, die ich nicht verändern kann«, richtig? Aber es gibt ein paar Dinge, die Sie bezüglich Ihrer Reaktion auf die körperlichen Symptome verändern können, und an vielen Tagen sind Sie dazu in der Lage, und Sie wissen, was dann zu tun ist. Manchmal ist es etwas mühsamer, und wir haben geklärt und an der Tafel skizziert, wie das aussehen könnte.

Andere kognitiv-behaviorale Interventionen, die sich leicht an das Single-Session-Format anpassen lassen, sind: ein simples Gedankenprotokoll fertigstellen; einen Verhaltensaktivierungsplan entwickeln; kognitive Verzerrungen aufklären; das Coping fördernde Gedanken notieren; Perspektivenübernahme; Ausführen einer Atem-, Erdungs- oder Entspannungsübung während der Sitzung; Hinterfragen von intermediären oder zentralen Überzeugungen; Erstellen einer Angsthierarchie in Verbindung mit einem festen Expositionsplan und Selbstbehauptungstraining.

Lösungsfokussierte Kurzzeittherapie

Die lösungsfokussierte Kurzzeittherapie (engl. *Solution-focused brief therapy* – SFBT) eignet sich für das Single-Session-Format geradezu ideal, weil sie sich auf Gegenwart und Zukunft konzentriert und als gewünschtes Resultat der Therapie eine Zukunft anstrebt, in der das Problem entweder gar nicht mehr existiert oder zumindest deutlich weniger Einfluss hat. Der SFBT-Ansatz beginnt mit einer detailreichen personalisierten Beschreibung dessen, wie das Leben des Klienten ohne das akute Problem aussähe. Sobald Klarheit über die gewünschte zukünftige Situation besteht, kann man mit der Planung der kleinstmöglichen praktischen Schritte beginnen, die zur angestrebten Veränderung führen.

Aufgabe des Therapeuten ist es herauszufinden, worin die Lösung bestehen könnte. Das kann auf viele Arten geschehen. Wenn man einem Klienten helfen will, sich seine bevorzugte Zukunft vorzustellen, mag die von Steve de Shazer (1989, S. 17; siehe auch De Jong a. Berg 1998) entwickelte Wunderfrage sehr nützlich sein. Manchmal geht es in einer Sitzung ausschließlich um die Wunderfrage. Äußert der Klient konkret, wie sein Leben aussähe, wenn das Problem nicht mehr bestünde, kann man auch darüber nachdenken, welche Schritte zu diesem Ziel führen würden.

Eine einzelne lösungsfokussierte Sitzung erfordert sorgsames Zuhören und Fragenstellen mit dem Ziel, Ausnahmen zu entdecken – Situationen, in denen das Problem nicht besteht oder weniger Einfluss hat. »Ausnahmen sind im gesamten Gespräch mit dem Klienten zu finden, und es erfordert ein geschultes Ohr, die in ihnen schlummernden Möglichkeiten zu erkennen und zu würdigen« (Pichot a. Dolan 2003, p. 17). Gelingt es, Ausnahmen zu finden und zu erforschen, kann der Klient beginnen, die Situation bewusst zu gestalten oder Verhaltensweisen zu nutzen, deren Zweckmäßigkeit bereits bekannt ist.

Skalierungsfragen spielen nicht nur in der SFBT eine Rolle, sie werden aber in diesem Rahmen häufig genutzt, um Klienten dazu zu bringen, etwas einen Wert zuzuschreiben, um sich darüber klar zu werden, wo sie sich bezogen auf ihr *Wunder* oder ihre Präferenz für die Zukunft sehen. Im Einklang mit dem für die SFBT charakteristischen Fokussieren auf das gewünschte Resultat (statt auf das Problem) entspricht der höchste Punkt der Skala stets der angestrebten Lösung oder der Präferenz für die Zukunft (Bertolino a. O'Hanlon 2002).

Ivana und Solution-focused Brief Therapy

Der folgende Auszug aus dem Gespräch einer Therapeutin mit Ivana entspricht dem lösungsfokussierten Ansatz.

SFB-Therapeutin Wenn Sie heute mit etwas von hier weggehen könnten, an dem Sie erkennen würden, dass Sie Ihre Zeit gut genutzt haben, was wäre es?

Ivana Ich denke, es wäre gut, von hier wegzugehen mit ... einer Idee, vielleicht darüber, wie ... ich ... darüber [die Angst] hinwegkomme, wenn sie zuschlägt. Es geht wohl weniger darum, sie ganz loszuwerden; mir ist nämlich aufgefallen, dass sie stärker wird, wenn ich versuche, sie loszuwerden. Wenn ich das könnte ..., ich habe nämlich das Gefühl, dass ich an einem schlechten Tag nicht darüber hinwegkommen kann.

SFB-Therapeutin Okay. Dann sind manche Tage nicht so schlecht?

Ivana Genau. An manchen Tagen kann ich damit umgehen.

SFB-Therapeutin Vielleicht können Sie sich eine Skala vorstellen, auf der die Zahl 10 für erfolgreiches »Darüberhinwegkommen« steht, genau so, wie Sie es sich wünschen, und die Zahl 1 dafür, dass Sie ganz und gar nicht mit Ihrer Angst fertigwerden. Wo würden Sie sich im Moment auf dieser Skala sehen?

IVANA Ich denke ungefähr bei 4.

SFB-THERAPEUTIN Und wie sind Sie auf der »Darüberhinwegkommen«-Skala auf den Wert 4 gekommen und nicht auf den Wert 3 oder 2 oder sogar 1? *(Pause)*

IVANA Also ..., ich nehme an, eine 1 (lacht) würde bedeuten, dass ich total versagt habe und völlig durchgedreht bin. Und teilweise bedeutet es: »Du hättest deine Arbeit nicht erledigen können, wenn das passiert wäre.«

SFB-THERAPEUTIN Und was machen Sie anders, wenn Sie eine 4,5 oder 5 erreichen?

IVANA Bei 4,5? Wahrscheinlich würde ich mich dann nicht ... so streng beurteilen, weil ich einen schlechten Tag habe. Und bei 5 könnte ich vermutlich normale Dinge im Alltag besser erledigen ..., beispielsweise für meine Familie kochen, statt ein Fertiggericht aufzuwärmen. An einem schlechten Tag tue ich mehr, um mich abzulenken, statt präsent zu sein. Bei einer 5 wäre ich präsenter.

SFB-THERAPEUTIN Welche Vorteile hat es, präsenter zu sein?

IVANA Wenn ich präsenter bin, kann ich erkennen, dass ... es mir gut geht. Ich tue dann, was andere Menschen tun, und manchmal mehr, wenn auch mit Unbehagen.

SFB-THERAPEUTIN Wenn Sie das erkennen können, ... welche positiven Auswirkungen hat das dann?

IVANA Wenn ich mehr tue und mich normaler fühle, hadere ich nicht so viel mit mir. Ich handle dann, statt über Dinge nachzudenken.

Beziehungsfragen spielen in der SFBT eine wichtige Rolle. »Die lösungsfokussierte Therapie ist ein systemischer Ansatz, der auf der Überzeugung basiert, dass eine kleine Veränderung bei einer beteiligten Person Veränderungen im gesamten System zur Folge hat« (Pichot a. Dolan 2003, p. 33). Als Ivana nach der Wirkung kleiner Veränderungen in Richtung ihrer Vision von einer bevorzugten Zukunft gefragt wurde, merkte sie, dass sie besser mit ihrem Sohn zurechtkam, wenn sie präsenter war.

Unter Verzicht auf eine gründliche Erforschung des Problems oder seiner Geschichte werden in der einmaligen Sitzung Ivanas Ressourcen und Kompetenzen und ihre bevorzugte Art zu sein beleuchtet. Innerhalb einer Sitzung werden Schritte entwickelt, die zu Lösungen führen können.

Ein narrativer Ansatz

Die narrative Therapie versucht Menschen zu helfen, ihre Werte und Fertigkeiten zu erkennen und sich Wissen anzueignen, das einer wertebasierten Lebensweise zugutekommt (White a. Epston 1990; Freedman a. Combs 1996). Wenn Menschen sich effektiv mit Problemen konfrontieren, können sie sich von der »problemgesättigten« Erzählung entfernen und sich ihren bevorzugteren Arten zu sein zuwenden. Es wird angenommen, dass Narrative die Identität eines Menschen formen und zur dominierenden Erzählung werden. Der Therapeut hilft dem Klienten, mit ihm ein neues Narrativ zu entwickeln, indem beide die Geschichte dieser Eigenschaften erforschen. Die narrative Therapie fördert einen auf soziale Gerechtigkeit zielenden Ansatz therapeutischer Arbeit, der dominierende Diskurse, die das Leben der Menschen destruktiv prägen, hinterfragt. Weitere wichtige Elemente der narrativen Therapie sind:

- das Fokussieren auf Externalisierung, das Benennen eines Problems, um seine Auswirkungen beurteilen zu können, die Klärung seiner Wirkung im Leben, das Erzählen der Geschichte des Problems, seine Evaluierung mit dem Ziel, zu seiner Existenz eine eindeutige Position beziehen zu können, und die Entscheidung für eine bestimmte Art von Beziehung zu ihm. Die Externalisierung des Problems ist einer der wichtigsten Grundsätze der narrativen Therapie.
- ein auf einzigartige Resultate gerichteter Fokus; das Auffinden von Situationen, in denen man das Problem in Anbetracht seiner Geschichte nicht voraussagen würde.
- das Gewahrsein der Auswirkungen bestehender Machtverhältnisse auf therapeutische Gespräche, verbunden mit der Verpflichtung, sich beim Klienten rückzuversichern, um den Einfluss von Annahmen und Überzeugungen des Therapeuten abzuschwächen.
- Würdigung der Entwicklung und Nutzung von Dokumenten, so wie Klienten und Therapeuten am Bouverie Centre in Melbourne, Australien, etwas zum Mitnehmen im Format der Rezeptblöcke von Ärzten entwickelt haben. Diese Dokumente fassen die wichtigsten Punkte der Vorgänge in der Sitzung, die

Hausaufgaben, die nächsten Schritte und Ideen für die Selbstfürsorge zusammen.

Ivana und eine Sitzung im Sinne des narrativen Ansatzes

Es folgt ein Auszug aus einem Gespräch im Rahmen einer narrativen Therapie. Die Therapeutin begann mit der Externalisierung des Problems. Aus der Sicht narrativ orientierter Therapeuten ist nicht die Person das Problem, sondern das Problem ist das Problem. Die Beziehung einer Person zum Problem ist eine Frage des Interesses. Unter einer Externalisierung ist im Sinne eines narrativen therapeutischen Ansatzes die Distanzierung vom Problem zu verstehen (White 1989). Im weiteren Sitzungsverlauf wurde Ivana dazu angehalten, ihr Leben und ihre Beziehungen von ihrem aktuellen Problem zu unterscheiden; dies wurde ihr mithilfe von Fragen nach dem relativen Einfluss dieser Faktoren ermöglicht.

NARRATIVE THERAPEUTIN Hallo, Ivana. Wie kann ich Ihnen heute helfen?

IVANA Meine Angst ist außer Rand und Band. Ich muss sie wieder in den Griff bekommen.

NARRATIVE THERAPEUTIN Wollen Sie damit sagen, dass die Angst sich Ihrem Einfluss entzogen hat? Hat die Angst das Sagen?

IVANA Ja, heute ist ein schlechter Tag. Ich habe Schmerzen im Auge, schlimme Kopfschmerzen. Ich bin nicht in der Lage, mich selbst zu beruhigen. Ich brauche Hilfe, um mit meinem Alltag fertigzuwerden.

NARRATIVE THERAPEUTIN Sie konnten sich vorher selbst beruhigen und mit der Situation fertigwerden, aber heute hat die Angst Sie im Griff; habe ich das richtig verstanden?

IVANA Die Angst hat heute die Oberherrschaft.

NARRATIVE THERAPEUTIN Und wenn die Angst bestimmt, was geschieht, ändert sich in Ihrem Leben dann etwas?

IVANA Ja, ich kann dann nicht tun, was ich tun möchte.

NARRATIVE THERAPEUTIN Meinen Sie damit, dass die Angst Ihnen die Freude stiehlt? Trifft das Ihre augenblickliche Situation? Oder ist diese Darstellung zu weit gefasst?

IVANA Sie ist nicht zu weit gefasst. Wenn die Angst mich gepackt hat, kann ich nicht auf meinem Motorrad fahren. Ich kann mich auch nicht darauf konzentrieren, etwas zu lesen oder zu schreiben. Ich bin dann leicht reizbar und launisch, verstehen Sie?

NARRATIVE THERAPEUTIN Das klingt, als würde die Angst Sie als eine andere Person als diejenige, die Sie selbst in sich sehen, erscheinen lassen.

IVANA Ja. Wenn ich Angst habe, wirke ich sprunghaft, nicht selbstsicher, vielleicht sogar faul. Das bin ich nicht.

NARRATIVE THERAPEUTIN Gab es eine Situation, in der Sie nicht zugelassen haben, dass die Angst Sie so erscheinen ließ? Haben Sie sich jemals geweigert, der Angst zuzuhören, und sind Sie dann zu einer Fahrt auf dem Motorrad aufgebrochen oder haben ein Buch gelesen oder Ihre Examensarbeit geschrieben?

IVANA Vielleicht war das ein- oder zweimal so. Ich bin mir aber nicht sicher.

NARRATIVE THERAPEUTIN Tatsächlich? Könnten Sie versuchen, sich daran zu erinnern, und mir dann mehr darüber erzählen? Was haben Sie getan? Und wie haben Sie es getan?

Ivana erklärte daraufhin, sie habe ihre gesamte persönliche Handlungsfähigkeit aufgeboten, sich geweigert, der Einladung ihrer Angst zu folgen und sich zu sorgen, und dann sei sie auf ihr Motorrad gestiegen und in die Berge gefahren. Es gelang ihr, diese einzigartige Reaktion anzuerkennen, und sie glaubte, sie könne das Resultat erneut erreichen. Am Ende der Sitzung bot die Therapeutin an, ihr eine Heilungsgeschichte mit dem Titel »The Seedling« (»Der Setzling«) aus einem Buch von Lee Wallas (1985) vorzulesen. Die Geschichte beschreibt die Resilienz einer winzigen, vernachlässigten Pflanze, die aufgrund ihres starken Wurzelstocks zu einer gesunden, blühenden Schönheit heranwächst. Ivana erkannte die Bedeutung der Metapher für ihre eigene aktuelle Situation.

9.2 Zum Abschluss

»Alle Therapeuten hegen bestimmte Überzeugungen oder Annahmen, die sich darauf beziehen, was einem positiven Resultat förderlich ist, und arbeiten dementsprechend.«

Ogles, Anderson a. Lunnen (1999, p. 202)

Unsere jeweilige spezielle Sicht der Welt lässt uns bestimmte Therapiemodelle bevorzugen. Doch abgesehen davon, dass wir uns von einem Therapieansatz, der uns besonders zusagt, angezogen fühlen, sind uns allen bestimmte Grundüberzeugungen gemeinsam. Wir sind davon überzeugt, dass es möglich ist, Veränderungen in einer einzigen Sitzung zu erreichen. Wir halten es für wichtiger, dass ein Klient einen therapeutischen Service kontaktiert, als dass er einem bestimmten Therapiemodell entsprechend behandelt wird. »Eine Therapie ist dann wirksam, wenn sie eine sichere Umgebung bietet, Informationen und Fertigkeiten vermittelt und dem Klienten einen weitläufigen Raum erschließt, in dem er seine Probleme durchdenken und mit Lösungsmöglichkeiten experimentieren kann« (Hubble, Duncan a. Miller 1999, p. 14). All dies hängt nicht von einem bestimmten Therapiemodell ab. Eine sehr weise Kollegin hat einmal über die Single-Session-Therapie gesagt: »Finde heraus, was sie wollen, gibt ihnen, was sie wollen, und gib ihnen mehr von dem, was sie wollen« (Maureen Osis 2006, persönliche Mitteilung). Wir mögen die Welt durch die Linsen verschiedener Therapiemodelle betrachten, doch unser aller Ziel ist, uns so gut wie möglich für Menschen, die im SSWI-Rahmen zu uns in Kontakt treten, einzusetzen und uns ihre Wünsche anzuhören. Das alles steht im Zentrum unserer Arbeit.

10 Single-Session-Arbeit im kulturellen Kontext von Klienten – eine stärkenbasierte multikulturelle integrative Therapie[32]

Terry Soo-Hoo

Zurzeit besteht im Bereich der Psychotherapie großes Interesse an der Idee, eine Therapie in einer einzigen Sitzung abzuschließen (Talmon 1990; Hoyt a. Talmon 2014a). In ökonomisch schwierigen Zeiten hat eine Psychotherapie sowohl für Einzelpersonen als auch für Familien aus finanziellen Gründen und aufgrund von Zeitmangel eine niedrige Priorität. Erscheint eine Therapie dann doch als erforderlich, bevorzugen viele vermutlich eine kostengünstige und wenig zeitaufwendige Lösung. Auch unabhängig von der Tendenz der Krankenversicherungen, psychotherapeutische Leistungen durch Senkung sowohl der Honorarsätze als auch der Zahl genehmigter Therapiesitzungen immer stärker einzuschränken, ziehen es manche Klientinnen vor, einen Therapeuten nur für eine einzige Sitzung aufsuchen zu müssen. Im Übrigen ist den Angehörigen vieler kultureller Gruppen die westliche Psychotherapie (und insbesondere das Modell der Langzeitpsychotherapie) aufgrund einer völlig anderen Sicht psychischer Gesundheit und Krankheit fremd (Atkinson, Maruyama a Matsui 1978; Sue a. Sue 2013). Diese Menschen lassen sich oft nur sehr zögerlich auf eine Psychotherapie ein. Und selbst wenn sie in dieser Form Hilfe suchen, tun sie es in der Erwartung, die Behandlung schnell, möglicherweise schon nach einer Sitzung, abschließen zu können. Ihre Einstellung lässt sich zusammenfassen in dem Satz: »Geben Sie mir etwas Praktisches mit auf den Weg, das meine Probleme löst, damit ich bald wieder zur Arbeit gehen kann.« Es gibt auch Klienten, die mit der Erwartung kommen, sie würden ein Medikament erhalten, das ihre psychischen Probleme heilt. Zwar wurden bei Medikamenten für die Behandlung von Problemen wie Depressionen einige Fortschritte erzielt, es fehlen aber weiterhin geeignete Medika-

32 Titel ergänzt durch die Übersetzer.

mente für die Behandlung vieler anderer Störungen. Klienten, die mit der Tatsache konfrontiert werden, dass es für sie keine Wunderpille gibt, sind häufig sehr überrascht, wenn sie hören, dass man ihnen nur helfen kann, wenn sie bereit sind, möglicherweise viele Monate lang zu Therapiesitzungen zu erscheinen. In den genannten Fällen kann eine Single-Session-Therapie (SST) sehr nützlich sein. Doch wie bei jeder anderen Psychotherapie müssen Therapeuten auch bei der Arbeit im Sinne des SST-Modells den kulturellen Kontext berücksichtigen, aus dem ihre Klienten stammen und in dem sie leben. Dies ist besonders wichtig, weil die Zeitspanne einer SST-Behandlung so kurz und der Entstehung einer therapeutischen Allianz somit eher hinderlich ist. Therapeuten müssen sehr schnell begreifen, welche kulturellen Einflüsse bei einem Klienten zu berücksichtigen sind, um die Lösung seiner aktuellen Probleme zu erreichen. In diesem Kapitel wird erklärt, warum bei der Durchführung einer SST unbedingt der kulturelle Kontext berücksichtigt werden sollte. Ich konzentriere mich in meiner vorliegenden Darstellung auf die Arbeit mit Amerikanern asiatischer Herkunft – wobei die Berücksichtigung des kulturellen Kontexts natürlich auch bei der Arbeit mit anderen Ethnien wichtig ist. Der später in diesem Kapitel beschriebene Beispielfall veranschaulicht, weshalb man als Therapeut die Sicht der Familie eines Klienten und seine Rolle in der Familie verstehen sollte.

10.1 Eine kollektivistisch geprägte kulturelle Sicht

Für viele Amerikaner ist es heute selbstverständlich, dass Menschen nach Erreichen des Erwachsenenalters ihre Ursprungsfamilie verlassen. Infolge ökonomischer Probleme sind allerdings in den letzten beiden Jahrzehnten immer mehr erwachsene Kinder in ihr Elternhaus zurückgekehrt. Leider empfinden viele Eltern ebenso wie die erwachsenen Kinder diesen Umstand als befremdlich oder gar peinlich – was implizit bedeutet, dass jemand, der seine Ursprungsfamilie verlassen hat, nie mehr zu ihr zurückkehren sollte. Vielleicht empfehlen deshalb viele Psychotherapeuten jungen Erwachsenen, die unter Konflikten mit ihren Eltern leiden, den Haushalt ihrer Ursprungsfamilie zu verlassen, um sich von den Eltern zu distanzieren. Diese Sicht ist offenbar sehr verbreitet. Andererseits berichten viele Klienten, die Empfehlung, sich von ihren Eltern zu trennen, habe ihr Leiden und ihre Konflikte noch verstärkt. Insbesondere asiatisch-amerikanische Klienten haben Therapien aus solchen Gründen oft vorzeitig abgebrochen. Viele asiatische Kulturen sehen die Beziehung zur Ursprungsfamilie und die Trennung von ihr in einem völlig anderen Licht als Menschen europäischer Herkunft. Aus einer kollektivistischen Kultur stammende Menschen messen der *familiären Bezogenheit* meist einen viel höheren Wert bei als *persönlicher Unabhängigkeit.* Deshalb ist es vielfach nicht sinnvoll, asiatischen und asiatisch-amerikanischen Klienten zu raten, sich um ihrer Eigenständigkeit willen von ihrer Ursprungsfamilie zu trennen.

Ein therapeutischer Ansatz kann nur wirksam sein, wenn er in der Lage ist, den kulturellen Kontext der Behandelten zu berücksichtigen (Soo-Hoo 1999). Beispielsweise erwartet in vielen asiatischen Kulturen niemand, dass erwachsene Kinder ihre Ursprungsfamilie verlassen. Ganz im Gegenteil wird es in traditionellen asiatischen Kulturen wie der chinesischen, japanischen, koreanischen und vietnamesischen als normal angesehen, dass ein erwachsener Sohn im Elternhaus bleibt, um für die restliche Familie zu sorgen. Insbesondere dem erstgeborenen Sohn ist es auferlegt, sich um seine alternden Eltern zu kümmern. Töchter bleiben grundsätzlich bis zur Heirat im Elternhaus. Danach gehören sie der Familie ihres Ehemannes an und müssen für ihre Schwiegereltern sorgen. Im Gegensatz zu europäisch geprägten amerikanischen Kulturen spielt in asiatischen Ethnien die Idee, man müsse eine individuelle Existenz und ein Leben unabhängig von der Ursprungsfamilie aufbauen, keine große Rolle. Die größte Verantwortung lastet zwar auf dem erstgeborenen Sohn, aber auch alle übrigen Familienmitglieder sind füreinander verantwortlich. Innerhalb der Familie herrscht ein starkes Gefühl, aufeinander angewiesen zu sein. Selbst wenn ein Familienmitglied nicht mit der Familie zusammenlebt, fühlt es sich nicht von den übrigen Angehörigen getrennt. Man ist und bleibt Teil der Familie, unabhängig von der aktuellen Lebenssituation und vom jeweiligen Aufenthaltsort.

Und selbst wenn asiatisch-amerikanische Klienten sich bestimmte Aspekte der amerikanischen Kultur aneignen, fühlen sie sich oft weiter den traditionellen Werten des Fleißes, der Harmonie, der Verantwortung, des Respekts vor Autorität, der Bedeutung einer guten Ausbildung, des Respekts vor Älteren, der Loyalität der Familie gegenüber, der Selbstdisziplin und der Selbstreflexion verpflichtet

(Lee 1995). In westlichen Kulturen hingegen stehen die »individuellen Lebensziele« im Vordergrund. Demnach sollte jeder Erwachsene seine eigenen Ziele verfolgen, und diese sollten sich von den Zielen der Ursprungsfamilie unterscheiden. Man sollte sich aber darüber im Klaren sein, dass auch in ein und derselben Kultur vielfältige Wertvorstellungen und Verhaltensweisen existieren. Einerseits gibt es diejenigen, die finden, der Einfluss der Familie auf das zukünftige Leben der erwachsenen Kinder sollte eingeschränkt werden, und andererseits findet sich die Ansicht, die Familie solle entscheiden, wie ein erwachsenes Kind sein Leben gestaltet. Wieder andere glauben an eine Art Gemeinschaftsprojekt – daran, dass die Eltern ihre Kinder emotional und finanziell in ihren persönlichen Vorhaben unterstützen sollten. Wie ausgeprägt eine solche Zusammenarbeit ist, variiert von Familie zu Familie. Besonders problematisch ist es, wenn Eltern ihren Kindern jede Möglichkeit verweigern, ihr Leben selbst zu gestalten und eigene Ziele zu definieren. Bowen (1978) bezeichnete dies als *Fusion,* Minuchin (1977) nannte es *Verstrickung (enmeshment).*

Das Verschwimmen der Grenzen zwischen Familienmitgliedern wird *familiäre Verstrickung (family enmeshment)* genannt, ein Zustand, in dem einige Familienmitglieder zu stark mit bestimmten anderen verclincht sind, was sich sowohl auf die Betroffenen als auch auf die Familie insgesamt nachteilig auswirkt. In den letzten 30 Jahren ist immer klarer geworden, dass der Begriff Verstrickung in einem kulturellen Kontext zu verstehen ist. Boyd-Franklin (2003) weist darauf hin, dass in afroamerikanischen Familien oft die Großmutter eine wichtige Rolle spielt, weil sie schwere Belastungen und viel Verantwortung auf sich nimmt und deshalb über viel Macht verfügt. Diese Autorin stellte Minuchins frühe Äußerung infrage, dass es wichtig sei, »die Großmutter zu bewegen, zur Seite zu treten«. Tatsächlich modifizierte Minuchin aufgrund des Feedbacks von Boyd-Franklin und anderen seine Position und erklärte fortan, es sei wichtig, »der Großmutter zu helfen, ihre Rolle in der Familie neu auszuhandeln«. Dies bedeutete insbesondere, dass die Großmutter der jungen Mutter in der Familie gestatten sollte, selbst mehr Verantwortung für die Erziehung ihrer Kinder zu übernehmen. Es ging also nicht darum, die Großmutter zur Seite zu drängen, sodass sie innerhalb der Familie keine Rolle mehr spielte, sondern ihre Rolle so umzugestalten, dass alle Beteiligten sinnvoller am Geschehen in der Familie teilnehmen konnten.

Stellt man sich Grenzen und Verstrickungen innerhalb einer Familie in Form eines Spektrums vor, ist der Punkt, an dem gesunde oder tragfähige Verbundenheit in ungesunde oder problematische Verstrickung umschlägt, je nach Kultur ein anderer. Somit muss jede Beurteilung dieser Art von Dynamik oder Prozess in einer Familie im kulturellen Kontext erfolgen.

Ein generationenübergreifendes Problem

Viele junge asiatisch-amerikanische Klienten, die in ihrem Elternhaus leben, klagen, sie fühlten sich von ihren Eltern oder Familien zu stark kontrolliert. Sie haben Schwierigkeiten, über Differenzen zu verhandeln und sie aufzulösen. Dies gilt insbesondere für erwachsene Kinder, die stärker von der amerikanischen Kultur geprägt sind als ihre weiterhin in der Kultur ihres Heimatlandes verwurzelten Eltern. Solche Klienten berichten ihren Therapeuten oft, sie fühlten sich kontrolliert, dominiert und unterdrückt und hätten das Gefühl, ihnen fehle jeder Spielraum für eigenständige Entscheidungen. Ihre Eltern gestatten ihnen nicht, nach ihren eigenen Vorstellungen einen Beruf zu wählen. Auch soziale Aktivitäten wie das Ausgehen mit Freunden und spätes Zubettgehen führen oft zu Konflikten. Ebenso kann das Dating starke Spannungen zwischen jungen asiatisch-amerikanischen Erwachsenen und ihren Eltern hervorrufen. Asiatischstämmige Eltern beanspruchen einen gewissen Einfluss auf die intimen Kontakte ihrer Kinder – zu deren Leidwesen. Dies gilt insbesondere für junge asiatisch-amerikanische Frauen, die sich in den USA ohnehin in einer schwierigen Position befinden, da von ihnen erwartet wird, in der Familie viel Verantwortung zu übernehmen, obwohl sie geringer geschätzt werden als ihre Brüder. Auf der erstgeborenen Tochter lastet ein ungeheurer Druck, weil sie die Gehilfin der Mutter ist und für das Wohl der ganzen Familie und insbesondere kleinerer Geschwister sorgen muss. Das gilt insbesondere, wenn die Mutter nicht anwesend ist (was ziemlich oft der Fall sein kann, wenn die Mutter lange arbeiten muss). Gewöhnlich sorgt man sich in den Familien asiatischstämmiger Amerikaner stärker um die Frauen (hauptsächlich wegen vermeintlich außerhalb der Familien lauernder Gefahren), und sie werden stärker in ihrer Bewegungsfreiheit eingeschränkt (Baruth a. Manning 1999). Wenn die Familie noch auf die Hilfe der erstgeborenen Tochter im Haushalt angewiesen ist, kann eine Krise entstehen, sobald die Tochter anfängt, mit Männern auszugehen, und sich eine Liebesbeziehung anbahnen könnte. Dies kann die Stabilität der Familie erschüttern, weil die anderen Familienmitglieder fürchten, sie könnten eine wichtige Helferin verlieren. Intensivieren kann sich der Konflikt, wenn die Tochter sich abmüht, ihre persönlichen Bedürfnisse und Ziele mit denjenigen ihrer Familie in Einklang zu bringen. Weiterhin wird eine asiatisch-amerikanische junge Frau mit widersprüchlichen kulturellen Werten konfrontiert, weil die amerikanische Mainstream-Gesellschaft von ihr erwartet, selbstsicher aufzutreten und ihren eigenen Standpunkt zu vertreten, um »unabhängiger« zu werden. Im Übrigen schaden Rassismus und Vorurteile gegenüber ethnischen Minderheiten und insbesondere asiatischstämmigen Menschen dem Selbstbild der jungen Frau und ihrem Ringen um eine positive Selbstsicht (Fernando 1984; Kitano a. Maki 1996). Viele Therapeuten sehen in solchen Problemen das Ringen junger asiatisch-amerikanischer Klienten mit »Individuation und Trennung« von ihren Familien. Sie nehmen an, die Betroffenen könnten sich schlecht abgrenzen und seien unverhältnismäßig stark mit ihren Eltern und ihrer Kernfamilie verbandelt. Deshalb raten Therapeuten ihnen oft, sich von ihren Eltern zu trennen. Die Töchter müssten ihre eigenen Interessen und Ideen entwickeln, »um eigene Träume verwirklichen zu können«. Oft hören sie: »Sie müssen aufhören, sich wegen Ihrer Eltern Sorgen zu machen. Sie sollten mehr an sich selbst denken.«

Therapeuten sollten grundsätzlich den kulturellen, soziopolitischen und ökonomischen Kontext berücksichtigen, in dem derartige Probleme auftreten. Asiatisch-amerikanische Klienten empfinden kulturbewusste Berater als glaubwürdiger und kulturell kompetenter (Gim, Atkinson a. Kim 1991; Zhang a. Dixon 2001). Dies gilt insbesondere in einer Kurzzeittherapie und ist sogar noch wichtiger, wenn nur eine einzige Sitzung stattfinden soll.

10.2 Der theoretische Rahmen

Eine allgemein anerkannte Theorie der SST gibt es bisher noch nicht (Hoyt a. Talmon 2014a). Deshalb sollten Therapeuten, die eine SST durchführen wollen, eine klare Vorstellung davon haben, was eine erfolgreiche Therapie ausmacht. Diese Prinzipien können sie nutzen, um ihre Arbeit mit Klienten im beabsichtigten Zeitrahmen so effektiv wie möglich zu gestalten. Gehen Klienten mit dem Bewusstsein an ihre Therapie heran, dass nur sehr begrenzte Zeit zur Verfügung steht (aus welchen Gründen auch immer), kann der Therapeut seine therapeutischen Prinzipien unter Berücksichtigung der zeitlichen Beschränkungen anwenden. Im Folgenden wird ein Therapiemodell beschrieben, das ich *Strength-Based Multicultural Integrative Therapy* (»Stärkenbasierte multikulturelle integrative Therapie«) nenne und das sich leicht auf die SST-Arbeit abstimmen lässt (Soo-Hoo 1999, 2005a, 2005b, 2013). Viele für diesen Ansatz charakteristische Konzepte entstammen dem Therapiemodell des Mental Research Institute (MRI), doch er umfasst auch Bestandteile anderer Modelle.

(1) Entwickeln einer therapeutischen Allianz und eines Vertrags für die gemeinsame Arbeit

Wie bei den meisten Therapiemodellen besteht auch bei diesem der erste Schritt darin, eine Allianz mit dem Klienten aufzubauen. Dabei müssen alle Aspekte einer guten Therapie berücksichtigt werden, beispielsweise Empathie, positive Aufmerksamkeit, Respekt usw. Dies bedeutet auch, dass die Klienten dazu gebracht werden müssen, ihren Therapeuten zu gestatten, in ihre Welt einzutreten und sich insbesondere für das aktuelle Problem wichtige Aspekte ihrer Welt anzuschauen. Duncan et al. (2010) stellten fest, dass erstaunliche 30 Prozent der Varianz erfolgreicher Behandlungsresultate dem positiven Charakter der Beziehung zwischen Therapeuten und Klienten zuzuschreiben sind.

(2) Das Problem identifizieren

Die Klienten müssen ihre mit dem aktuellen Problem verbundenen Geschichten erzählen. Dabei geht es darum, das Problem, das ein Klient lösen will, zu erkennen und zu definieren. Es muss sehr präzise gefasst werden. Vage, unscharfe Probleme lassen sich nur schwer auflösen. Außerdem sollte es in einem Bezug zum Hier und Jetzt definiert werden – woran die Erwartung geknüpft ist, dass sich das Resultat der Arbeit oder die Auflösung des Problems klar beobachten und messen lässt.

(3) Wie der Klient das Problem wahrnimmt

Therapeuten sollte klar sein, wie ihre Klienten ihr Problem selbst sehen. Dazu ist ein gewisses Verständnis ihrer kulturellen Wurzeln, ihrer Glaubenssysteme, ihrer Werte, ihrer Sprache und anderer Faktoren notwendig, die ihre Sicht ihres Problems beeinflussen. Dies wird »Bezugsrahmen des Klienten« genannt (Soo-Hoo 1999). Der Klient muss das Gefühl haben, dass seine Erzählung angehört und verstanden wird. Der Therapeut versucht herauszuhören, was besondere Bedeutung hat. Milton Erickson (Rossi a. Ryan 1985) empfahl Therapeuten, sich auf das zu konzentrieren, was Klienten selbst vorbringen, statt das Problem aus ihrer eigenen Sicht zu definieren. Das ist deshalb besonders wichtig, weil die Art, wie Klienten eine Problemsituation wahrnehmen, über ihr Verhalten dem Problem gegenüber entscheidet. Der Therapeut *betritt die Welt des Klienten*, indem er dessen Wahrnehmung und ihre Bedeutung versteht. Er muss herausfinden, welche Wahrnehmungen des *Klienten* eine befriedigende Lösung des Problems verhindern.

(4) Welche Versuche, das Problem zu lösen, wurden bereits unternommen?

Hier wird festgestellt, wie ein Klient sein Problem schon zu lösen versucht hat. Dazu muss festgestellt werden, was von dem bereits Versuchten zumindest teilweise und was definitiv *nicht* »funktioniert« hat. Ein wichtiger Grundsatz des *Interactional-strategic Approach* des MRI (Watzlawick, Weakland a. Fisch 1974; Fisch, Weakland a. Segal 1982; Fisch a. Schlanger 1999) lautet, dass *die längerfristige Arbeit mit bereits versuchten Lösungen, die sich als ineffektiv erwiesen haben, das Problem oft verschärft und neue, effektivere Lösungen behindert*. Hingegen sollte man Verhaltensweisen und Lösungsansätze, die sich bereits als nützlich erwiesen haben, *fördern* und Klienten von nachweislich unwirksamen *abbringen*. Dies wird »Durchbrechen des Problemzyklus« oder des »Interaktionszyklus«, der das Problem perpetuiert, genannt. Probleme manifestieren sich nicht nur in einer einzigen Person. Sie treten auf, weil bestimmte zentrale Personen die Probleme sehen und mit anderen zentralen Personen im Umfeld der Probleme interagieren.

(5) Aktivieren der Stärken des Klienten

Sehr häufig werden Klienten, wenn sie mit einer Therapie beginnen, von Gefühlen der Überforderung, Erschöpfung, Machtlosigkeit, Hilflosigkeit, Hoffnungslosigkeit und Inkompetenz geplagt, was teilweise auf ihrer Unfähigkeit, ihr aktuelles Problem zu lösen, beruht. Bevor Klienten bereit sind, sich neue Möglichkeiten des Umgangs mit Problemen zu eigen zu machen, müssen ihre Therapeuten ihnen helfen, zu ihren Stärken und Ressourcen in Kontakt zu treten. So wie Duncan et al. (2010) herausfanden, dass 30 Prozent der Varianz von Behandlungsresultaten der »positiven Beziehung« zwischen Klienten und Therapeuten zuzuschreiben sind, stellten sie auch fest, dass 40 Prozent auf »Klientenfaktoren« zurückgehen. Das sind die Stärken und Ressourcen, die Klienten in die Therapie mitbringen, sowie ihre Motivation. Gelingt es Therapeuten, Klienten zu helfen, diese alle zu nutzen, wird auch ihre Fähigkeit, ihr aktuelles Problem zu meistern, aktiviert und gestärkt. Die Klienten müssen spüren: »Ich weiß, dass ich ein guter und starker Mensch bin, und ich weiß auch, dass ich dieses Problem mit der richtigen Art von Hilfe lösen kann!«

(6) Verändern der Problemwahrnehmung

Wenn der Therapeut den Bezugsrahmen des Klienten oder die Bedeutung, die er der Problemsituation zuschreibt, versteht, muss er herausfinden, an welchen Elementen dieses Bezugsrahmens der Klient starr und unerschütterlich festhält und hinsichtlich welcher Elemente sich seine Wahrnehmung eventuell verändern lässt. Das aktuelle Problem ist eng verbunden mit der Art, wie der Klient die Problemsituation sieht und wie er auf dieser Grundlage mit anderen an der Situation Beteiligten interagiert. Das ineffektive Interaktionsmuster verhindert die Lösung des Problems (Fisch, Weakland a. Segal 1982). Deshalb muss dem Klienten geholfen werden, sich neue Arten, sich selbst und die Problemsituation zu sehen, anzueignen. Diese Neurahmung (oder Umdeutung) des Problems muss mit der Kultur, dem Glaubenssystem und den Werten des Klienten in Einklang stehen und eine kognitive Veränderung seiner Problemwahrnehmung ermöglichen. Die Veränderungen sollen ihm helfen, seine Probleme auf neue und produktivere Art zu sehen, was wiederum effektivere Lösungen ermöglicht (Soo-Hoo 1999, 2005a, 2005b). In diesem Rahmen werden die Stärken und Schwächen eines Klienten geprüft, um seine Stärken zur Überwindung seiner Schwächen nutzen zu können.

(7) Entwickeln neuer Lösungsmöglichkeiten

Nachdem der Therapeut in den vorangegangenen Schritten in die Welt des Klienten eingetreten ist, erforscht er dort neue Lösungsansätze. Auf der Veränderung der Wahrnehmung aufbauend, arbeitet er mit dem Klienten zusammen an der Entwicklung neuer Verhaltensweisen oder Annäherungen an das Problem, wodurch eine deutliche Abwendung von den zuvor versuchten ineffektiven Lösungen stattfindet. Ziel ist nicht nur, die weitere Nutzung von Lösungsansätzen, die offenbar nicht ihren Zweck erfüllen, zu unterbinden, sondern es geht auch darum, stattdessen neue Möglichkeiten zu entwickeln, die in eine andere Richtung zielen oder einer anderen Kategorie zuzurechnen sind. Dies wird oft als »180 Grad«-Wende oder *Lösung zweiter Ordnung* bezeichnet und soll Klienten aus dem *Problemzyklus* befreien (Watzlawick, Weakland a. Fisch 1974; siehe auch Soo-Hoo 2019). Im Mittelpunkt der Arbeit stehen dabei kleine Schritte, die sich zu größeren Schritten verbinden. Auch hier ist wichtig, dass jeder neue Lösungsansatz in den kulturellen Kontext des Klienten passt (Soo-Hoo 1999, 2005a, 2005b).

Das folgende Fallbeispiel beschreibt detailliert, wie man dieses Modell im SST-Format umsetzen kann, indem man sich im kulturellen Kontext einer Klientin bewegt.

10.3 Fallbeispiel: Die junge Haushaltshilfe

Mai war 26 Jahre alt und in Vietnam als Kind vietnamesischer Eltern geboren. Als die Familie in die Vereinigten Staaten emigrierte, war sie fünf Jahre alt gewesen. In der Therapie erklärte sie gleich zu Beginn, sie habe ziemlich negative Vorstellungen von einer Psychotherapie. Ihr erstes Erlebnis mit einem Therapeuten drei Monate zuvor war für sie nicht gerade hilfreich gewesen, und sie hatte sich danach noch schlechter als vorher gefühlt. Den Kontakt zu diesem Therapeuten hatte sie gleich nach der ersten Sitzung abgebrochen. Der Therapeut habe ihre Kultur nicht verstanden und ihr Vorschläge gemacht, die sie »ziemlich angewidert« hätten. Daher hatte sie sich zu einem Versuch mit einem asiatisch-amerikanischen Therapeuten entschlossen, weil sie sich davon bessere Resultate versprach; deshalb hatte sie mich um einen Termin gebeten. Ich war ihr von einer chinesisch-amerikanischen Sozialarbeiterin empfohlen worden, die Mais Vater betreut hatte. Sie hatte Mai erklärt, dass sie möglicherweise von der Arbeit mit einem chinesisch-amerikanischen Psychologen, der viel Erfahrung mit asiatisch-amerikanischen Klienten aus verschiedenen Ländern habe, profitieren werde.

Wie ich an anderer Stelle erläutert habe (Soo-Hoo 2013), wurde ich in Hongkong geboren und bin im Alter von sechs Jahren in die USA gekommen. Nach langjähriger Arbeit in klinischen Ambulanzen arbeite ich jetzt als Psychologie-Professor an einer Universität in Nord-Kalifornien. Man könnte sich fragen, welchen konkreten Vorteil es haben soll, dass eine vietnamesisch-amerikanische Klientin von einem chinesisch-amerikanischen Therapeuten betreut wird. Zwar unterscheiden sich beide Herkunftsländer hinsichtlich ihrer Sprache, Kultur und Geschichte usw. stark von den USA, aber die chinesische und die vietnamesische Kultur weisen bestimmte ähnliche Muster auf (Sue a. Sue 2013; Lee 1997). Die größte Gemeinsamkeit zwischen ihnen ist zweifellos ihre stark kollektivistische Orientierung. Außerdem ähneln sich die familiären Muster und die konfuzianischen Werte der vietnamesischen und chinesischen Kultur. Diese Ähnlichkeiten ermöglichen es einem chinesisch-amerikanischen Therapeuten, im Umgang mit den kulturspezifischen Überzeugungen einer vietnamesisch-stämmigen Klientin ihre multikulturelle Kompetenz zu beweisen. Wang und Kim (2010) haben festgestellt, dass diese Fähigkeit von Klienten als Beweis für die größere Kompetenz von Therapeuten wahrgenommen wird. Asiatisch-amerikanische Therapeuten (chinesisch-amerikanische, japanisch-amerikanische, koreanisch-amerikanische, vietnamesisch-amerikanische) erwiesen sich ebenfalls als fähig, asiatisch-amerikanischen Klienten zu helfen, kulturaffine Strategien für den Umgang mit ihren Problemen zu entwickeln (Sue 1981).

Mai befand sich in einer Krise und wünschte sich so rasch wie möglich konkrete Hilfe bei der Lösung ihres Problems. Sie hatte das Gefühl, nicht wie bisher weitermachen zu können. Sie erklärte auch, sie habe sehr wenig Zeit, und es sei schon schwierig für sie, zu einem ersten Termin zu kommen. Es war also von vornherein klar, dass sie bereit war, sofortige Hilfe anzunehmen, und dass sie nicht wusste, ob sie zu weiteren Therapiesitzungen überhaupt würde erscheinen können. Ich erklärte ihr daraufhin, in vielen Fällen könne man schon mit einem einzigen Termin vieles erreichen; wir könnten ihre Situation untersuchen und dann entscheiden, wie ihr geholfen werden könne.

Ihr Hauptproblem war das Gefühl, ihrer familiären Situation nicht gewachsen zu sein. Sie hatte in der Familie die Aufgabe, sich um ihren sechzigjährigen Vater zu kümmern, der infolge vieler belastender Erlebnisse und Krisensituationen während des Vietnamkriegs unter einer posttraumatischen Belastungsstörung litt. In Vietnam war er ein wohlhabender Geschäftsmann gewesen, hatte aber durch die Kommunisten alles verloren und war kurze Zeit inhaftiert gewesen. Mais Vater war ein gebrochener Mann. Er pflegte zu sagen: »Ich habe in Vietnam alles verloren. Für mich gibt es nichts mehr.« Der Vater litt unter einer Depression von klinischer Stärke und weigerte sich, ein Antidepressivum einzunehmen oder eine andere Form von Behandlung zu akzeptieren. Er litt unter hohem Blutdruck, weigerte sich aber, entsprechende Medikamente einzunehmen oder sich gesünder zu ernähren. Er war sehr isoliert, blieb meist zu Hause und hatte kaum soziale Kontakte. Mai berichtete, sie müsse sich um die Erfüllung aller seiner Bedürfnisse kümmern und ihm außerdem Gesellschaft leisten. Er weigerte sich sogar, aus dem oberen Stockwerk ins Erdgeschoss zu kommen, um dort zu jemandem in Kontakt zu treten. Diese Isolation verstärkte seine Depression. Mai musste ihm seine Mahlzeiten in sein Zimmer im ersten Stock bringen. Sie sorgte sich, dass ihr Vater bald dahinsiechen werde, wenn es ihr nicht gelänge, ihn aus seiner Depression hervorzulocken. Doch alles, was sie versuchte, schlug fehl. Allerdings versuchte er trotz seiner Depression immer noch, sich massiv in ihr Leben einzumischen. Sie bemühte sich zwar sehr, eine gute und gehorsame vietnamesische Tochter zu sein, aber das brachte ihn nicht davon ab, sie ständig zu kritisieren. Sie hatte gerade eine Beziehung zu einem »Freund« begonnen, und ihr Vater hatte seine Kritik und Feindseligkeit ihr gegenüber deshalb noch einmal verstärkt. Er war strikt gegen den jungen Mann, obwohl dieser, wie Mai erklärte, »ein sehr netter Kerl« sei. Mai vermutete, ihr Vater fühle sich angesichts der Möglichkeit, dass dieser Mann ihm und der Familie seine Tochter wegnehmen könne, bedroht. Auch Mais Mutter hatte etwas gegen ihn. Mai fühlte sich in ihrer Rolle als Haushaltshilfe sehr verantwortlich für ihre Familie, und dieses Gefühl war noch stärker geworden, seit ihre Mutter und ihre drei jüngeren Geschwister den Vater aufgegeben hatten. Der älteste Sohn der Familie war verheiratet, hatte selbst eine zweijährige Tochter und lebte in einer eigenen Wohnung. Zwei jüngere Söhne lebten noch zu Hause und besuchten ein lokales College. Die Mutter arbeitete täglich lange und hatte deshalb nur wenig Energie dafür übrig, sich um ihren Mann zu kümmern. Der Rest der Familie ignorierte den Vater praktisch und erwartete, dass Mai ihn versorgte. Er brachte seine Frustration und Wut seiner ganzen Familie, aber insbesondere ihr gegenüber zum Ausdruck, weil sie ihm zu helfen versuchte und deshalb viel Zeit mit ihm verbrachte, denn sie kümmerte sich um alle seine Bedürfnisse. Druck und Verzweiflung machten ihr sehr zu schaffen. Mai besuchte die Graduate School der lokalen Universität, aber es fiel ihr schwer, sich in der

Schule zu konzentrieren, und sie schlief nachts nicht gut. Sie fühlte sich machtlos und hilflos, weil nichts von dem, was sie versuchte, an ihrer Situation etwas änderte.

Der erste Therapeut, den Mai aufgesucht hatte, meinte, sie kümmere sich zu sehr um ihre Familie. Er hatte ihr geraten, zu lernen, ihre eigenen Wege zu gehen und sich von ihrer Familie und insbesondere von ihrem Vater zu lösen. Sie könne sich nicht ihr ganzes Leben lang um ihren Vater kümmern, sondern müsse ein eigenes Leben aufbauen. Daraufhin hatte sie dem Therapeuten geantwortet, sie wolle weder ihren Vater noch ihre Familie im Stich lassen. Ihr Vater werde sterben, wenn sie nicht mehr für ihn sorge. Und auch ihre übrige Familie, also ihre Mutter und ihre Geschwister, würde nicht überleben, wenn sie nur an sich selbst denke. Als älteste Tochter sei es ihre Pflicht, sich um die Familie zu kümmern, insbesondere angesichts der starken beruflichen Belastung der Mutter.

In den folgenden Abschnitten wird erläutert, wie das zuvor beschriebene Therapiemodell in Verbindung mit adäquater kultureller Kompetenz in solch einer Situation effektiv angewandt werden kann.

Der Problemzyklus

Im Zentrum des *Problemzyklus* oder *Interaktionszyklus* standen Mais Versuche, ihren Vater von seiner Depression zu befreien. Diese »*Lösungsversuche*, die zu nichts führen«, wie der MRI-Ansatz es nennen würde, resultierten daraus, wie sie ihre Rolle in der Familie als deren Haushälterin sah. Das Problem war, dass ihr Vater umso inkompetenter und abhängiger wurde, je nachdrücklicher sie ihn zu retten versuchte, indem sie sich um ihn kümmerte. Weil sie ihm beispielsweise die Mahlzeiten in sein Zimmer brachte, nahm er an, er brauche nichts für sein eigenes Wohl zu tun, nicht einmal ins Erdgeschoss zu kommen, um sein Essen im Speisezimmer zu sich zu nehmen; die Tochter kümmerte sich ja um alle seine Bedürfnisse. Den Rat des ersten Therapeuten, sich von ihrem Vater zu trennen, ihre eigenen Bedürfnisse zu erfüllen und vielleicht sogar ihr Elternhaus zu verlassen, sah Mai als Verlassen ihres Vaters, was ihn, wie sie glaubte, zu einem langsamen und qualvollen Tod verurteilt hätte.

Aufbau einer therapeutischen Allianz durch Eintritt in die Welt der Klientin

Die erste Aufgabe war, Mai dazu zu bringen, zu erzählen, wie es für sie war, sich für ihre Familie so verantwortlich zu fühlen. Der Therapeut würdigte, wie überwältigt Mai sich fühlte. Es musste für sie ziemlich frustrierend gewesen sein, sich so große Mühe zu geben, für alle Familienmitglieder zu sorgen, obwohl niemand ihre Bemühungen wertschätzte. Mai wurde sehr emotional und erklärte, ein Teil von ihr wolle die Familie schlicht verlassen. Ihr war aber auch klar, dass sie es nie schaffen werde, ihr eigenes Leben zu genießen, wenn nach ihrer Trennung von der Familie einem ihrer Mitglieder etwas zustieße. Ich trat zu ihrer kulturellen Welt in Kontakt, indem ich bewundernd anmerkte, ihre kulturellen Werte seien ihr offenbar sehr wichtig. Sie sei eine pflichtbewusste Tochter und müsse ihren Vater wohl sehr lieben, da sie sich so aufopfernd um ihn kümmere. Sie hatte einen großen Teil ihres eigenen Lebens aufgegeben, um für ihn sorgen zu können. Sie erklärte, niemand wisse, wie sehr sie sich um den Vater kümmere und wie viel sie getan habe, um ihm zu helfen. Doch nun sei sie erschöpft und fühle sich von der Situation überfordert. Sie sei gefangen und sehe keinen Ausweg aus ihrer Situation.

Stärken aktivieren

Ich konzentrierte mich darauf, dass Mai es durch ihre Stärke und Resilienz geschafft hatte, ihre Familie in vielen Krisensituationen zusammenzuhalten. Wie war es ihr gelungen, diese schwierigen Situationen zu bewältigen? Wie viel sie für alle Familienmitglieder getan hatte! Und trotz dieser Belastungen hatte sie die Graduate School besucht! Woher kam ihre innere Stärke? Sie erklärte, ihre Liebe und ihre fürsorglichen Gefühle ihrer Familie gegenüber hätten ihr das ermöglicht. Sie war immer stark und resilient gewesen. Ich fragte sie auch, wie es ihr gelungen sei, trotz des starken Drucks und der großen Belastungen in die Graduate School aufgenommen zu werden. Und wie hatte sie einen so wunderbaren Freund gefunden, der sie so gut unterstützte? Sie sagte, sie wünsche sich, mehr Zeit mit ihm verbringen zu können. Auch das Training in einem Fitness-Studio hatte ihr sehr geholfen. Während sich das Gespräch weiter um ihre Stärken und all das, was sie im Laufe der Jahre erreicht hatte, drehte, wirkte sie immer fokussierter und ruhiger.

Verändern der Wahrnehmung

Mais *Bezugsrahmen* oder ihre Wahrnehmung der Problemsituation war: »Mein Vater braucht es, dass ich für ihn sorge« und: »Er wird sterben, wenn ich das nicht tue!« Dies war ein fest verankerter Rahmen, und ihrem vorherigen Therapeuten war es nicht gelungen, sie von dieser Überzeugung abzubringen. Dieser Bezugsrahmen war tief in ihrer Kultur und im Erleben ihrer familiären Realität verwurzelt. Meine Aufgabe bestand nicht darin, sie von ihrer Überzeugung abzubringen und ihr klarzumachen, sie müsse sich um ihr eigenes Leben kümmern und ihren Vater sich selbst überlassen. Um ihr bei der Entwicklung einer anderen Einstellung zu diesem Problem zu helfen, musste ich sie darin unterstützen, eine neue Sicht ihrer Rolle zu entwickeln. Diese neue Sicht musste ihrem kulturellen Kontext entsprechen.

Veränderung der Sicht ihrer Rolle

Weil Mai ihre Rolle als gute Seele der Familie nicht aufgeben wollte, war es sinnvoller, sie zu fragen: »Wie können Sie effektiver für Ihren Vater sorgen?« Ihre Bemühungen, ihm zu helfen, waren bisher erfolglos geblieben und hatten die Situation offenbar noch verschlimmert. Je intensiver sie sich um ihn gekümmert hatte, umso hilfloser und abhängiger war er geworden.

Verändern der Sichtweise des Vaters

Ich untersuchte gemeinsam mit der Klientin, ob und inwiefern ihr Vater unter einem »Trauma« litt. Ein Trauma ist eine Verletzung des Geistes, des Körpers und der Seele. Westliche psychologische Ansätze, die nur den Geist behandeln, hatten bei Mais Vater nicht viel bewirkt. Deshalb schlug ich der Klientin vor zu versuchen, Geist, Körper und Seele ihres Vaters zu stärken. Dazu war sie bereit. Tat sie Dinge für ihren Vater, die dieser eigentlich selbst hätte tun können, verstärkte sie dadurch bei ihm den Glauben, er sei zu schwach, um auch nur die kleinste Kleinigkeit selbst zu erledigen. Dadurch wurden Geist, Körper und Seele bei ihm noch weiter geschwächt. Deshalb war das Wichtigste, was Mai für ihren Vater tun konnte, ihm zu helfen, stärker zu werden und mehr in die eigenen Hände zu nehmen. Diesem Ziel musste sie sich allerdings in sehr kleinen Schritten nähern.

Stärkung des Körpers

Weil körperliche Fitness für Mai sehr wichtig war (sie trainierte und arbeitete mit Gewichten), fragte ich sie, ob ihr der Begriff *Muskelatrophie* bekannt sei. »Muskeln, die nicht trainiert werden, bilden sich mit der Zeit zurück.« Wenn ihr Vater sein Zimmer nicht einmal zu den Mahlzeiten verließ und nie die Treppe hinunterstieg, würden seine Muskeln allmählich immer schwächer werden. »Haben Sie, wenn Sie Gewichte heben, schon einmal jemanden gebeten, das Heben für Sie zu erledigen?« Sie lachte und sagte, so etwas wäre doch albern. Ich bestätigte das und ergänzte: »Wenn Ihr Vater seine Muskeln wieder aufbauen will, muss er seine Gewichte selbst heben!«

Stärkung des Geistes

Traumatisierte sind in einem Zyklus der Negativität gefangen. Sie verbreiten ständig negative Botschaften über sich selbst wie: »Ich kann gar nichts machen!«, »Ich bin hilflos und ohne Hoffnung!«, »Ich bin völlig nutzlos!«, »Niemand kümmert sich um mich!« usw. Ich erklärte Mai, um den Geist ihres Vaters zu stärken, müsse sie solchen Botschaften entgegentreten. Ich empfahl ihr, darüber nachzudenken, wie sie ihm klarmachen könne, dass er ein guter, starker und kompetenter Mensch sei, dass er anderen Menschen, die ihn liebten, wichtig sei. Ich erklärte ihr: »Sie müssen diese Botschaften aber nicht nur durch Worte übermitteln, sondern sie auch durch Ihr Verhalten und Ihr Handeln ausdrücken. Welche Verhaltensweisen könnten ihm diese Botschaften nahebringen?« Ich warnte sie: »Wenn er dazu bereit ist, kann er über seine wirtschaftlichen Erfolge reden. Aber das wird er vielleicht anfangs nicht wollen.«

Stärkung der Seele

Ich erklärte Mai, dass es nichts bringe, ihren Vater zu drängen, sich um sich selbst zu kümmern. »Seine traumatisierte Seele fürchtet sich immer noch und glaubt nicht an sich. Dieser Anteil von ihm setzt Sie dann unter Druck, weiter Dinge für ihn zu erledigen und ihn wie ein Kind zu behandeln. In seinem Interesse müssen Sie ihm gegenüber stark auftreten. Widersetzen Sie sich seinem Druck, an seiner Stelle aktiv zu werden und ihn zum Baby zu machen! Denken Sie darüber nach, wie Sie seine Seele aufwecken können, indem Sie an seine Liebe und Fürsorge gegenüber der eigenen Familie appellieren. Seine Familie braucht ihn!«

Eine »180-Grad-Wende« hinsichtlich möglicher Lösungen

Eine Möglichkeit, die Mai hatte, die Stärke ihres Vaters zu aktivieren, bestand darin, sich rarer zu machen und dies eher liebevoll auszudrücken, als ihn brüsk zurückzuweisen oder sich feindselig zu äußern. Als Erstes müsste sie ihn dazu bringen, häufiger sein Zimmer zu verlassen und dadurch seine Isolation zu verringern. Ihn zu ermahnen, zu kritisieren und ihm ins Gewissen zu reden, weil er sich weigerte, zu den Mahlzeiten die Treppe hinabzusteigen, hatte zu nichts geführt. Offenbar musste sie versuchen, das Ziel mit einer anderen Methode zu erreichen. »Zunächst müsste man bei der Zubereitung jeder Mahlzeit sehr starke Gerüche produzieren. Dann müsste man alle Türen in Richtung seines Zimmers öffnen, damit die köstlichen Düfte ganz bestimmt sein Zimmer erreichten. Derweil müsste die Familie unten am Esstisch warten. Das könnte zwar eine Weile dauern, aber es werde dem Vater schließlich schwerfallen, dem anregenden Duft zu widerstehen, und sein Hunger werde dann die Entscheidung für ihn treffen. Wenn er schließlich die Treppe hinabsteige, um in den Genuss der Köstlichkeit zu kommen, solle sich niemand überrascht zeigen, sondern alle sollten so tun, als sei die Anwesenheit des Vaters völlig normal und von allen erwartet worden.«

Ebenso wichtig war es, die Rolle des Vaters zu verändern, indem man an seine innere Stärke appellierte. »Können Sie Ihrem Vater plausibel machen, dass Sie nicht so stark sind, wie Ihre Familie es vielleicht glaubt? Tatsächlich benötigen Sie seine Hilfe viel dringender, als ihm bewusst ist. Machen Sie ihm klar, dass er sich um sich selbst und andere nur kümmern kann, wenn er sich nicht ausschließlich auf Worte verlässt, sondern das Gemeinte auch durch sein Verhalten zum Ausdruck bringt. Ihnen werde erst jetzt deutlich, dass Sie die Anleitung und Bestätigung Ihres Vaters bräuchten.«

Veränderung des Interaktionszyklus

Um den Interaktionszyklus zu unterbrechen, erläuterte ich weiter: »Vielleicht übermittelt er Ihnen aber auch weiterhin Botschaften, die auf Kontrolle abzielen. Beispielsweise könnte er Ihnen vorwerfen, Sie würden sich nie anhören, was er zu sagen habe. ›Ich habe dir doch gesagt, dass es keine gute Entscheidung war, sich mit diesem jungen Mann einzulassen.‹ Sein Trauma beeinträchtigt sein Urteilsvermögen. Er hat ein Recht auf seine traditionellen Überzeugungen, aber für Sie ist auch wichtig, Ihr eigenes Urteil zu entwickeln. Ist Ihre

Beziehung zu diesem jungen Mann gut für Sie? Und wird sie sich längerfristig für die Familie als gut erweisen? Versuchen Sie *nicht,* sich zu verteidigen und im derzeitigen Zustand mit Ihrem Vater zu streiten; das ist wichtig. Machen Sie ihm klar: ›Ich respektiere dich und schätze dich, und ich weiß, dass ich für dich wichtig bin. Ich bin aber noch dabei, meinen eigenen Standpunkt zu identifizieren, und ich mühe mich damit ab, den richtigen Weg zu finden.‹« Ich bestärkte Mai in ihrem Bemühen, ihren Vater dazu zu bringen, ihr von seinen Erlebnissen in Vietnam zu erzählen, um ihnen beiden zu ermöglichen, sich einander näher zu fühlen. Sei der richtige Zeitpunkt gekommen, könnte sie zu ihm sagen: »Ich weiß, dass du viele Tragödien, Schwierigkeiten und Enttäuschungen erlebt hast. Und ich möchte etwas aus deinem Leben lernen und aus dem, was du erlebt hast, Stärke beziehen. Als deine Tochter möchte ich von deiner Stärke profitieren.« Ich erklärte weiter: »Vielleicht wird Ihr Vater über seine Erlebnisse in Vietnam zunächst nicht sprechen wollen. Sie können ihn aber dazu ermutigen, indem Sie sich interessiert zeigen, mehr über Ihre Familie zu erfahren, weil Sie zu jener Zeit noch sehr jung waren und nicht viel von dem, was geschah, mitbekommen haben.« Schließlich äußerte sich Mai sogar interessiert, im Rahmen eines ihrer Kurse einen Aufsatz über die Reise ihrer Familie zu schreiben.

Eine weitere Rollenveränderung

Mai versuchte ihren Vater auch dazu bringen, mehr Zeit mit der zwei Jahre alten Tochter seines ältesten Sohnes zu verbringen. Die Familie war bisher der Meinung gewesen, dem Vater sei nicht zu trauen, und die Familienangehörigen fürchteten, er habe keinen guten Einfluss auf das zweijährige Kind. Nachdem einige Vorsichtsmaßnahmen getroffen waren, konnte Mai darüber nachdenken, wie ihr Vater mehr Zeit mit seiner Enkelin verbringen könnte. Dadurch werde sich auch seine Rolle verändern, und er würde sich von einem »nutzlosen verschlossenen Einsiedler«, der nichts zu bieten hatte, in einen »liebevollen Großvater« verwandeln, der seine Enkelin mit positiver Energie versorgen könne.

10.4 Resultat des Fallbeispiels

Ich habe Mai nur dieses eine Mal getroffen. Sie erklärte später, die Sitzung sei »nützlich« gewesen, und sie vereinbarte keinen weiteren Termin mit mir. Allerdings machte sie sich Notizen und schrieb sich, bevor sie nach Hause aufbrach, einige wichtige Ideen auf, die sie sich merken wollte. Einen Monat später rief Mai mich an und berichtete über eine erstaunliche Transformation. Zum Zeitpunkt ihrer Therapiesitzung bei mir hatte sie sich überwältigt, hilflos, depressiv und verängstigt gefühlt. Am Telefon klang sie nun deutlich zuversichtlicher, selbstsicherer, voller Energie und glücklich. Ihr Denk- und Urteilsvermögen wirkte klar. Sie berichtete, die Situation ihres Vaters habe sich deutlich gebessert. Er sei viel selbstständiger als früher, isoliere sich nicht mehr so stark und besuche mindestens zweimal wöchentlich Freunde. Ich unterstützte Mai in ihren Bemühungen und leitete sie dazu an, die nächsten Schritte, über die wir in unserer Therapiesitzung gesprochenen hatten, in Angriff zu nehmen.

Drei Monate später rief Mai erneut an und berichtete über weitere Fortschritte im Verhalten ihres Vaters und in ihrer gemeinsamen Beziehung. Er fuhr wieder eine längere Strecke mit seinem Auto, um einen Freund zu besuchen, und verbrachte viel mehr Zeit mit seiner zweijährigen Enkelin. Das schien ihm zu gefallen. Mais Beziehung zu ihrem Vater war nun viel erfreulicher als vorher, und es kam seltener zu Konflikten. Er versuchte zwar immer noch, ihr seine Ansichten aufzudrängen, indem er ihr nahelegte, was sie tun solle. Sie konnte aber viel besser mit solchen Äußerungen umgehen. Auch berichtete sie, ihre Freunde und die anderen Familienmitglieder hätten gesagt, sie sei nun viel offener als vorher, und es sei angenehmer, mit ihr umzugehen. Ich unterstützte sie telefonisch weiter in ihren Bemühungen und half ihr, die nächsten Schritte zur Verbesserung der familiären Situation zu planen.

Sechs Monate nach unserer einzigen Sitzung rief sie noch ein letztes Mal an und berichtete, nun habe sich auch die Gesundheit ihres Vaters gebessert, und er kümmere sich noch deutlich mehr um sein eigenes Wohl. Sie konnte nun auch besser mit ihm reden und hatte ihn dazu gebracht, über seine Erlebnisse in Vietnam zu sprechen. Seine Inhaftierung hatte zwar nur wenige Tage gedauert, war für ihn aber trotzdem ziemlich traumatisch gewesen. Er war in dieser Zeit körperlich und psychisch schwer misshandelt worden. Er erzählte ihr auch von vielen Notlagen und Enttäuschungen, die er erlebt hatte, sowie davon, wie er das Familienunternehmen verloren hatte und wie verheerend das für ihn gewesen sei. Er hatte sich deswegen wie ein Versager gefühlt, und nun war ihm nichts mehr geblieben. Mai fragte ihn auch nach seinen Erfolgen. Wie war es ihm gelungen, mit seiner ganzen Familie aus Vietnam nach Amerika überzusiedeln? Worauf war er stolz? Er erzählte ihr von positiven Erlebnissen und davon, dass er als Geschäftsmann wirklich sehr gut gewesen sei. Was er sich für seine Kinder wünsche? Ob er wolle, dass seine Kinder so aufwüchsen wie er selbst? Wenn der Vater besonders schmerzliche Geschichten erzählte, weinte er. Die Zeiten des Geschichtenerzählens wurden so (sowohl für Mai als auch für ihren Vater) zu wunderbaren »Heilungsreisen«. Ihr Vater half nun auch auf Teilzeitbasis seinem Freund in dessen Import-Export-Unternehmen. Als er wieder mehr Energie hatte und auch noch Geld mit nach Hause brachte, konnte Mais Mutter ihre Arbeitszeiten reduzieren. Weil dadurch der auf ihr lastende Druck verringert wurde, war sie weniger gestresst und weniger verbittert und verhielt sich gegenüber ihrem Mann freundlicher und positiver. So gestaltete sich auch die Beziehung zwischen den Eheleuten deutlich besser. Und Mai konnte mehr Zeit mit ihrem Freund verbringen und war weniger oft zu Hause. Wie sie berichtete, kam sie auch im Graduiertenprogramm der lokalen Universität viel besser zurecht als vorher.

10.5 Zusammenfassung

Das Fallbeispiel in diesem Kapitel veranschaulicht, dass die Arbeit mit einer Klientin in einer einzigen Sitzung zu sehr nützlichen Resultaten führen kann. Allerdings dauerte die Sitzung in diesem konkreten Fall zwei Stunden, also nicht nur die sonst übliche eine Stunde. Manchmal deutet schon die Art, wie eine Klientin sich vorstellt, darauf hin, dass sie bereit ist, ernsthaft an der Lösung eines Problems zu arbeiten. In solchen Fällen ist es wichtig – wie Hoyt und Talmon (2014a) es ausgedrückt haben –, »den Augenblick zu nutzen«. Therapeuten sollten stets die Gelegenheit wahrnehmen, einem Menschen beizustehen, der ernsthaft Hilfe sucht. Im vorliegenden Fall wurden Veränderungen eingeleitet, die zu weiteren Veränderungen und zum Positiven führten.

Das Fallbeispiel veranschaulicht, wie man einen klinischen Ansatz zur Behandlung junger asiatisch-amerikanischer Klienten nutzen kann, ohne sie aufzufordern, sich von ihren Eltern zu trennen, und wie man ihnen stattdessen helfen kann, den Kontakt zu ihren Eltern auf eine für alle Beteiligten sinnvolle Weise aufrechtzuerhalten. Im hier beschriebenen Fall gelang es allen Familienmitgliedern, ihre Rollen neu zu fassen und ihre Grenzen neu zu definieren, mit der Folge, dass die Beziehungen zueinander für alle befriedigender wurden. Diese Lösung war mit dem »kulturellen Kontext« der Klientin besser vereinbar. Letztlich erfüllen klinische Interventionen nur dann ihren Zweck, wenn die Klienten sie als mit ihrem kulturellen Kontext im Einklang akzeptieren. Es mag Situationen geben, in denen es das Beste ist, einer Tochter zum Verlassen ihres Elternhauses zu raten. Doch sollten in solchen Fällen Klientin und Therapeut gemeinsam erwägen, welche Lösung in Übereinstimmung mit dem kulturellen Kontext der Klientin sinnvoll ist, statt die Entscheidung der kulturellen Voreingenommenheit des Therapeuten zu überlassen.

Im hier beschriebenen Beispielfall arbeitete ein asiatisch-amerikanischer Therapeut mit einer asiatisch-amerikanischen Klientin. Natürlich könnte man sich fragen, wie die Situation aussähe, wenn der Therapeut aus einem deutlich anderen kulturellen Umfeld als die Klientin stammte. Entscheidend für den erfolgreichen Verlauf einer Therapie ist die Fähigkeit des behandelnden Therapeuten, sich in die Welt seiner Klienten zu versetzen und in deren einzigartiger Welt zu arbeiten, statt sie zu zwingen, in der Welt des Therapeuten zu agieren. Der Therapeut muss folglich in der Lage sein, die Situation insbesondere im Hinblick auf das aktuelle Problem des Klienten wie dieser zu sehen. Außerdem muss er ein gewisses Verständnis für die Welt des Klienten entwickeln, insbesondere für das, was in dieser Umgebung besonders wichtig ist. Im beschriebenen Fall musste der Therapeut einige zentrale kulturelle Konzepte berücksichtigen. Eines davon war, dass die Klientin ihr Engagement in ihrer Ursprungsfamilie und ihre Beziehungen zu den anderen Familienmitgliedern durch die Linse einer kollektivistischen Kultur betrachtete. Der zweite wichtige Aspekt war, der Klientin gut zuzuhören, um herauszufinden, was sie tatsächlich wollte. Sie wollte einerseits als pflichtbewusste Tochter ihrem Vater helfen, andererseits aber auch unabhängiger werden und freier leben. Es wäre verlockend für mich gewesen, sie zu ermutigen, ein Wunschziel gegen das andere auszuspielen, ohne jedoch das Wesen des Konflikts völlig verstanden zu haben. Schließlich sollten Therapeuten genau darauf achten, wie ihre Klienten auf therapeutische Interventionen reagieren. Der erste Therapeut der Klientin war der Auffassung gewesen, sie kümmere sich zu sehr um ihren Vater und müsse sich von ihm abgrenzen, um ein eigenes Leben führen zu können. Eine gute Absicht kann man diesem Therapeuten kaum absprechen, aber er ignorierte die Besonderheiten der Situation. Eine besondere Schwierigkeit besteht in solchen Fällen für Therapeuten darin einzuschätzen, wie ihre Klienten auf die Situation reagieren werden. Der erste Therapeut der Frau hätte erkennen können, dass die von ihm empfohlene Intervention nicht positiv aufgenommen worden war, und er hätte sich aufgrund dessen für ein anderes klinisches Vorgehen entscheiden können. Ein kulturell kompetenter Therapeut kann flexibel nach Möglichkeiten suchen, Klienten auf eine Weise zu helfen, die ihren kulturellen Kontext berücksichtigt.

11 Rückkehr »zur Inspektion« – Erfahrungen einer Familie mit einer episodischen Langzeit-Single-Session-Therapie[33]

Karen Story

»Mein Wunsch ist nicht, jeden Patienten für eine Sitzung zu sehen; mein Wunsch ist, jeden einen vollständigen Augenblick zu sehen, ganz gleich, wie lang das dauern mag.«

Robert Rosenbaum
(in: Budman, Hoyt a. Friedman 1992, p. 80)

»Psychotherapie ist nicht lang oder kurz; wenn man sie so sieht, verstärkt man eine irreführende Gegensätzlichkeit. Psychotherapie hängt von ›guten Augenblicken‹ ab, in denen sich für einen Klienten etwas tiefgreifend verändert. Alles andere ist Vorbereitung und Konsolidierung … Weil wir der Meinung sind, dass sich eine Psychotherapie stärker auf diese entscheidenden Augenblicke der Veränderung konzentrieren sollte, sprechen wir nicht mehr von ›Single-Session-Therapie‹, sondern ziehen es vor, eine ›Therapie Augenblick um Augenblick‹ zu untersuchen.«

Robert Rosenbaum (2008, p. 8)

Das vorliegende Kapitel untersucht die Erfahrungen einer Familie mit der Single-Session-Therapie (SST) in einem Kontext, in dem die Teilnehmenden mit komplexen und vielfältigen Bedürfnissen fertigwerden mussten (Keene 2001). Die Nutzung eines Single-Session-Ansatzes förderte Resilienz und Adaptation – Qualitäten, die diese Familie unbedingt brauchte, um mit Schwierigkeiten fertigzuwerden, mit denen sie durch die erworbene Schädigung des Gehirns eines Elternteils konfrontiert war. Der Familie wurde eine speziell auf ihre Bedürfnisse zugeschnittene Form von Single-Session-Kontakt empfohlen. Sie wird später in diesem Kapitel beschrieben und wurde wie folgt begründet: »Es wäre sinnvoll und ist völlig in Ordnung, wenn einige von Ihnen oder auch Sie alle zusammen gelegentlich zu ›Auffrischungen‹ vorbeikommen.«

---

33 Besonderer Dank an Mark Furlong für seinen editorischen Beitrag und für seine wertvolle Hilfe bei der Abfassung dieses Kapitels.

In unregelmäßigen Abständen von der Familie selbst initiierte Kontakte sind durchaus sinnvoll, weil sie ermöglichen, auf die für die Entwicklung der Familie jeweils aktuellen Erfordernisse zu reagieren und auf persönliche und familiäre Krisen einzugehen. In diesem Kapitel wird untersucht, ob eine längerfristige episodische Single-Session-Therapie bei einem großen und vielgestaltigen Spektrum langfristiger komplexer »Zustände« einschließlich erworbener Hirnverletzungen (*Acquired Brain Injury* – ABI) von Nutzen sein kann.

Die Familie im Mittelpunkt des hier beschriebenen Falls – die Familie Anderson –, berichtete, sie sei überzeugt, dass der langfristige Single-Session-Ansatz die akut auftretenden Schwierigkeiten zeitnah anspreche und durch die Art, wie dies geschehe, die Entstehung größerer Probleme verhindere. Die Auseinandersetzung der Familie mit der Wirkung der intermittierenden Therapie auf ihre Zuversicht und ihr Gefühl, mit Problemen fertigwerden zu können, wurde aufgezeichnet, und Teile des Transkripts der DVD-Aufzeichnung werden im Folgenden wiedergegeben. Indem wir auf Schlüsseltexten aufbauen, die der Klientenperspektive Vorrang einräumen (Mayer a. Timms 1969; Maluccio 1979), widmen wir diese Fallstudie der Würdigung der Erlebnisse der Familie, die an dem Therapieprozess teilnahm.

Die Fallstudie konzentriert sich auf drei Fragen:

- Erfordern anhaltende Probleme zwangsläufig (kontinuierliche) langfristige therapeutische Interventionen?
- Brauchen oder wollen Familien, die solche Schwierigkeiten haben, wirklich eine regelmäßige langfristige Therapie?
- Kann eine »Therapie Augenblick um Augenblick« *(moment-by-moment therapy)*, in der jede Sitzung für sich steht und in sich abgeschlossen ist, für Familien und Einzelne mit unbehandelbaren Problemen wie ABI sinnvoll und nützlich sein?

11.1 Der Praxiskontext

Das ABI-Team wurde 1983 gegründet. Es wird seit dem Jahr 2000 vom *Department of Human Services: Disability Services* des Bundesstaats Victoria, Australien, finanziert, um Familien, in denen es einen ABI-Fall gibt, eine spezielle Familientherapie zu ermöglichen. Das Team arbeitet in einer staatlichen Einrichtung – The Bouverie Centre –, die Familientherapie, eine akademische Ausbildung und

Weiterbildungskurse anbietet. In den 33 Jahren seiner Existenz hat das Team trotz vieler personeller Wechsel hinsichtlich der Theoriebildung, der Erforschung und des Angebots von Diensten eine führende Rolle gespielt (Furlong et al. 1991; Perlesz, Furlong a. McLachlan 1992; Charles, Butera-Prinzi a. Perlesz 2007; Charles a. Butera-Prinzi 2008; Butera-Prinzi et al. 2010; Butera-Prinzi, Charles a. Story 2014).

Die SST wurde im Bouverie Centre im Jahre 1994 eingeführt und vom ABI-Team 2005 übernommen. Mittlerweile ist diese Methode ein fester Bestandteil der Arbeit mit Familien im Rahmen des ABI-Service. Die SST wird auch bei längerfristiger Arbeit des Teams mit einigen Familien genutzt. Manchmal reicht eine einzige Sitzung tatsächlich aus, doch andere Familien müssen längerfristig episodisch betreut werden, manchmal über viele Jahre. Im letzteren Fall kann fokussierte Arbeit an den in der ersten Sitzung entdeckten Problemen erforderlich sein, bei anderen Familien muss an Problemen gearbeitet werden, deren Existenz sich erst mit der Zeit herausschält oder während die Familie verschiedene Entwicklungsstadien durchläuft.

Zunächst werden alle Familien zu einer eineinhalb- bis zweistündigen Konsultation eingeladen. Sie verläuft wie das übliche SST-Erstgespräch (Young a. Rycroft 1997). Dieser ersten Sitzung liegt ein Teamansatz zugrunde, wobei oft auch ein Einwegspiegel benutzt wird. Vor dem Erstgespräch erhalten die Familien einen vorab auszufüllenden Fragebogen. Das so gesammelte Material dient dazu, (1) alle Familienmitglieder in die Arbeit einzubeziehen und (2) zu klären, was die Familie in der Sitzung letztlich erreichen will – falls es gelingt, die gesteckten Ziele in dieser Zeitspanne zu erreichen. Im Einklang mit der SST-Praxis stehen folgende Fragen im Mittelpunkt:

- Welches Thema ist heute am wichtigsten?
- Welches Thema ist das zweitwichtigste?
- Die Kontextfrage: Gibt es noch andere Probleme, mit denen Sie momentan fertigzuwerden versuchen?
- Eine Version der »Zauberstab«-Frage: Wenn die Therapie erfolgreich wäre, was würden Sie und Ihre Familie dann anders machen als bisher?

Am Ende der Sitzungen werden die Einzelklienten und Familien stets gefragt: »Was ist das Einzige / das Wichtigste, was Sie aus der heutigen Sitzung mitnehmen werden?« Das kann etwas sein, das der

Therapeut oder eines der Familienmitglieder gesagt hat; es kann aber auch eine persönliche Erkenntnis sein.

Die obigen Fragen werden der Familie entweder explizit gestellt, oder sie prägen das Denken und Fragen des Therapeuten zu Beginn, während und am Ende der Sitzung. Der therapeutische Input hängt von der Antwort auf die Fragen ab. Je nach Reaktion der Familie wurde ein einmaliger Input angeboten, wie in einem früheren Aufsatz beschrieben (Butera-Prinzi, Charles a. Story 2014), in dem erläutert wurde, wie das Team Familientherapie und Gruppenarbeit (*Family-to-family* [F2f] *link-up program*) mithilfe des *Tree of Life* (Ncube 2006; Denborough 2008), eines halbtägigen Multifamilienprogramms, integriert hat.

Die Familien können sich direkt selbst an das Team wenden, sie können aber auch von Außenstehenden an das Team verwiesen werden, beispielsweise von Reha-Personal, Beratern, Neuropsychologen, psychologischen Sozialarbeitern, Fallmanagern und Allgemeinärzten. Das Team bietet nicht nur Familientherapie an, sondern auch Konsultationen und Ausbildungen für Fachleute aus der Notfallmedizin, der Rehabilitation und kommunalen Einrichtungen für die Betreuung von ABI-Fällen. Auf der Grundlage praxisbasierter Forschung hat das Team viele Beratungen durchgeführt, seine Erkenntnisse publiziert und seinen Ansatz laufend revidiert und überarbeitet. Das Team besteht derzeit aus mir, Franca Butera-Prinzi (Team-Managerin) und Nella Charles, die dem Team beide seit mehr als 15 Jahren angehören.

Obwohl das Bouverie Centre die SST schon 1994 aufgegriffen hat, übernahm das ABI-Team sie erst im Jahr 2005. Vielleicht war man lange der »Auffassung, dass schwerwiegende Probleme immer längerfristige Arbeit erfordern« (Young a. Rycroft 1997, p. 20). Annahmen bezüglich der Intensität, Komplexität und Hartnäckigkeit von Problemen, die mit einer ABI zusammenhängen, mögen in Anbetracht der lebenslangen Belastung der ABI-Patienten und ihrer Familien die Entscheidung ebenfalls beeinflusst haben.

11.2 Erworbene Hirnverletzungen und die Single-Session-Therapie

Eine erworbene Hirnverletzung (ABI) ist ein katastrophales Ereignis; es verändert das Leben Betroffener für immer, und zwar sowohl das

Leben der Person mit der Verletzung als auch das Leben der übrigen Mitglieder ihrer Familie. Veränderungen im kognitiven Bereich (hinsichtlich des Gedächtnisses, der Konzentrationsfähigkeit, der Fähigkeit zu planen und hinsichtlich organisatorischer Fähigkeiten) sowie Veränderungen der körperlichen, emotionalen und/oder unabhängigen Funktionsfähigkeit wirken sich tiefgreifend auf die Identität der Betroffenen aus und setzen die Beziehungen innerhalb ihrer Familie extremem Stress aus. Die Folgeerscheinungen dieser Veränderungen bleiben in der Regel während des ganzen weiteren Lebens bestehen, und Familien, Kinder und Jugendliche mit hirnverletzten Eltern haben erheblich mehr emotionale und behaviorale Probleme als der Bevölkerungsdurchschnitt (Smiton 2005). Diese Fakten wirken auf den ersten Blick nicht unbedingt so, als seien sie mit dem SST-Ansatz vereinbar.

Im Laufe unserer Arbeit mit zahlreichen Familien haben wir beobachtet, dass der SST-Rahmen einen flexiblen, zeitnahen, fokussierten und nicht pathologisierenden Zugang ermöglicht, wodurch ein Klima der Sicherheit geschaffen werden kann, das die Familien in die Lage versetzt, von Zeit zu Zeit – bei Bedarf oder wenn sie Hilfe bei der Bewältigung wichtiger Entwicklungsschritte oder Übergangssituationen benötigten –, »hereinzuschneien«. Zwar hatte man lange angenommen, bei schwerwiegenderen Problemen wie ABI seien längerfristige Therapien zu bevorzugen, doch ergaben unsere Beobachtungen, dass eine kurze Therapie wie die SST insbesondere bei der Bewältigung neu auftretender Schwierigkeiten nützlich sein kann. Die Forschungsliteratur stützt diese Sicht (Fisher 1980, p. 389; Perkins 2006, p. 225). Außerdem haben wir beobachtet, dass die zeitnahe Einsetzbarkeit, die Flexibilität und die Einfühlsamkeit der SST dem Bemühen zugutekommen, die Entwicklung schwerer Störungen zu verhindern, wie sie in problematischen Situationen bei Familien vorkommen, in denen ein Elternteil unter einer erworbenen Hirnverletzung leidet – Problemen wie Depression, Suizidalität, Angst, Schwierigkeiten in den Beziehungen zu Gleichaltrigen, schulischen und akademischen Herausforderungen (einschließlich vorzeitigen Schulabgangs), dem Gefühl, anders als alle zu sein, sozialer Isolation und dem Empfinden, durch mangelndes Verständnis und Stigmatisierung mundtot gemacht zu werden.

Das Team stellte fest, dass die SST eine Struktur liefert, in welche die verschiedenen Bezugsrahmen, die das Team nutzt, einbezogen werden können, etwa das *Family Tasks Model* (Perlesz et al. 1992;

Charles a. Butera-Prinzi 2008), die narrative Therapie, lösungsfokussierte Arbeit, EMDR *(Eye Movement Desensitization and Reprocessing)*, Emotionscoaching, Geschwister- und Familientherapie sowie Gruppenarbeit einschließlich *Family-to-family* [F2f] *link-ups* (Butera-Prinzi et al. 2010). Den Therapeuten gelang es, die Konzentration auf die aktuellen Vorgänge aufrechtzuerhalten, ohne »problemgesättigt« zu werden, und gleichzeitig diese anderen Bezugsrahmen zu nutzen. Dieser Ansatz ermöglichte die maximale Nutzung familieneigener Ressourcen und förderte die Resilienz. Weil das ABI-Team den SST-Ansatz als Erfolg versprechend ansah, beschloss ich, die Familie Anderson zu interviewen, um herauszufinden, was von dem, was sie erlebt hatte, auch anderen Familien helfen könnte.

11.3 Die Familie Anderson

Die Familie Anderson nahm über fünf Jahre am Bouverie Centre an Sitzungen mit dem ABI-Team teil, und zwar durchschnittlich etwa 6,5 Mal im Jahr und in jeweils unterschiedlichen Teilnehmerkombinationen. Man könnte die insgesamt 32 Sitzungen zwar als eine Form von Langzeittherapie verstehen, aber der Fokus jeder einzelnen Sitzung wurde von der Klientenfamilie festgelegt und von der Therapeutin als eigenständige Sitzung verstanden. In jeder Sitzung wurden im Einklang mit den jeweils aktuellen Bedürfnissen der Einzelnen und der Familie unterschiedliche Themen angesprochen. Der SST-Praxis gemäß standen in den Sitzungen die vier schon früher in diesem Kapitel erwähnten zentralen Fragen im Mittelpunkt.

Als das Team die Familie Anderson – John (40), seine Frau Sue (40), Patrick (14), Abbey (12) und Rosie (9) – zum ersten Mal traf, fiel uns sofort Johns T-Shirt ins Auge; er hatte es anfertigen lassen, und darauf stand klar und deutlich: »*Insufficient Memory*« (»Unzureichendes Gedächtnis«). Diese ziemlich alarmierende Erklärung wies darauf hin, dass John täglich mit den Folgen einer Hirnverletzung konfrontiert wurde, die er zwei Jahre vorher im Alter von 38 Jahren erlitten hatte. Stellte ihm jemand eine Frage über seine Zukunft oder Vergangenheit, deutete er nur auf sein T-Shirt.

John hatte sich durch Krankheitserreger, die in eine offene Wunde eingedrungen waren, einen Befall von Bakterien zugezogen, die seinen

Arm und viele innere Organe angegriffen, eine permanente Schädigung verursacht und seine Lebenserwartung verkürzt hatten. Der akute Ausbruch seiner Krankheit war für seine Familie traumatisch gewesen, denn man hätte ihm fast seinen Arm amputieren müssen. Die bakterielle Infektion ließ sich nicht unter Kontrolle bringen und war deshalb lebensgefährdend. John wurde intensivmedizinisch behandelt, erlitt unbemerkt eine Hypoxie und entwickelte infolgedessen eine Hirnschädigung (ABI). Schließlich wurde er mit einer dauerhaften körperlichen Beeinträchtigung und einer Fehldiagnose auf PTBS aus dem Krankenhaus entlassen. Johns Hirnschädigung wurde erst zwei Jahre später diagnostiziert. John war ein »großer, stark wirkender Mann, redegewandt und humorvoll. Seine großen Probleme waren im ersten Moment nicht klar zu erkennen, sie wirkten sich aber massiv auf sein Leben und das Leben seiner Familie aus« (Butera-Prinzi, Charles a. Story 2014, p. 52).

John schilderte seine Situation wie folgt:

»Ich wache zwei- bis dreimal täglich auf [nachdem er in einem Zustand der Benommenheit im Haus umhergewandert war] und frage mich, wie ich an den Ort, an dem ich mich befinde, gekommen bin und was ich dort tue – an besonders üblen Tagen passiert mir das bis zu sieben oder acht Mal, oder ich frage mich, was ich eigentlich tun soll ... Ich rege mich dann auf und werde wütend, aber dann fällt mir ein warum. Ich habe einen Zettel mit allen Dingen, die ich an einem Tag tun muss, einen ähnlichen Plan für die ganze Woche und eine Erinnerungs-App auf dem Handy ... Am Kühlschrank ist ein Zettel befestigt, der mich daran erinnern soll, in welchem Jahr ich mich befinde. Ich erinnere mich daran, wie die Kinder vor vier Jahren waren.«

In einer Sondierungsstudie von O'Neill (2017) heißt es: »(i) Die meisten Klienten waren der Meinung, die SST sei ihnen nützlich gewesen und auf ihre Bedürfnisse eingegangen, und (ii) die meisten Respondenten fühlten sich nicht unbehaglich oder entmutigt angesichts dessen, dass ihre Zusammenarbeit mit dem Service möglicherweise einen oder zwei Kontakte umfassen würde.« Im Einklang damit berichtete John, als er über den SST-Prozess befragt wurde:

»Weil sie [die Kinder und Sue] kommen können [wann immer es ihnen als notwendig erscheint] ..., können sie Druck ablassen, nehme ich an *(lacht)*, so können sie herausfinden, dass es daran, wie sie sich fühlen, nichts auszusetzen gibt ... Sie haben einen Platz, wo sie sich daran erinnern können, ... dass es nicht normal ist und dass sie sich nicht immer normal fühlen werden [und dass] ... man irgendwie vergisst, sich um sich selbst zu kümmern. Ich weiß einfach nicht, wie ich mich um mich kümmern soll *(lacht)*. Es hilft mir, den Wert dessen, was ich tue, zu verstehen ... Vor allem den Kindern gegenüber ist es unfair, dass sie ihren Vater unterstützen müssen, aber ich bin immer noch ihr Vater, und deshalb versuche ich immer noch, sie so gut ich kann zu unterstützen, aber ich kann es nicht, ich kann es einfach nicht. Nicht, dass ich es nicht versuche, das Gedächtnis macht nicht mit, und ich kann es einfach nicht ..., deshalb kommen wir hierher, die Sitzung soll ihnen die fehlende Unterstützung geben ... Ich habe einen kaputten Arm; deshalb halte ich sie mit einer Hand, und das Bouverie hält sie mit der anderen.«

Johns Äußerungen deuten darauf hin, dass die SST der Familie bei Bedarf *(»as needed«)* angeboten wird und dass diese Regelung ihn von einer bestimmten Verantwortung (nämlich der für die psychische Gesundheit seiner Kinder, für Erinnerungen an Vergangenes und für Zukunftspläne) befreit, weil er zu alldem nicht mehr in der Lage ist. Außerdem schätzt er diese Regelung offenbar, weil sie ihm selbst und seiner Familie seine Situation als normal erscheinen lässt. Das wiederum verringert seine Angst und Aufgebrachtheit, wodurch Konflikte und Spannungen innerhalb der Familie verringert werden. Gleichzeitig ermöglicht ihm dies, der beste Vater zu sein, der er in der veränderten Situation sein kann. Dies bestätigte der 16-jährige Sohn Patrick:

Karen (Therapeutin) Und wie ist es mit deinem Vater? Hat sich etwas verändert, seit ihr zum Bouverie kommt?

Patrick Er scheint besser klarzukommen, wenn wir alle gut drauf sind und wenn es zwischen uns keine echten Probleme gibt. Dann kommt er eindeutig besser zurecht.

Erfordern seit Langem bestehende Probleme langfristige intensive Interventionen?

Unabhängig davon, dass das Bouverie Centre die SST seit 1994 erforscht, praktiziert und evaluiert (Young a. Rycroft 1997), stellte das postmoderne Denken in den 1980er- und 1990er-Jahren traditionelle therapeutische Ansätze und Annahmen infrage (Luepnitz 1988; Amundson 1996; Bubenzer, West a. Boughner 1994; Sanders 1998). Lokaler Kostendruck und knappe finanzielle Ressourcen weckten Sorgen bezüglich der Finanzierbarkeit von Psychotherapien und rückten die Frage in den Blick, welche Ansätze in der Lage wären, maximale Effizienz und Wirksamkeit zu vereinigen. Damals experimentierte man auf der ganzen Welt mit der SST sowie mit anderen Kurzzeittherapien und zeitlich beschränkten Behandlungsmodellen (siehe z. B. Fisher 1980). Einwände gegen die SST (und ganz allgemein gegen Kurzzeittherapien) betrafen auch die Möglichkeit, dass Kliniker ihre mit großem Aufwand erworbenen Kenntnisse bestimmter Therapien würden aufgeben müssen. Einige dachten außerdem: »Eine Kurzzeittherapie ... ist eine Behandlung zweiter Klasse, die man nur anbieten sollte, wenn eine Langzeittherapie nicht möglich ist« (Wolberg 1965, zitiert in Fisher 1980, p. 377; siehe auch Hoyt 1985).

Seit der Einführung der SST stellte das Personal vom Bouverie Centre fest: »Mit zunehmender Erfahrung machten wir uns weniger Sorgen darüber, ob wir akkurat einschätzen könnten, wie sinnvoll es war, einen Klienten in einer einzigen Sitzung zu behandeln« (Young a. Rycroft 1997, p. 20). Die Erfahrungen im Bouverie Centre und später des ABI-Teams entsprachen dem, was Hoyt und Talmon (2014a, p. 507) erlebt und berichtet hatten; sie hatten vertreten: »Die Schwere eines Problems und die Stärke des Leidens, das es verursacht, sind offenbar keine verlässlichen Indikatoren für den Erfolg einer Therapie in einer Sitzung.«

Bevor ich mich dem Behandler-Team vom Bouverie Centre anschloss, hatte ich bereits festgestellt, dass die Nutzung eines SST-Ansatzes bei Kindern und Jugendlichen mit chronischen psychischen Problemen mich und meine Kollegen zu einer transparenteren, kollaborativeren und verlässlicheren psychotherapeutischen Praxis anleitete. Außerdem fiel uns auf, dass es mehr »frische Luft« und mehr Enthusiasmus im therapeutischen Raum gab, dass die Arbeit stärkenbasierter war und wesentlicher vom Klienten selbst bestimmt wurde (Diffey, Story a. Haslam 2004). Nach meiner persönlichen Auffassung ist der Stress, der auf diesen Familien lastet, zwar anhaltend, er erfordert aber keine ständige intensive Betreuung; zumindest bei einigen Familien könnte ein längerfristiges gelegentliches, d. h. *intermittierendes* Eingreifen nützlich sein. Bezüglich der mit einer ABI verbundenen Schwierigkeiten herrschte die Erwartung vor, dass endemische Probleme auftreten würden. Beispielsweise kommentierte Ponsford (2012, p. 8):

»TBI (ABI) wirkt sich signifikant auf Betreuungspersonen und all diejenigen innerhalb der Familie aus, ... [die] den betroffenen Klienten in praktischer, sozialer und emotionaler Hinsicht verlässlich unterstützen, und familiäre Interaktionen sind sehr wichtig für die psychosoziale Anpassung der verletzten Person ... . Es ist entscheidend, die ganze Familie in den Rehabilitationsprozess einzubinden und ihr die Nutzung unterstützender Beratungs- und Hilfsangebote zu ermöglichen, ... (und da) der Anpassungsprozess für Familien wahrscheinlich langwierig ist ... Familien, die nach der Hirnverletzung eines ihrer Mitglieder Schwierigkeiten mit Trauerprozessen oder mit der Anpassung an neue Rollen haben sowie mit Erwartungen, die das dauerhaft geschädigte Familienmitglied betreffen, sollten familientherapeutische Angebote wahrnehmen können. Menschen mit einer erworbenen Hirnschädigung sollten in ihrem ganzen weiteren Leben alle Formen familiärer Unterstützung erhalten.«

Einigen Klinikern (Cummings 1990; Cummings a. Sayama 1995; siehe auch Budman [1990] und Hoyt [1990, 2000a]) wurde allmählich der Wert einer sporadischen Behandlung über längere Zeitspannen hinweg bewusst. Sie beschrieben die Möglichkeit einer »intermittierenden Behandlung während des gesamten Lebens«. Im SST-Kontext bezeichnete Battino (2014, p. 405) diese Vorgehensweise als *Sequential Single Session Therapy* (SSST).

Leidet ein Mitglied einer Familie unter einer erworbenen Hirnverletzung, müssen die Angehörigen mit einer lebenslangen besonderen Belastung rechnen. Eine Therapie benötigt unter solchen Umständen einen zusätzlichen Aufwand an Zeit und Ressourcen. Therapeuten müssen sich darüber im Klaren sein, dass sie es in solchen Fällen nicht nur mit einer bleibenden Behinderung, mit Trauer und mit einem Trauma zu tun haben, sondern dass es den Betroffenen einerseits oft an erforderlichen finanziellen Ressourcen mangelt und dass sie es andererseits schaffen müssen, nicht auf die Chronizität des Problems, sondern auf den gegenwärtigen Augenblick zu fokussieren. O'Neill (2017) hat die Geschichte der Debatte wie folgt zusammengefasst:

»Nachdem in der Fachliteratur ausgiebig darüber debattiert worden war, ob sich die SST für alle Klienten eignet – so etwa auch für solche, die unter einem schwerwiegenden psychiatrischen oder neurologischen Problem leiden (Cameron 2007; Campbell 2012), ist inzwischen klar, dass sich dieser Ansatz für Klienten mit vielfältigen Problemen empfiehlt, beispielsweise für Klienten mit einer PTBS (Ollendick et al. 2009), für Kinder und Jugendliche mit psychischen Problemen (Perkins 2006, Perkins a. Scarlett 2008) sowie für Klienten mit psychischen und familiären Problemen verschiedener Art, die bei Walk-in-Diensten psychotherapeutischer Beratungsstellen vorsprechen (Harper-Jaques et al. 2008). Einige Formen des SST-Ansatzes ..., wie etwa das in Kanada von Arnie Slive und Kollegen entwickelte Walk-in-Modell (Harper-Jaques et al. 2008; Slive, McElheran a. Lawson 2008), haben keine formellen Assessment- oder Ausschlusskriterien festgelegt, sondern konzentrieren sich darauf, jedem Klienten und jeder Hilfe suchenden Familie unabhängig vom Grund ihres Erscheinens zu helfen.«

Indem Kliniker quasi in Stein gemeißelte Verpflichtungen, spezielle Sichtweisen bezüglich der zwingenden Verknüpfung bestimmter Diagnosen mit einer dementsprechenden Therapiedauer zu beherzigen, aufgeben und sich stattdessen auf das konzentrieren, worum ein Klient bittet, verschaffen sie sich die Freiheit, in einer Therapie einfühlsamer, effektiver und mit mehr Energie arbeiten zu können. Hoyt (2000a, p. 56) fragte sehr plausibel: »Wessen Therapie ist es? Um wessen Geschichte geht es? Und um wessen Leben handelt es sich?« Familien teilen uns all dies mit, sofern wir ihnen die entsprechenden Fragen stellen und ihnen dann gut zuhören, um herauszufinden, was sie in der Therapie von uns brauchen. Sie teilen uns mit, wie sie ihre Geschichten anders formulieren möchten. Konzentrieren sich Therapeuten ausschließlich auf die Diagnose und die lehrbuchgemäß empfohlene Behandlung, verlieren sie leicht aus dem Blick, was die Familien ihnen über ihre akuten Bedürfnisse mitteilen. Familien sagen uns, dass sie Hilfe benötigen, wenn sie diese brauchen, dass sie diese aber im Einklang mit ihren Bedürfnissen und zu einem bestimmten Zeitpunkt benötigen. Sie sind deutlich motivierter, wenn die Therapie dementsprechend vorgeht. Sue (Anderson) sagt:

»[Ich] kann nicht ... explizit genug erklären, wie ungeheuer wichtig es für uns ist, zum Bouverie Centre zu kommen; *aber ebenso wichtig ist, (dass) wir dann kommen können, wenn uns der Zeitpunkt als richtig erscheint.* Das ist entscheidend ... Ich muss zum Telefonhörer greifen können, wenn die Kacke am Dampfen ist, und ich muss einen Therapeuten sehen können, wenn es wirklich etwas zu tun gibt, und dann muss ich sagen können: Okay, jetzt ist wieder alles in Ordnung. Ich melde mich wieder, wenn es nötig ist. ... Bei uns zu Hause sagen wir, dass wir zu einer Inspektion gehen ... Ja, so wie man das Auto zur Inspektion bringt, weil man sieht, oh, schon wieder 50.000 km gefahren; es wird Zeit für eine Inspektion ... auf geht's zum Bouverie Centre ... Wir müssen zu unseren inneren Stimmen in Kontakt treten und uns vergewissern können, ob alles in Ordnung ist, ob wir mit der aktuellen Situation richtig umgehen, ob alles noch normal ist.«

Der Therapeut muss es schaffen, Familien zu helfen, ihrer »inneren Stimme« zu vertrauen, und er muss ihr Recht respektieren, selbst darüber zu entscheiden, was sie brauchen und wann sie es brauchen, und gleichzeitig muss er sich klinisch und ethisch verantwortungsvoll verhalten.

Das Dilemma des Therapeuten besteht oft darin herauszufinden, »wo er beginnen und was er fragen sollte« (*Where to start and what to ask* ist der Titel des Assessment-Handbuchs von Lukas [1993]) und »wann genug genug ist«. Möglicherweise glaubt er, dass mehr nötig sei oder etwas anderes als das, worum der Klient gebeten hat. Aber wer soll entscheiden, was nötig ist? Es gibt zwar viele Assessment-Werkzeuge, klinische Empfehlungen und Therapieleitfäden (siehe z. B. Lukas 1993), die in Verbindung mit der Ausbildung und der klinischen Erfahrung Anhaltspunkte hinsichtlich Fokus, Bezugsrahmen und Richtung der Intervention liefern mögen – aber sollte nicht letztendlich die Familie entscheiden? Doch oft ist das Ermessen des Therapeuten ausschlaggebend: Er ist der Experte, er muss die therapeutische Begegnung mitgestalten und manchmal sogar vorantreiben. Offen divergierende therapeutische Bezugsrahmen in Verbindung mit dem Rat von Kollegen und Supervisoren, einem bestimmten therapeutischen Ansatz treu zu bleiben, können als mit anders gearteten Bedürfnissen eines Klienten oder einer Klientengruppe unvereinbar erscheinen. In meiner Arbeit mit sehr problembelasteten Klienten, die wegen sehr unterschiedlicher und oft schon lange bestehender Probleme zu mir kamen, war die größte Herausforderung immer wieder, eine Möglichkeit zu finden, die aktuellen Bedürfnisse der Betroffenen mit den einem bestimmten theoretischen Ansatz immanenten Einschränkungen zu vereinbaren – völlig unabhängig davon, ob der theoretische Rahmen ein systemischer, psychodynamischer, kognitiv-behavioraler, gruppentherapeutischer oder wie auch immer gearteter war. Professionelle Kompetenz und die Bedürfnisse von Einzelklienten oder Familien in Einklang zu bringen ist zwar eine Herausforderung, aber auch ein zufriedenstellendes Unterfangen.

Der SST-Ansatz – wie er bei diesen Familien im Rahmen einer längerfristigen Zusammenarbeit genutzt wird – besteht aus Sitzungen, die jeweils »bei Bedarf« *(»as needed«)* durchgeführt werden, also intermittierend, wie es im Laufe der Zeit gerade notwendig erscheint und von der ganzen Familie oder einigen Familienmitgliedern gewünscht wird. Wie bereits erwähnt, kann eine solche Notwendigkeit im Kontext normaler entwicklungsbasierter psychischer Veränderungen entstehen, etwa beim Wechsel eines Familienmitglieds in die höhere Schule oder zu Beginn der Pubertät, in familiären Krisensituationen wie dem Tod eines Familienmitglieds oder bei psychischen Problemen einzelner Familienmitglieder wie einer Depression. In vom ABI-Team betreuten gefährdeten Familien können solche eigentlich normalen Herausforderungen, mit denen das Leben uns alle konfrontiert, die ganze Familie oder ein einzelnes Familienmitglied völlig aus der Bahn werfen, wenn keine zeitnahe und adäquate Auseinandersetzung damit stattfindet. Die Möglichkeit, bei Bedarf sofort vorbeizukommen, statt sich entweder auf eine längerfristige Therapie einlassen oder erneut die traditionelle Aufnahmeprozedur durchlaufen zu müssen, wirkt auf Familien sehr entlastend. Was der Familie dann konkret angeboten wird, hängt vom klinischen Urteil des Therapeuten, den verfügbaren Ressourcen und den von der Familie selbst geäußerten Bedürfnissen ab.

Was die SST selbst angeht, so werden im Allgemeinen drei Arten unterschieden, die Robert Rosenbaum (2006) die *Hop-*, *Skip-* und *Jump*-Varianten genannt hat. Bei der *Hop*-Variante (*Single-Step*-SST) geht es um eine Veränderung der Stärke des Symptoms, nicht seines Charakters, wobei die Wiederherstellung der »prämorbiden« Funktionsfähigkeit angestrebt wird. Die *Skip*-Variante (Lebensphasen-SST) beinhaltet die Arbeit an einem phasenspezifischen Problem, das Unterstützung beim Wechsel in die nächste Phase erfordert und dazu führen kann, dass ein Klient in verschiedenen Entwicklungsphasen erneut eine Sitzung wünscht. Die transformierende *Jump*-Wirkung (SST der großen Schritte vorwärts) hingegen kann zu Charakterveränderungen führen und ist in sich vollständig. Der Nutzen dieses dreistufigen Konzepts besteht darin, dass es dem Therapeuten und der Familie herauszufinden hilft, was in jeder einzelnen Therapiephase notwendig oder erforderlich ist.

Die hier erörterte Idee einer langfristigen therapeutischen Intervention könnte die Frage aufwerfen, was »langfristig« beinhaltet. Unsere Arbeit mit den Andersons, je eine Sitzung alle zwei Monate über fünf Jahre, könnte man als »lange (oder kontinuierliche), aber nicht besonders intensive« Therapie bezeichnen. Es geht aber um »immer nur eine« (OAAT – *one at a time*) Sitzung, verbunden mit der Erwartung, dass im Laufe der Zeit mehr ... und mehr ... solcher Termine folgen werden, so wie die Familie es braucht oder sich wünscht und wie ihr Therapeut es manchmal auch empfiehlt. Die Therapie kann kontinuierlich stattfinden – wöchentlich, vierteljährlich oder intermittierend –, aber der SST-Fokus sorgt dafür, dass jeder Augenblick in sich abgeschlossen ist. Man kann sich fragen, ob eine bestimmte Begegnung der Hop-, Skip- oder Jump-Variante entspricht. In einem ähnlichen Sinne hat Hoyt (1995a, p. 6) geschrieben: »Patienten können nötigenfalls zu einer ›seriellen‹ oder ›verteilten‹ Behandlung zurückkommen, wobei es oft um Entwicklungsschritte im Lebensverlauf geht. Die Beziehung zwischen Therapeut und Patient kann langfristig sein, in der gesamten Spanne aber immer wieder zeitweilig ruhen.« Hoyt (2009, p. 5) hat auch eine Komponente der Kurzzeittherapie beschrieben, die er skizziert als »zeitsensitiv, bedacht, aus einer Sitzung das Bestmögliche zu machen, verbunden mit der Idee einer intermittierenden Behandlung anstelle der herkömmlichen Vorstellung von einer ›ein für alle Male‹ erledigten Heilung«. In unserem Team haben wir das Glück, auf das Bedürfnis von Familien eingehen zu können und die Möglichkeit zu haben, im Laufe der Zeit auf verschiedene Arten von Interventionen zurückzugreifen.

11.4 Die Reise der Andersons und die in ihrem Verlauf genutzten Interventionen

»Die ›Unsichtbarkeit‹ der Hirnverletzung trägt zu dem Gefühl der Isolation, des Mangels an Verständnis und der mangelnden Wertschätzung bei, das die Familie … erlebt« (Butera-Prinzi, Charles a. Story 2014). Bei den Andersons war dies ganz sicher so. Weil die Diagnose erst etwa zwei Jahre nach dem Vorfall gestellt wurde, wirkte das Trauma Johns und seiner Familie, das die ursprüngliche Verletzung hervorgerufen hatte, stärker, denn alle hatten zwei Jahre lang geglaubt, John würde völlig genesen. Die anfängliche falsche Diagnose einer PTBS verwirrte und peinigte John und seine Familie in diesen zwei Jahren immens. Deshalb konnte sich die Familie erst mit starker Verzögerung damit auseinandersetzen, dass eine Hirnverletzung mit bleibenden Auswirkungen vorlag.

Jedes Familienmitglied reagierte anders auf das Trauma. Im Laufe der folgenden vier Jahre nahmen Sue, John, Patrick (der zum Zeitpunkt des Erstkontakts 14 Jahre alt gewesen war), Abbey (12) und Rosie (9) regelmäßig, aber nicht oft an »*tune-ups*« (»Inspektionen« oder »Auffrischungssitzungen«) teil (und tun dies immer noch). Nach einer zu Beginn intensiveren Zeitspanne wurden in fünf oder sechs jährlichen Sitzungen die aktuellen Probleme in der Familie oder bei einzelnen Familienmitgliedern besprochen, oder aber es ging um »Hops« und »Skips«.

Verschiedene therapeutische Theorien, Strategien und Interventionen haben sich zu unterschiedlichen Zeitpunkten im Laufe individueller und familiärer Kontakte mit der Therapeutin als geeignet erwiesen. Die einzelnen Phasen werden im Folgenden genauer beschrieben. Ein Team von Mitarbeitern mit unterschiedlichen Ausbildungen und Fertigkeiten, aber mit einer grundsätzlichen Bereitschaft zur Zusammenarbeit und mit Flexibilität war entscheidend für die Fähigkeit adäquat auf die Anforderungen einzugehen. Teamarbeit und der Austausch mit anderen Fachleuten waren äußerst nützlich, was bei Familien wie dieser manchmal bedeuten kann, dass Klienten an Spezialisten wie etwa einen Psychiater verwiesen werden.

In der Zeit unmittelbar nach dem Erstkontakt ging das Team hauptsächlich auf das Trauma und das Leiden der Familie ein. Dies geschah in Form von Familien- und Geschwistersitzungen, die sicherstellen sollten, dass zu Hause (insbesondere für Sue) und in der Schule Unterstützungsnetzwerke vorhanden und funktionsfähig waren. Außerdem wurde mit einem der Kinder und später auch mit John fokussierte Traumaarbeit (EMDR) durchgeführt. In der nächsten Phase wurde hauptsächlich am Gefühl der Isolation und am Identitätsverlust infolge der Hirnverletzung sowie an der Entwicklung einer neuen familiären und persönlichen Identität gearbeitet.

Als Rosie an der ersten SST teilnahm, war sie ein widerwilliges neunjähriges Kind. Anlässlich eines Interviews im Alter von 13 Jahren beschrieb sie ihre Reaktion auf drei SST-basierte Interventionen unter Einbeziehung der Familie:

»Ich erinnere mich, dass die [erste SST-]Familiensitzung gut war, denn ich war damals noch ziemlich jung, und ich glaube nicht, dass ich schon selbstsicher genug war, um eine unabhängige Meinung äußern zu können. Wir konnten das ganze Problem unserer Familie besprechen. Die Geschwistersitzungen hatten nur den Zweck, uns Dreien bei der Lösung unserer Probleme zu helfen. Es war auch schön, andere Leute kennenzulernen, die das Gleiche durchgemacht hatten, sodass wir zu ein paar anderen Menschen Kontakt bekamen [F2f].«

Dieses letzte Erlebnis, das Rosie beschrieb, war das *Family-to-family* (F2f) *Link-up-Programm* (Butera-Prinzi et al. 2010), das vom ABI-Team entwickelt worden war. Es ermöglicht Familien, 3–4 Stunden lang mit anderen Familien zusammenzukommen, die Ähnliches erlebt haben. Dieses bestärkend und normalisierend wirkende Erlebnis beinhaltet *Tree-of-Life*-Arbeit (Ncube 2006; Denborough 2008) mit anderen Kindern sowie eine simultane Sitzung, an der die Partner der Personen mit der erworbenen Hirnverletzung teilnehmen. Daran schließt sich eine Sitzung der Eltern gemeinsam mit ihrem Nachwuchs im Kinder- und Jugendlichen-Alter an.

Was die Familie Anderson erlebt hatte, bestätigte die Auffassung, dass Hilfeeinrichtungen und Psychotherapeuten zu verschiedenen Zeitpunkten im Laufe der Entwicklung von Familien und Einzelklienten dementsprechend auf diese eingehen müssen (bei *Skips* wie dem Wechsel auf die höhere Schule, der Adoleszenz, dem Übergang in den Erwachsenenstatus).

Sue Wir haben angerufen, na ja, ich sehe in Ihnen hier so eine Art persönlichen Lebensretter, sowas wie einen Rettungsring, den man zugeworfen bekommt ..., und dass ich hierhergekommen bin, hat mir ermöglicht, mit der Sache weiterzukommen ... und mit meinem Leben weiterzukommen ... in Momenten, in denen ich denke, ich komme mit Schwierigkeiten nicht klar, weiß nicht, was ich tue. Ich weiß nicht, ob ich die Sache selbst schlimmer mache ... [Die Sitzungen im Bouverie Centre waren] ... buchstäblich wie eine Art Leuchtturm: Nö, du gehst in die richtige Richtung; das ist normal. Es ist okay, hier ist die Unterstützung.

Karen Sie haben also Ihre eigenen Ressourcen erkannt, nachdem Sie ... gesehen haben, wo der Leuchtturm steht?

Sue Ja ..., ich beschreibe es manchmal auch gern anders: Ohne das Bouverie Centre sind unsere Probleme ... im Scheinwerferlicht auf einer Bühne, und das ganze Theater ist dunkel, und ich sehe nur die

> Probleme. Das Bouverie Centre schaltet das Bühnenlicht und das Saallicht ein und beleuchtet die Gänge. Ja, meine Probleme sind immer noch auf der Bühne zu sehen, aber auch überall sonst ist Licht, und auch andere Dinge sind im Gange. Ich kann sie zwar nicht loswerden, aber auf sie ist auch kein Scheinwerferlicht gerichtet. Zu Hause nennen wir es »zur Inspektion gehen« ... Die Pubertät kommt, in der Familie stirbt jemand, und du ... vergisst es nicht, es ist immer noch da, aber du verlierst es aus den Augen. Das Scheinwerferlicht wirkt wieder, weil die Saalbeleuchtung verlischt. Deshalb musst du zurückkommen, erinnert werden, den Lichtschalter umlegen ... Ah! ... würdet ihr euch das hier anschauen? Wir haben das ganze Theater zur Verfügung, und es ist okay. Das Problem [die Hirnverletzung] ist weiterhin da, weil wir es gar nicht loswerden können. Aber wir können uns in Erinnerung rufen, was los ist.

Therapeuten mögen der Meinung sein, Familien zu helfen, im Wasser zu navigieren (oder ihnen zu gestatten, das ganze »Theater« zu sehen und nicht nur den von Scheinwerfern angestrahlten Bereich der Krise und aktueller Herausforderungen), könne viele Formen annehmen, aber herauszufinden, welche Probleme mit dem Wasser, in dem wir momentan navigieren, verbunden sind, ist unverzichtbar, wenn wir verantwortungsbewusst und wirklich sinnvoll helfen wollen. Dies kann in Form einer Einmal-Konsultation, einer *Family-to-family-Session* oder einer Folge von Konsultationen geschehen. Eine regelmäßige (langfristige) Therapie wird von solchen Familien möglicherweise nicht gewünscht oder begrüßt, wie Sue erläuterte:

> Wenn ich an regelmäßig stattfindende Therapiesitzungen denke, bekomme ich (a) eine Gänsehaut und nehme (b) an, dass das unserer Arbeit sogar schaden würde. Es wäre, als würde man sich ständig an einer verschorften Wunde zu schaffen machen. Und es würde sich so anfühlen, als befänden wir uns andauernd in einem Trauma. Sich immer und immer wieder damit zu beschäftigen, hilft absolut nicht weiter. ... Wir sind seit Langem davon überzeugt, dass wir ohne das Bouverie Centre gescheitert wären ...; *dass wir dort kommen und gehen konnten, wie es sich für uns richtig anfühlte, war ungeheuer wichtig für uns.* Und ich glaube, die Resilienz, die das mir und natürlich auch meiner Familie – aber hauptsächlich mir – vermittelt, besteht darin, dass ich dort hingehen und von dort fortgehen kann; ich bin ein wenig unschlüssig, ich rufe das Bouverie Centre an, ich habe mich dazu entschlossen. Ich habe mir eingestanden, dass ich mit mir gerungen habe. Ich habe mich

entschieden, ich habe angerufen. Ich bin hingegangen, habe die Inspektion durchgeführt, ich kann wieder gehen ..., [damit wir] John weiter unterstützen können ..., das ist das Allerwichtigste ... Im Laufe der Zeit konfrontiert uns das Leben mit Hindernissen, und alle möglichen Dinge passieren.

Sues Kommentar bestärkte unsere Überzeugung, dass die SST eine zeitnahe, einfühlsame und flexible Möglichkeit ist, permanent auf das zu fokussieren, was die Andersons und die einzelnen Mitglieder dieser Familie zu einem bestimmten Zeitpunkt als ihr drängendstes Bedürfnis ansahen. Die Partnerschaft und Bemühungen, Probleme gemeinsam mit anderen Familien zu lösen, wurden durch diesen Prozess gefördert, ohne dass er sich zu sehr auf die Probleme konzentriert hätte. Außerdem war dieser Ansatz von Hoffnung geprägt, weil er die Stärken und Lösungsansätze nutzte, die sich im konkreten Augenblick als entscheidend erwiesen. Darüber hinaus stellte der teameigene Prüfmechanismus (der die Familie als integralen Bestandteil des Teams verstand) sicher, dass die Arbeit auf ihr Ziel ausgerichtet blieb, statt abzudriften.

Menschen reagieren unterschiedlich auf Situationen, sind unterschiedlich von ihnen betroffen und man muss deshalb auch unterschiedlich auf ihr Verhalten eingehen. Patrick war durch die erworbene Hirnverletzung seines Vaters traumatisiert worden, und zwar sowohl aufgrund des realen physischen Ereignisses als auch aufgrund seiner körperlichen Folgen, in Verbindung mit dem psychischen Trauma und massiven Veränderungen der Situation und Dynamik innerhalb der Familie. Da er mittlerweile eine Universität besuchte und nur selten an Therapiesitzungen der Familie teilnahm, reflektierte er wie folgt über seine Erlebnisse:

KAREN Wir haben nun schon seit einiger Zeit keinen Kontakt zu Ihnen aufnehmen müssen ...

PATRICK Na ja, es ist jetzt wohl schon länger als ein Jahr her ..., eher zwei Jahre. Wahrscheinlich hätte ich fast die Highschool verlassen ..., wenn nicht freiwillig, dann weil man mich wegen Fehlens rausgeworfen hätte.

KAREN Und wie hätten Sie dann sich selbst und das Problem gesehen?

PATRICK Ich hätte mich gehasst – so bin ich, warum bin ich so bescheuert – solche Sachen ..., ziemlich üble Gedanken. Mein momentaner psychischer Zustand, wir scherzen in der Familie gern, dass er kugelfest ist und dass ich jetzt das am besten funktionierende Familienmitglied bin. Ich war unter meinen Freunden am dysfunktionalsten, und jetzt bin ich der Funktionalste von allen, die ich kenne. Ich bin psychisch am besten drauf, und das schreibe ich ausschließlich dem zu, was ich hier getan habe, ... und der Tatsache, dass ich jederzeit hier vorbeikommen kann, wenn ich es brauche. Es ist unglaublich bestärkend zu wissen, dass ich, wenn es mir nicht gut geht, jederzeit einen Termin vereinbaren und dann herkommen und daran arbeiten kann ..., das ist sehr beruhigend und tröstlich.

In den Sitzungen für Patrick, die zusätzlich zu den anfänglichen Familien- und Geschwistersitzungen stattfanden, wurde wegen des Traumas, das er als Zeuge miterlebt hatte, mit EMDR gearbeitet; außerdem fanden Treffen mit Vertrauenslehrern und Schulpsychologen statt, um ihm während seiner Arbeit an diesen Problemen die Unterstützung in der Schule zu sichern. (Patrick war häufig mit der physischen Verletzung seines Vaters konfrontiert gewesen – an Johns Arm hatten Knochen und Fleisch offengelegen –, weil er seinen Vater fast täglich nach der Schule im Krankenhaus besucht hatte. Außerdem hatte er oft miterlebt, wie sein Vater gefallen war sowie dass er auf Veränderungen seiner Medikation mit psychotischen Anfällen reagiert hatte; während der Schulzeit hatte Patrick sich insofern ständig Sorgen gemacht, dass sein Vater fallen und sich so eine weitere Hirnverletzung zuziehen oder sogar sterben könnte.)

Die Geschwistersitzungen halfen Patrick, sich wieder mit seiner Rolle als Kind seiner Eltern vertraut zu machen, statt seinen Geschwistern gegenüber weiter die Vaterrolle zu übernehmen (was er nach Johns Hirnverletzung getan hatte).

PATRICK Das Wichtigste scheint mir zu sein, dass ich aufhöre, für meine Schwestern zu sprechen, mich auf die Seite von einer von ihnen zu stellen, wenn sie sich streiten ...

KAREN Sie passen ziemlich auf Ihre Schwestern auf, nicht wahr?

PATRICK Ja, irgendjemand muss das ja machen.

Patricks Äußerungen ließen zunächst erkennen, dass diese Intervention für ihn ein (transformierender) »Sprung« *(jump)* war, der zu einer charakterlichen Veränderung führte. Sie bestätigten aber auch die Auffassung, dass die Unterstützung einer Familie wahrscheinlich bewirkt, dass die kurz- und langfristigen Resultate sowohl für die ganze Familie als auch für das Familienmitglied mit der erworbenen Hirnverletzung deutlich besser ausfallen. Dies bezieht sich nicht nur auf die akute Phase, die Rehabilitationsphase und die Wiedereingliederungsphase, sondern bleibt auch in Zukunft relevant, wenn (wie Sue es formuliert hat) »es wackelig wird« oder wenn die Familie sich mit lebensphasenspezifischen Problemen (wie der Pubertät oder Todesfällen) konfrontiert sieht. Patrick hatte die Rolle seines Vaters übernommen, aber es wäre für die Beziehungen zwischen den Familienmitgliedern nicht gut, wenn er diese Rolle dauerhaft beibehalten würde.

Obwohl die Familie eine recht große Zahl von Interventionsterminen wahrgenommen hatte, sprach Patrick die Möglichkeit einer Langzeittherapie für ihn, andere Familienmitglieder oder die ganze Familie an.

KAREN Was wäre denn anders gewesen, wenn man dich aufgefordert hätte, regelmäßig zu Therapiesitzungen zu kommen ..., verglichen mit diesen kurzfristig angesetzten »Drop-in«-Sitzungen?

PATRICK Ich wäre dann viel unzufriedener damit, hier auflaufen zu müssen ..., dass ich zu x Sitzungen erscheinen müsste ... Ich wäre ziemlich bedrückt und mürrisch *(schüttelt den Kopf und die Schultern)*. Es wäre ein bisschen ... Ah *(schüttelt den Kopf und wirft die Hände in die Luft)* ... Aaah, um ehrlich zu sein, ich glaube nicht, dass es besonders gut funktioniert hätte ... Ich habe ja schon gesagt: Nach den einmaligen Sitzungen hier war ich oft körperlich und emotional ziemlich fertig und ein paar Tage lang sehr empfindlich. Mir war dann, als müsste ich drei oder vier Tage der Schule fernbleiben, weil ich mich so verletzlich fühlte; hätte ich jede Woche so eine Sitzung gehabt, wäre ich die meiste Zeit über in diesem Zustand geblieben ... Und ich glaube einfach nicht, dass das gesund ist.

Die SST ermöglichte es Patrick, sich voll und ganz auf die Therapie einzulassen und so in den Genuss einer starken langfristigen Wirkung zu kommen, weil es immer nur um eine einzige Sitzung ging. Das unterstreicht, dass sich die SST insbesondere für die Arbeit mit Jugendlichen eignet, weil sie deren Engagement fördert.

Die Sensibilität der SST/OAAT (Slive a. Bobele 2011; Bobele a. Slive 2014) kann auch nützlich sein, wenn es darum geht, eine Therapie sinnvoll zu beenden. Wenn Familienmitglieder einfühlsam darauf angesprochen werden, haben sie über ihre eigenen Bemühungen, mit den Herausforderungen des Lebens fertigzuwerden, viel zu sagen.

KAREN Kannst du mir etwas über Situationen berichten, in denen du uns *nicht* brauchst *(Patrick lacht)*, über Situationen, in denen es dir gelingt, ohne Hilfe von außen Lösungen zu finden?

PATRICK In solchen Fällen zucke ich gewöhnlich mit den Achseln und wurschtele mich irgendwie durch. Wissen Sie, so im Stil von: »Auch das geht vorüber.«

Die Familienmitglieder benötigen im Laufe der Zeit verschiedene Dinge von uns. Abbey wusste genau, warum die Familie zur Therapie gekommen war.

ABBEY Wir Kinder wurden mit der Situation alle nicht gut fertig; aber das wussten wir damals nicht. Mutter wendete sich immer wieder an Einrichtungen, weil wir Hilfe brauchten, und so fanden wir schließlich das Bouverie Centre ... Es ging uns darum, irgendwie mit Vaters Gehirnverletzung zurechtzukommen. Wir alle fühlten uns ziemlich hilflos, denn in unserem Freundeskreis hatte bisher noch niemand so eine Situation erlebt. Deshalb konnten wir nicht an den Erfahrungen anderer anknüpfen; wir wussten einfach nicht, was wir machen sollten ... [Das Bouverie Centre] half uns, innere Stärke zu entwickeln. Ich brauche mich nicht ständig auf meinen Therapeuten zu verlassen, was ich wohl täte, wenn ich wöchentliche Termine hätte ... Ohne [die Sitzungen im Bouverie Centre] ... Ich würde wahrscheinlich nicht zu Hause leben, sondern Dinge tun, die für meine Gesundheit ziemlich schlecht wären. Insbesondere voriges Jahr bestand diese Gefahr, denn da war es wirklich schwierig, und ich bin trotzdem nicht in alte schlechte Gewohnheiten wie Selbsthass und Selbstekel zurückgefallen; stattdessen bin ich hierhergekommen, und ich hatte den Mut zu sagen: »Mir geht es *nicht* gut.«

Abbey versichert hier, dass sie Kontakt zu uns aufnehmen konnte, wenn sie ihre persönliche Resilienz stärken und mit ihren alltäglichen Herausforderungen fertigwerden musste.

Wann erfüllt die Single-Session-Therapie ihren Zweck und wann nicht?

Es ist wichtig herauszufinden, wann tatsächlich regelmäßige Therapiesitzungen erforderlich sind, statt »sich entweder von der traditionellen therapeutischen Ideologie einfangen zu lassen, der die Ansicht zugrunde liegt, dass große Probleme in jedem Fall regelmäßige Sitzungstermine erfordern, oder im Gegenteil die Auffassung zu verallgemeinern, dass einzelne Sitzungen in jedem Fall regelmäßige Sitzungen ersetzen können« (Young a. Rycroft 1997, p. 20).

Als das ABI-Team sich für einen SST-Ansatz entschied, ging es darum, auf viele Sorgen der Klienten eingehen zu können, beispielsweise auf das Bedürfnis nach einer zeitnahen und einfühlsamen Unterstützung von Familien, die unter Zeitdruck stehen und mit starken Belastungen fertigwerden müssen, sowie um die Möglichkeit, Familien in stadtfernen Gebieten zu helfen, die an ihrem Wohnort keine für ihre Probleme geeignete Hilfe finden. Ein weiteres Ziel war, »den Augenblick zu nutzen« – denn etwa ein Drittel der Familien, die wir betreuen, kommt nur ein einziges Mal zur Behandlung. Und schließlich entschieden wir uns dafür, uns in einer Sitzung grundsätzlich darauf zu konzentrieren, was die Familie und ihre individuellen Mitglieder zu einem bestimmten Zeitpunkt als ihr dringendstes Bedürfnis ansahen, und ihnen eine flexible Betreuung anzubieten, die einen partnerschaftlichen und kollaborativen Umgang mit Lösungsversuchen ermöglichte, ohne sich zu stark auf Probleme zu konzentrieren.

Das ABI-Team entdeckte, dass das Arbeiten von Augenblick zu Augenblick mit dem *episodischen Charakter* der familiären Bemühungen, mit der Hirnschädigung eines Familienmitglieds zurechtzukommen, im Einklang stand. Insofern ist es zweifellos sinnvoll, auf Veränderungen der Bedürfnisse im Laufe des Lebens einzugehen, und es hat einen greifbaren Vorteil, Menschen, die unter einer erworbenen Hirnverletzung leiden, sowie ihren Familien einen intermittierenden Kontakt zum Behandlungsteam zu ermöglichen, sodass sie zu bestimmten für sie wichtigen Zeitpunkten die erforderliche Hilfe erhalten.

Trotzdem haben solche Familien und ihre individuellen Mitglieder manchmal Schwierigkeiten mit dieser Form therapeutischer Arbeit.

KAREN Ich weiß, dass du nicht gern hierhin kommst *(Rosie lacht)*, obwohl du uns eigentlich gerne triffst …, aber es ist nicht so leicht für dich, nicht wahr? Es liegt dir einfach nicht so, Dinge auf diese Weise anzugehen.

ROSIE Ich bin nicht besonders scharf darauf.

KAREN Gefällt dir denn etwas Bestimmtes nicht gut?

ROSIE Nein, ich komme nur nicht so gern hierher. Ich weiß, dass ich euch brauche, aber ich komme trotzdem nicht gerne.

KAREN Woher weißt du denn, dass du es tun musst?

ROSIE Weil ich ständig aufgebracht bin, und wenn ich hierherkomme, bin ich hinterher ruhiger.

Rosie deutete an, dass ihre Teilnahme an den Sitzungen generell der »Hop«-Variante zuzuordnen war. Kliniker verstehen diese erklärte Abneigung als mangelnde Bereitschaft zum Engagement; manchmal wird dies auch »Widerstand« genannt. Bedenkt man aber, worum es in solchen Fällen letztlich geht, sind gemischte Gefühle bei den Betroffenen kaum vermeidbar und sehr verständlich. Sich mit schwierigen Situationen wirklich auseinanderzusetzen ist harte Arbeit und kann das Alltagsleben sehr aus dem Tritt bringen, selbst wenn man den Nutzen dieser Arbeit im Nachhinein erkennt.

Ebenso wie man nicht grundsätzlich starr an bestimmten Formen therapeutischer Arbeit oder speziellen Praktiken festhalten sollte, ist es wichtig, sich einzugestehen, wann sich die SST *nicht* eignet, und in solchen Fällen über eine Langzeittherapie mit regelmäßigen Sitzungsterminen nachzudenken, in welcher Form auch immer dies als notwendig erscheint. Patrick spielte auf aktuelle Schwierigkeiten seiner Schwester Abbey an, als er kürzlich erklärte: »Bevor sie beide individuelle Sitzungen in Anspruch nahmen, hatten sie den … absoluten Tiefpunkt erreicht.« Demnach musste in Erwägung gezogen werden, dass mehr erforderlich war, als der bisherige SST-Rahmen zuließ. Trotz Abbeys Versicherung, die SST und das Bouverie Centre hätten ihr »geholfen, innere Stärke aufzubauen«, und trotz ihres Wunsches, eine Langzeittherapie zu vermeiden, waren erneut frühere Probleme aufgetaucht, die sie in diesem Gespräch erwähnt hatte, und sie hatte zugegeben, dass sie kürzlich in ihre alten schlechten Gewohnheiten zurückgefallen war.

Der SST/OAAT-Ansatz hat es uns ermöglicht, unsere Arbeit mit Familien, die unter chronischen langfristigen gesundheitlichen Problemen einzelner Mitglieder leiden, deutlich flexibler, responsiver- und effektiver zu gestalten (siehe hierzu auch Rosenberg a. McDaniel 2014). Durch die Arbeit von Augenblick zu Augenblick konnten wir ein Modell lebenslanger episodischer Betreuung entwickeln (das Hoyt [1995a, p. 6] als »intermittierende Behandlung« oder als »›*family practitioner*‹-Modell« bezeichnet) und damit Familien helfen, in ihrem Leben mit der erworbenen Hirnschädigung eines Familienmitglieds fertigzuwerden, ohne dass die behandelnden Kliniker und die involvierten Familien sich durch die Arbeit überlastet fühlen. Ebenso wichtig war herauszufinden, wann die SST nicht geeignet ist, und kompetent zu beurteilen, wann längerfristige regelmäßige Arbeit notwendig ist. Weil es möglich ist, auf Veränderungen der Bedürfnisse im Laufe des Lebenszyklus einzugehen, können betroffene Familien gezielt in wichtigen Situationen Kontakte in Anspruch nehmen, was nicht nur den Familien, sondern auch ihren Therapeuten zugutekommt. Ein altes englisches Sprichwort lautet:

One thing at a time and that done well
Is a very good rule as many can tell.

12 Single-Session-Walk-ins als kollaborative Lerngemeinschaft

Susan B. Levin, Adriana Gil-Wilkerson und Sylvia Rapini de Yatim

Im Houston Galveston Institute (HGI) praktizieren wir Walk-in-Beratung im Sinne einer kollaborativen Therapie. Dabei nutzen wir die gleichen kollaborativen und dialogischen Praktiken wie bei unserer gesamten Arbeit mit Klienten. Harlene Anderson (1999, S. 88; Hervorhebung i. Orig.) erklärt: »Ein solches kollaboratives therapeutisches System stellt gleichsam eine *Gesprächspartnerschaft* dar, in der Therapeut und Klient in gegenseitigem Einvernehmen die Zugehörigkeit bestimmen, Grenzen abstecken und das Behandlungsziel festlegen.« Wenn wir Klienten auf Walk-in-Basis betreuen, tun wir dies mit der Absicht, eine Beziehung aufzubauen, in der sie sowohl an der Entscheidung über Häufigkeit und Frequenz von Therapiesitzungen beteiligt sind als auch die Art der Themen, mit denen sie sich in der Therapie beschäftigen, bestimmen.

Wir orientieren uns an den von Anderson und Goolishian (1992) entwickelten Grundsätzen der kollaborativen Therapie und schließen uns der Auffassung an, dass »der Klient der Experte« für alles ist, was in seinem Leben geschieht. Wir entwickeln eine »Behandlung«, in deren Verlauf wir uns wechselseitiger Erkundung widmen und einer Partnerschaft im Gespräch, die beginnt, wenn der Klient uns anruft oder in den Raum eintritt (Anderson 1999). Ein Grundkonzept der kollaborativen Therapie ist das des »Nichtwissens« (Anderson a. Goolishian 1992; Anderson 1999), womit auf die konstruierte Wesensart von Wissen verwiesen und betont wird, dass wir stets auf dem Weg zum Verstehen sind, jedoch nie eine objektive Wahrheit finden werden. Anderson (2007, p. 39) erklärte: »Zwar sind auch unausgesprochene Gedanken produktiv, aber der Ausdruck des Gedankens in sprachlicher oder gestischer Form fördert im Beziehungsraum einen sinnbildenden Prozess.« Anderson bezeichnete diese philosophische Praxis als »öffentlich sein« *(»being public«)*. Zweifellos kommen in jedem Gespräch unsere Überzeugungen, Werte und Erfahrungen zum Ausdruck und werden hinterfragt. Der Ausdruck dieser inneren Phänomene und das Bewusstsein dessen, dass wir sie öffentlich machen, kann uns dazu bringen, über ihre potenzielle Wirkung nachzudenken und darüber, ob sie für einen Klienten, der zu einer einmaligen Sitzung erschienen ist, relevant sein könnten (Anderson 2007; Paul a. van Ommeren 2013). Das Öffentlichmachen der eigenen Gedanken und Werte spielt bei unserem Umgang mit Klienten, die wir vielleicht nur einmal sehen, weil sie unseren Walk-in-Service nutzen, eine wichtige Rolle. Wir erkennen an, dass Klienten grundsätzlich selbst entscheiden können, wie oft und in welcher Form sie eine Therapie in Anspruch nehmen wollen.

Im Rahmen unseres Walk-in-Programms bestimmen die Klienten also selbst, wie und wann sie eine Therapie wünschen. Wir betreiben dieses Programm neben unseren übrigen Therapie- und Beratungsangeboten, sodass es den Klienten selbst überlassen bleibt, wie sie uns in ihre Suche nach neuen Möglichkeiten einbeziehen wollen. Unser Walk-in-Programm dient uns auch als Trainingsfeld für angehende Therapeuten, die mehr über kollaborative Praktiken und Beratungen in Form eines Walk-in-Angebots herausfinden wollen. Nachdem unser Walk-In-Programm im Jahre 2013 eingeführt worden war, wurde es schon bald zu einem festen Bestandteil unserer Ausbildungen. So haben wir eine lebendige Kollaborative Lerngemeinschaft *(Collaborative Learning Community)* begründet, eine auf postmodernen Ideen basierende Lern- und Ausbildungsmethode (Anderson 1997, 2000; Anderson a. Swim 1993, 1995; Anderson 2013). Anderson und Swim (1993) beschreiben kollaboratives Lernen als eine Tradition, die »eine Partnerschaft beinhaltet, in der Weisheit, Wissen und Sitten der Mitglieder einer lokalen Lerngemeinschaft anerkannt, erschlossen und genutzt werden«. Diese Praxis ermöglicht es uns, eine unserer bewährten kollaborativen Praktiken – das reflektierende Team (Andersen 1987) – weiterhin zu nutzen. Viele Walk-in-Klienten werden von uns unter Mitwirkung eines reflektierenden Teams betreut, das sich im gleichen Raum befindet und mit ihnen an der Entwicklung neuer Möglichkeiten und Ideen arbeitet.

Einen weiteren wichtigen Einflussfaktor für die Entwicklung des Walk-in-Programms am HGI stellt die Arbeit von Slive und Bobele (Slive 2008; Slive a. Bobele 2011, 2012) dar, die uns auch großzügig durch Konsultationen unterstützt haben. Die Entwicklung unseres Programms wurde durch sie ebenso inspiriert und unterstützt wie durch die Arbeiten von Hoyt und Talmon (2014a), Hoyt (2011) und K. Young (2011a).

12.1 Einladende und leicht zugängliche Hilfsangebote

Einer der wichtigsten Aspekte unseres Walk-in-Programms ist, dass unsere Gäste dazu in einer leicht zugänglichen Umgebung eingeladen werden. Wir sehen in unseren Klienten Gäste und verstehen ihren Besuch als besondere Gelegenheit zu einem Gespräch, das ihnen helfen wird. Harlene Anderson benutzt die Metaphern des Gastgebers und des Gastes (Anderson 2007), wobei der Therapeut beides gleichzeitig ist. Als Gastgeber haben wir die Aufgabe, für ein angenehmes, respektvolles, einladendes und fürsorgliches therapeutisches Klima zu sorgen. Als Gäste unserer Klienten müssen wir respektieren, dass sie uns ihr Leben so offenbaren, wie sie es wünschen, und dass wir ohne ihre Erlaubnis keine Türen öffnen und uns nicht in Räumen umsehen dürfen.

Das Walk-in-Programm des HGI zeigt sich den Anforderungen in einem der ethnisch diversesten großstädtischen Gebiete der USA gewachsen (Emerson et al. 2014). Es erschließt Menschen neue Möglichkeiten, die andernfalls keinen Zugang zu einer Therapie hätten, denn sie brauchen als potenzielle Klienten nirgendwo anzurufen und nicht vorab eine Liste von Fragen telefonisch zu beantworten. Lange Warteliste gibt es auch nicht. Die Klienten kommen ohne Termin in die Einrichtung und werden von einem Therapeuten empfangen, der ihnen ein Aufnahmeformular übergibt und sie zu einer Beratungssitzung einlädt. Dass die kurze Aufnahmeprozedur nicht vom Empfangspersonal, sondern von einem Therapeuten durchgeführt wird, verringert Hemmnisse und kommt einer einladenden Atmosphäre zugute. Samstags ist grundsätzlich ein Therapeut anwesend, der sowohl Englisch als auch Spanisch spricht, und oft sind außerdem auf freiwilliger Basis mitarbeitende Therapeuten erreichbar, die eine andere Sprache beherrschen. Durch das Angebot von Beratungsdiensten in Fremdsprachen wird der mit Sprachbarrieren verbundene Stress verringert, beispielsweise weil die Klienten Englisch mit einem deutlichen Akzent sprechen oder weil sie gar kein Englisch beherrschen. Viele Einwanderer hassen es, telefonisch Arzt- oder Beratungstermine vereinbaren zu müssen, weil sie fürchten, die Person am anderen Ende der Leitung werde sie nicht verstehen, nicht einmal, wenn sie ihren Vor- und Nachnamen nennen.

Wir haben bereits verschiedene Arten des Anbietens von Beratungsdiensten erwähnt. Dabei verstehen wir das Ziel, einen *Zugang* zu ermöglichen, in einem sehr weitgesteckten Sinne, also nicht nur als rein physische Verfügbarkeit. Wir berücksichtigen dabei auch relationale, kulturaffine und finanzielle Aspekte. Wir bemühen uns, möglichst viele Hindernisse aus der Welt zu schaffen, um zu gewährleisten, dass unsere Angebote so leicht zugänglich wie eben möglich sind. Die Interessenten für den Walk-in-Dienst treffen im Wartebereich auf einen Therapeuten, werden von ihm willkommen geheißen und erhalten ein zwei Seiten langes Informationsschreiben. Die Diagnose und den finanziellen Status unserer Klienten überprüfen wir nicht vorab. Alle, die sich bei uns vorstellen, werden zur Teilnahme eingeladen, sowohl Familienangehörige als auch nicht zur Familie gehörende Personen. Wir gehen grundsätzlich davon aus, dass diejenigen, die bei uns vorsprechen, einen Grund dafür haben, und wir klären im Rahmen unserer Begrüßung und später während der Sitzung, wer sie sind und was sie zu uns geführt hat. Auch in der Sitzung selbst findet kein Screening statt. Wir arbeiten mit den Klienten grundsätzlich an dem, was sie für wichtig halten. Unser Motto für das Walk-in-Programm lautet: »Sie entscheiden« – was bedeutet, dass die Klienten selbst entscheiden, wann sie zu uns kommen, ob sie später noch einmal wiederkommen, worüber sie reden wollen und was an unserem Gespräch für sie wichtig ist.

Diese Atmosphäre unserer kollaborativen Lerngemeinschaft entspricht dem, was unsere im Walk-in-Programm mitwirkenden freiwilligen Helfer und Ausbildungsteilnehmer erleben. Meist arbeiten die Therapeuten im Team. Die Mitglieder des Teams werden als geschätzte Gäste und Gastgeber willkommen geheißen, als Mitglieder einer Gemeinschaft, die ebenso einander wie unsere Klienten unterstützt. Dieser Ansatz fördert ein Erleben starker Verbundenheit, denn die Klienten entscheiden, wie, wann und ob sie interessiert sind, ihre Beziehung zum HGI fortzusetzen.

Das Walk-in-Angebot ermöglicht es uns, Klienten zu helfen, die sich aus vielfältigen Gründen nicht auf eine »traditionelle Therapie« einlassen wollen. Einige, die sich nicht sicher sind, ob sie sich zu einer Therapie bereit fühlen, nutzen das Walk-in-Angebot, um »eine Therapie auszuprobieren«. Manchmal fürchten sie sich vor einer

Diagnose und Beurteilung, und wir nutzen die Walk-in-Situation, um ihnen eine Alternative anzubieten. Andere fürchten, nicht genug Geld oder Zeit für eine »typische traditionelle Therapie« zu haben. Viele glauben, eine Therapie werde Monate oder Jahre dauern. Einige haben eine sehr spezielle Frage oder ein ganz konkretes Problem, woran sie arbeiten wollen, und ihnen ist klar, dass es für sie von Nutzen ist, sich auf eine einmalige Sitzung einzulassen. Auch die Gewissheit, nicht unter den Druck zu geraten, sich zu einer längeren Therapie zu verpflichten, ist für manche Klienten wichtig. Einige befinden sich in einer Krisensituation und wollen (oder brauchen) nicht in ein Krankenhaus, wo sie medikamentös und stationär oder massiver behandelt würden, als sie für nötig halten. Eine andere Gruppe von Klienten hat schon einen Therapeuten, den die Betroffenen aber aus irgendeinem Grund nicht aufsuchen können (etwa weil der Therapeut in Urlaub ist oder zu viele Termine hat oder weil beim Klienten zwischen den regulären Terminen ein Problem aufgetreten ist). Wieder andere Klienten leben in einer Gegend, die zu abgelegen ist, als dass sie regelmäßig zu einer Therapie kommen könnten.

12.2 Organisatorische Eckdaten

Das Walk-in-Programm wird an sechs Tagen wöchentlich angeboten, nämlich Montag bis Freitag von 15.00 bis 19.00 Uhr und am Samstag ganztägig. Die Sitzungen mit den Klienten dauern in der Regel eine Stunde, bei Bedarf auch länger. Klienten, die den Service zum ersten Mal in Anspruch nehmen, wird mitgeteilt, dass sie selbst darüber befinden, ob sie bekommen haben, was sie brauchen, und ob sie zu einem weiteren Termin kommen wollen. Sie können diese Entscheidung schon während ihres Besuchs treffen, sie können sich aber auch später spontan zu einer weiteren einzelnen Sitzung einfinden. Von der Existenz des Walk-in-Programms des HGI erfahren Interessierte durch Mund-zu-Mund-Propaganda, über Hinweise von Beratungsdiensten sowie Ärzten und Therapeuten, durch Broschüren des HGI und über die HGI-Website. Das HGI arbeitet mit vielen anderen Einrichtungen zusammen, deren Mitarbeiter ebenfalls auf das Walk-in-Programm verweisen.

12.3 Das reflektierende Team im Walk-in-Programm des Houston Galveston Institute

Im Walk-in-Programm des HGI wird die Single-Session-Therapie meist unter Einbeziehung eines ad hoc reflektierenden Teams durchgeführt, das den Beratungsprozess bereichert. So zu arbeiten wird ermöglicht durch einen großen Raum, der problemlos sechs Familienmitglieder, zwei behandelnde Therapeuten und bis zu fünf Mitglieder eines reflektierenden Teams beherbergt. Die vorhandenen Sitzgelegenheiten können leicht und schnell für eine Einzelsitzung, eine Paarsitzung oder eine Familiensitzung arrangiert werden.

Die reflektierenden Teams des HGI bestehen aus Studierenden im Aufbaustudium, die sich auf Beratung, Paar- und Familientherapie spezialisiert haben, aus angehenden Psychotherapeuten, angehenden oder voll ausgebildeten Gesprächstherapeuten sowie angehenden und voll ausgebildeten Paar- und Familientherapeuten. Die im Walk-in-Programm tätigen Teammitglieder wechseln wöchentlich, und der Programmkoordinator betreut einen Online-Kalender, der über Einsatz und Verfügbarkeit der freiwilligen Helfer Auskunft gibt. Die Koordinatoren des Walk-in-Programms klären die freiwilligen Helfer in Gesprächen über die am HGI üblichen Verfahrensweisen auf. Freiwillige müssen sich verpflichten, mindestens acht Stunden monatlich an den Teamaktivitäten teilzunehmen. Die Praxiserfahrungen und Ausbildungsvoraussetzungen der freiwillig mitwirkenden Therapeuten sind sehr unterschiedlich; die meisten kommen aus den Bereichen Familientherapie, Beratung und Sozialarbeit. Sie können erst Mitglieder eines reflektierenden Teams werden, nachdem sie am HGI ein Training im Walk-in- und im SST-Ansatz absolviert haben.

Klienten, die sich für das Walk-in-Programm des HGI melden, werden vor Beginn der Arbeit über den SST-Prozess und die Hinzuziehung des reflektierenden Teams informiert, wenn sie das Formular ausfüllen. Vor Sitzungsbeginn stellen sich die Mitglieder des reflektierenden Teams vor. Zwei verantwortliche Therapeuten arbeiten zunächst 30 bis 35 Minuten mit den Klienten; dann hören sich Klient(en) und Therapeuten das ungefähr zehn Minuten dauernde Gespräch zwischen den Mitgliedern des reflektierenden Teams an; und schließlich reflektieren der Klient bzw. die Klienten und die beiden Therapeuten darüber, was ihnen besonders aufgefallen ist, wobei die Mitglieder des reflektierenden Teams ihnen zuhören. Viele Klienten empfinden es als sehr nützlich, dies zu erleben, und wissen die Aufmerksamkeit und die unterschiedlichen Sichtweisen der anwesenden Therapeuten zu schätzen. Dieser Vorgang unterstützt die behandelnden Therapeuten und liefert ihnen Ideen. Gelegentlich sind Klienten an der Anwesenheit eines reflektierenden Teams nicht interessiert oder fühlen sich in seiner Gegenwart unwohl. In solchen Fällen können sie die Teilnahme eines Teams ablehnen.

Der Reflexionsprozess ist transparent, weil er in aller Öffentlichkeit stattfindet, sodass die Klienten die Gedanken des Teams nachvollziehen können; auch bleibt es ihnen überlassen zu entscheiden, was von dem Gesagten sie beherzigen; sie werden zudem gebeten mitzuteilen, welche Reflexionen sie besonders beeindruckt haben. Die Therapeuten erlernen unterschiedliche Kommunikationsstile sowie verschiedene Arten, stärkenbasierte und empathische Reflexionen zu formulieren. Die Klienten beobachten respektvolle kommunikative Interaktionen. Einige Klienten haben geäußert, es gefalle ihnen, sich in einer Sitzung unterschiedliche Ideen verschiedener Therapeuten anzuhören. Man könnte sagen, dass dieses Verfahren den Klienten einen hohen Ertrag sichert. Ein Klient hat einmal gesagt: »Ich bezahle nur für eine Sitzung, erhalte aber Feedback, als wären es mehrere Sitzungen gewesen.«

Das HGI hält den Einsatz reflektierender Teams für einen festen Bestandteil kollaborativer Praxis. Während der Reflexionen wird die Haltung des Nichtwissens zur Vermittlung vielfältiger Ideen genutzt, statt dass nur eine einzige Sicht oder Intervention ausgedrückt wird. Die Klienten werden aufgefordert, die Kommentare, Ideen und Empfehlungen des Teams aufzugreifen oder zu ignorieren, je nachdem, ob sie ihnen als adäquat oder inadäquat erscheinen. Die Klienten sind bezüglich der Frage, was für sie von Nutzen ist, die Experten; sie entscheiden.

12.4 Nutzen und Sammeln von Klienten-Feedback

Die Klienten geben mithilfe von *Partners for Change Outcome Management System* (PCOMS – Duncan 2012) über jede Sitzung Feedback. Das System umfasst zwei simple, aber zuverlässige Feedback-Werkzeuge, die das Wohlbefinden eines Klienten (die *Outcome Rating Sca-*

le, ORS) und die therapeutische Allianz (die *Session Rating Scale,* SRS) messen. Die SRS gibt Aufschluss darüber, wie sehr sich ein Klient gehört, verstanden und respektiert fühlt und ob er das Gefühl hat, dass er über das sprechen konnte, worüber er sprechen wollte. Das PCOMS ist bei der *Substance Abuse and Mental Health Services Administration*[34] (SAMHSA) im *Evidence-Based Practices Resource Center* als Assessment-Instrument gelistet.

Das HGI hat sich entschlossen, dieses Feedback-System im Rahmen des Walk-in-Programms zu nutzen, weil es sehr gut zur kollaborativen Therapie und zu der Auffassung passt, dass die Klienten selbst die Experten sind – in diesem Fall bezogen auf die Einschätzung ihrer Fortschritte und das Resultat der Therapie. Abgesehen von der Nutzung des Formulars für schriftliches Feedback vergewissert sich der Therapeut während der Sitzung laufend über das Befinden des Klienten. Das PCOMS selbst umfasst eine schriftliche Dokumentation, die für gründlichere Datenanalysen nützlich ist. Das PCOMS (1) wird zur Strukturierung des therapeutischen Gesprächs genutzt, was besonders wichtig ist, wenn es um eine einzige Sitzung geht; (2) liefert Feedback über die Beziehung zwischen Therapeut und Klient, ein wichtiger gemeinsamer Faktor für die Voraussage von Veränderungen (Duncan 2012); (3) vermittelt uns einen Eindruck vom Wohlbefinden bzw. Leiden von Menschen, die unser Walk-in-Programm nutzen wollen; und (4) kann bei Klienten, die sich entschließen, zu weiteren Sitzungen zu kommen, für die Dokumentation von Veränderungen hinsichtlich ihres Wohlbefindens/Leidens nützlich sein. Die aktuelle Analyse der Daten von Klienten (N = 32), die anlässlich einer Walk-in-Sitzung ein ORS und SRS ausgefüllt haben, ergab einen mittleren ORS-Score von 21.2. Das ist insofern interessant, als dieser Wert nur geringfügig unter dem durchschnittlichen ORS-Score von 24 bei Klienten (N = 112) liegt, die am HGI ein regelmäßig stattfindendes Beratungsangebot nutzen. Die mittleren SRS-Scores der Klienten im Walk-in-Programm (35.4) und in regelmäßigen Beratungsprogrammen am HGI (36) sind fast gleich – weshalb wir von einer ziemlich hohen Zufriedenheit mit den Therapieangeboten des HGI ausgehen können. In diesem Zusammenhang sei darauf hingewiesen, dass bei Werten, die unter 35 liegen, mit den betroffenen

34 Verfügbar unter: http://nrepp. samhsa.gov/ViewIntervention.aspx?id=250 [14.3.2024].

Klienten Gespräche über Möglichkeiten der Verbesserung der therapeutischen Beziehung geführt werden.

Der Erfolg des Programms hat uns dazu gebracht, den Walk-in-Service täglich (außer sonntags) anzubieten. Die Ausweitung des Angebots von ursprünglich zwei Tagen auf sechs Tage pro Woche ist mit beträchtlichem logistischem Aufwand verbunden und erfordert deutlich mehr Mitarbeiter; wir sind aber zuversichtlich, dass diese Bemühungen positive Resonanz hervorrufen und den Bedürfnissen der Menschen besser gerecht werden.

12.5 Klinisches Beispiel: Von der Verzweiflung zur Linderung in nur einer Stunde

Mayte kam an einem Samstag spätnachmittags zum Walk-in-Programm. Nachdem sie die Formulare ausgefüllt hatte, brachten die Therapeuten sie in den Sitzungsraum. Sie war über das SST-Format informiert worden und wusste, dass zwei Therapeuten mit ihr ein Gespräch führen würden. Der Einbeziehung eines reflektierenden Teams, das sich im Behandlungsraum aufhielt, stimmte sie zu. Während der Aufnahmeprozedur berichtete sie, sie sei im Internet auf den Walk-in-Service des HGI gestoßen und habe bisher noch keine Erfahrung mit Beratungen. Die junge Frau informierte auch über ihre hispanische Herkunft und ihren evangelischen Glauben; sie war verheiratet und kümmerte sich zu Hause um ihre beiden Kinder. Mayte war zur Therapie gekommen, weil sie von Gefühlen der Verzweiflung und Unzulänglichkeit geplagt wurde. Im Laufe des Gesprächs stellte sich heraus, dass sie fürchtete, sie könne ihrem jüngsten Kind etwas antun. Sie wurde sehr emotional und brachte Gefühle der Unzulänglichkeit und der Scham über derartige Gedanken zum Ausdruck. Sie sagte, sie tue nie etwas, das ihren Kindern schaden könnte. Auf die Frage, was sie daran gehindert habe, schon früher zur Therapie zu kommen, erklärte sie, sie habe sich geschämt und gefürchtet, man werde sie beim Jugendamt melden und ihr dann die Kinder wegnehmen. Außerdem fürchtete sie, wenn sie sich um eine Therapie bemühe, werde man sie für »verrückt« halten. Sie wurde erneut sehr emotional und erklärte wiederholt, sie fühle sich als Mutter unzulänglich. Sie meinte, sie lebe »in Sünde«. Sie stritt jedoch ab, ihre Kinder in irgendeiner Form zu misshandeln. Was zunächst wie ein Notfall erschienen war, entwickelte sich zu einem Dialog, während dessen Mayte sich langsam wohler fühlte und sie sich über die spezifischen Situationen äußern konnte, in denen bei ihr problematische Gefühle auftraten. Sie konnte auch Umstände benennen, unter denen sie nicht von solchen Gedanken geplagt wurde, und sie berichtete, was sie getan hatte, wenn sie von ihnen heimgesucht wurde. Anfangs hatte sie dann entweder gebetet oder war spazieren gegangen.

Nach 30 Minuten führte das reflektierende Team ein Gespräch darüber, dass die Klientin ihre Tapferkeit zum Ausdruck gebracht hatte, indem sie zur Beratung erschienen war, dass es ihr gelungen war, ihre Gedanken, sie könnte ihren Kindern etwas antun, unter Kontrolle zu bringen, und dass andere Klientinnen ähnliche Probleme hätten. Die Äußerungen zu diesem letzten Punkt verblüfften Mayte, weil sie geglaubt hatte, nur sie werde von derartigen intrusiven Gedanken geplagt. Sie erwähnte auch, es gefalle ihr sehr, von mehreren Therapeuten etwas über ihr Problem zu hören. Ihr ganzer Ausdruck veränderte sich, und ihre Stimmung hellte sich auf. »Dann bin ich also nicht verrückt,« sagte sie. Daraufhin arbeiteten die Therapeuten mit ihr einen Plan aus, der ihr helfen sollte, mit dieser Art Gedanken umzugehen, falls sie erneut auftreten sollten. Sie erklärte, sie werde häufiger aus dem Haus gehen und zwei- oder dreimal täglich einen Spaziergang unternehmen; außerdem werde sie zweimal pro Woche an Gottesdiensten teilnehmen und versuchen, sich hin und wieder mit einer Freundin zu treffen. Am Ende der Sitzung bewertete sie ihre Fähigkeit, ihre intrusiven Gedanken unter Kontrolle zu bringen, auf einer zehnteiligen Skala mit 10.

Mayte wurde noch auf andere Hilfsangebote hingewiesen, und sie wurde daran erinnert, dass der Walk-in-Service auch während der Woche verfügbar war. Eine Woche später fand ein Follow-up-Anruf statt, in dessen Verlauf die Klientin berichtete, es gehe ihr gut, und sie habe nicht das Gefühl, im Moment eine weitere Therapiesitzung zu benötigen.

Die Therapeuten, die mit dieser Klientin arbeiteten, waren sehr gut in ihre Geschichte eingestimmt. Sie sahen sie als die Expertin für ihre Situation, bemühten sich um eine nicht urteilende Haltung, und indem sie auf ihre Geschichte fokussierten, gelang es ihnen, ohne aufdringlich oder bedrohlich zu wirken, eine Risikoeinschätzung vorzunehmen. Die Klientin bestritt in der Sitzung von Anfang an, dass sie ihren Kindern schaden wolle, dass sie dies jemals versucht oder auch nur durch entsprechende Gesten angedeutet habe. Sie brachte immer wieder ihre Liebe und Hingabe ihren Kindern gegenüber zum Ausdruck. Hätte Mayte von einer entsprechenden Geste oder einem Versuch, ihren Kindern zu schaden, berichtet oder ihre Fähigkeit, ihre intrusiven Gedanken unter Kontrolle zu halten, mit einem Wert unter 10 angegeben, wäre natürlich eine intensivere Beurteilung erfolgt. Unsere Arbeit mit ihr veranschaulicht die Nutzung kollaborativer Praktiken wie des Zuhörens mit der Intention, etwas über die Klientin und ihre Situation herauszufinden, die Einbeziehung eines reflektierenden Teams, das Bemühen um eine nichtwissende und nicht urteilende Haltung und ein Mitsein. Das Gespräch ermöglichte der Klientin, ihre Überzeugung, verrückt zu sein, in nur einer Stunde zu verändern.

12.6 Zusammenfassung

Die Entstehung und Entwicklung des Walk-in-Beratungsprogramms am HGI war ein sehr spannender Prozess. Viele Unbekannte, die dabei im Spiel waren, entwickelten sich sehr positiv, wohingegen wir andere modifizieren mussten. Es überraschte uns, dass so viele Therapeuten bereit waren, unser Programm mit ihrer Zeit und ihren Kenntnissen als freiwillige Helfer zu unterstützen, nämlich mehr als 30 Kollegen im Laufe der letzten drei Jahre. Viele von ihnen – darunter auch einige, die sich von dem Programm letztlich wieder abwendeten –, wollten lernen, mit Walk-in-Angeboten und unter Hinzuziehung eines reflektierenden Teams zu arbeiten. Eine Zusammenarbeit mit dem HGI interessierte insofern viele, und das Walk-in-Programm ermöglichte ihnen, diesem Interesse einen realen Ausdruck zu verleihen. Einige anfängliche freiwillige Helfer wurden später feste Mitarbeiter. Überrascht hat uns auch, dass die kommunale Verwaltung dieses Angebot schließlich als sinnvoll und hilfreich anerkannte. Infolgedessen erhielten wir nicht nur zahlreiche Überweisungen und weckten das Interesse von Zeitungen und Radiosendern, sondern auch ein psychiatrisches Krankenhaus in der näheren Umgebung startete auf unsere Anregung hin ein Walk-in-Programm für psychiatrische Krisen, um die hohe Zahl psychiatrischer Notfälle in den Ambulanzen von Allgemeinkliniken zu reduzieren.

Eine weitere Lektion, die wir lernten, war, dass Interessenten, die von der Existenz unseres Walk-in-Programms erfuhren, wie selbstverständlich annahmen, dieses stehe ihnen die ganze Woche über zur Verfügung. Da wir den Walk-in-Service ganz zu Anfang nur an einem einzigen Tag pro Woche anboten, die Interessenten aber auch an anderen Tagen bei uns vorsprachen, mussten wir schnell reagieren und erweiterten das Angebot deshalb auf sechs Tage wöchentlich. Wir versuchten allerdings, die Walk-in-Stunden von Montag bis Freitag weiter auf den Abend zu beschränken. Zwar gibt es immer noch Klienten, die sich zu anderen Zeiten bei uns melden, aber das passiert mittlerweile deutlich seltener. Wegen der Ausweitung des Angebots auf sechs Tage pro Woche mussten wir Freiwillige und Koordinatoren finden, die bereit waren, die zusätzlichen Stunden zu übernehmen. Zwar haben wir während der Woche weniger Freiwillige als an den Samstagen, aber unsere festen Mitarbeiter sind in der Regel anwesend und können notfalls einspringen.

Der Erfolg des HGI-Programms beruht auf einer Kombination des kollaborativen und des dialogischen therapeutischen Ansatzes, der Einbeziehung reflektierender Teams, der Bereitschaft unserer Klienten, ihre eigenen Ressourcen zu nutzen, dem Enthusiasmus und dem Wohlwollen der freiwillig mitarbeitenden Therapeuten und dem enormen Bedarf an leicht zugänglichen Beratungsangeboten.

13 Single-Session-Ansätze für die Arbeit mit Säuglingen: Ein kollaboratives Single-Session-Modell

Rosalie Birkin

Das Angebot von Single-Session-Therapiesitzungen hat in den psychotherapeutischen Einrichtungen Australiens einen festen Platz (Le Gros, Wyder a. Brunelli 2019). Auch im Bereich der australischen Kinder- und Jugendlichen-Psychotherapie ist dieser Ansatz weitverbreitet. Ich biete mittlerweile schon seit vielen Jahren einmalige Sitzungen für Kinder bis zum Alter von drei Jahren an. Das geschieht hauptsächlich in einer psychotherapeutischen Klinik, aber auch in meiner Privatpraxis.

Den ersten Anstoß für diese Art von Angebot erhielt ich vor 40 Jahren, als ich erstmals in einer kommunalen psychotherapeutischen Einrichtung arbeitete. Ich war zu jener Zeit Mitglied eines multidisziplinären Teams, das neue Therapieangebote für Kinder mit akuten psychischen Problemen entwickeln sollte. Wir erarbeiteten damals gemeinsam ein Modell psychotherapeutischer Beratung, das wir als *Victorian Model* bezeichneten (Luntz 1999). Es basierte auf dem innovativen Ansatz des Psychiaters Gerald Caplan, einem neuartigen Modell psychiatrischer Betreuung, das unter dem Namen *Caplanian Mental Health Consultation* (Caplan, Caplan a. Erchul 1994) bekannt wurde. Caplans Modell beinhaltet eine direkte Beratung von Fachleuten über ihre Klienten statt einer Konsultation, an der die Klienten selbst teilnehmen. Es entstand im Jahre 1949 aufgrund des starken Bedarfs an psychotherapeutischer Betreuung Tausender Jugendlichen, die nach dem Holocaust aus Europa in den neu entstandenen Staat Israel emigriert waren (Caplan et al. 1994).

Das *Victorian Model* umfasst drei Phasen: die primäre Konsultation, bei der ein Klient von einem externen Berater begutachtet wird[35];

35 Dieser Phase zuzurechnen sind offenbar (1) ein anamneseartiges Vorgespräch des Behandlers mit dem Klienten und (2) die »klinische« Sitzung. In Abschnitt 13.4. wird eine etwas andere Struktur beschrieben: Dort führt der Behandler in den ersten 15 Minuten

die sekundäre Konsultation, in der der externe Berater mit dem Behandler[36] über den Klienten spricht; und die tertiäre Konsultation, in der Behandler und Berater das konkrete Vorgehen im Rahmen des Behandlungsprogramms und der Einrichtung, in der die Arbeit stattfindet, besprechen (Luntz 1999).

Die primäre Konsultation kann man insofern im Sinne eines Single-Session-Ansatzes verstehen, als es dabei zu einem geplanten Zusammentreffen eines Klienten mit einem Behandler, der eine fachliche Beratung anfordert (meist an dessen Arbeitsplatz), kommt, um unmittelbar vor der klinischen Sitzung zunächst Informationen zu sammeln. In einem weiteren Gespräch erörtert der Behandler unmittelbar nach der klinischen Sitzung mit dem externen Berater die Situation. In der Regel geht es in diesem Gespräch darum, wie der Behandler dem Klienten am besten helfen kann; dabei nutzt er sowohl das Wissen und die Expertise des externen Beraters als auch seine eigenen Kenntnisse und Erfahrungen. Auf dieser Grundlage betreut der Behandler den Klienten weiter (beispielsweise im Unterricht in einer Klasse). Der externe Berater ist persönlich nur in der klinischen Sitzung an der Arbeit beteiligt.

Ende der 1990er-Jahre gründete ich ein multidisziplinäres psychotherapeutisches Betreuungsteam für Kinder, das viele verschiedene Dienstleistungen anbot: ambulante klinische Arbeit, psychiatrische Beratung, Community Development, Forschung, Lehre und Ausbildung. Zu den klinischen Angeboten zählten einmalige Sitzungen für Kleinkinder. Die Single-Session-Arbeit wurde zur bevorzugten klinischen Arbeitsform, und dieser Ansatz wurde innerhalb des *Multidisciplinary Infant Mental Health Team* sowie von den örtlichen Psychotherapeuten und Sozialarbeitern sehr geschätzt.

13.1 Warum Single-Session-Arbeit für Säuglinge?

Einiges spricht dafür, einmalige klinische Sitzungen für sehr kleine Kinder anzubieten:

---

ein Vorgespräch mit dem externen Berater, wohingegen von einem anamneseähnlichen Vorgespräch des Behandlers mit dem Klienten keine Rede ist.

36 Wir bezeichnen in diesem Text als »Behandler« den *referring professional* des Originals, wobei dieser Begriff hier nicht mit dem bei uns gebräuchlichen »Überweisenden« (Arzt usw.) zu verwechseln ist (was die Verhältnisse komplett umdrehen würde), sondern jemanden bezeichnet, der sich Hilfe suchend an einen höher Qualifizierten wendet. (Anm. d. Übers.)

- Eine Beurteilung und/oder Therapie sowie das Übermitteln von Empfehlungen sind im Rahmen eines einzigen Kontakts möglich.
- Die Arbeit kann sehr schnell erledigt werden, nämlich schon am Tag der Kontaktaufnahme oder zumindest wenige Tage oder Wochen danach, im Gegensatz zu den in Australien sonst gängigen Problemen bei der Nutzung psychiatrischer Dienste, wozu »lange Wartelisten, restriktive Aufnahmekriterien und komplizierte Aufnahmeprozeduren« (Young, Weir a. Rycroft 2012, p. 85) zählen.
- Diese Art zu arbeiten ermöglicht mehr Kleinkindern und deren Familien die Nutzung psychiatrischer Dienstleistungen.
- Single-Session-Ansätze nutzen Ressourcen besonders effizient.
- Kinder und Familien, die aus verschiedenen Gründen (z. B. aufgrund von Transportproblemen oder beruflichen Verpflichtungen der Eltern) bisher keine Möglichkeit hatten, Beratungsdienste in Anspruch zu nehmen, können auf diese Weise die erforderliche psychiatrische Betreuung erhalten.
- Frühe Interventionen ermöglichen, in dieser Zeit vorhandenes Veränderungspotenzial zu nutzen und so den Entwicklungsverlauf des Kindes und seine Lebensqualität zu verbessern. Thomson-Salo und Paul (2007, p. 249) schreiben: »Je länger negative Erlebnisse nicht modifiziert werden, desto wahrscheinlicher finden im Gehirn Veränderungen statt, was bewirken kann, dass sich die frühe Deprivation durch therapeutische Arbeit nicht mehr lindern lässt.«

13.2 Verschiedene Arten von Single-Session-Angeboten für Säuglinge

Es gibt verschiedene Arten von Single-Session-Ansätzen, die mir als für die psychotherapeutische Arbeit mit kleinen Kindern nützlich erscheinen. Dazu zählen:

- Einzelne Sitzungen mit einem oder mehreren Kinderpsychotherapeuten in einer Einrichtung für Kinder- und Jugendlichen-Psychotherapie
- Einzelne Sitzungen mit einem oder mehreren Kinderpsychotherapeuten beim Kind zu Hause oder in einer Tagesklinik

- Einzelne Sitzungen unter Verwendung eines Einwegspiegels, an denen ein multidisziplinäres Team und manchmal der für die Familie zuständige Allgemeinarzt teilnehmen
- Kollaborative einzelne Sitzungen, an denen der zuständige Allgemeinarzt oder Sozialarbeiter teilnimmt, gewöhnlich in dessen Praxis (z. B. in einem *Maternal and Child Health Center* [»Gesundheitszentrum für Mutter und Kind«]) oder im Zuhause des Säuglings

Aufgrund des hier nur begrenzt verfügbaren Raums kann ich mich in meiner Darstellung nur auf einen dieser Ansätze konzentrieren und entscheide mich deshalb für das *kollaborative Single-Session-Modell*. Auf dessen Beschreibung folgt eine klinische Vignette, die einen Eindruck von der praktischen Anwendung des Modells vermitteln soll.

13.3 Das kollaborative Single-Session-Modell

Das kollaborative Single-Session-Modell beinhaltet, dass unter Hinzuziehung eines Spezialisten mit dem Säugling und seiner Familie gearbeitet wird. Die kollaborativen einzelnen Sitzungen sollen eine kurze Beurteilung sowie therapeutische Interventionen ermöglichen und/oder zu Empfehlungen für die weitere Diagnose oder Behandlung führen. Wie die (weiter oben erwähnte) primäre Konsultation werden diese Sitzungen gewöhnlich in der Praxis des Behandlers oder in der Wohnung der Familie des Kindes, in einem *Childcare* bzw. *Child Health Center* u. Ä., aber immer in Anwesenheit des behandelnden Therapeuten oder Sozialarbeiters durchgeführt.

Caplans Modell psychiatrischer Beratung, das ich weiter oben erläutert habe, hält nicht hierarchische Beziehungen für eine unverzichtbare Voraussetzung bei diesem Prozess (Caplan, Caplan a. Erchul 1994). Eines der Grundprinzipien des kollaborativen Single-Session-Modells sind nicht hierarchische Strukturen. Der Sozialarbeiter oder Psychotherapeut, der einen Berater hinzuzieht, bringt Erfahrungen und professionelle Kenntnisse mit, die sich von denjenigen des Psychiaters unterscheiden, und diese unterschiedlichen Hintergründe werden im Rahmen des Single-Session-Ansatzes berücksichtigt und gewürdigt.

Das multidisziplinäre Team für die Kinder- und Jugendlichen-Psychotherapie besteht in der Regel aus zwei unterschiedlich spezialisierten Klinikern, die mit dem Behandler zusammenarbeiten. Die Teammitglieder können Psychiater, klinische Psychologen, psychiatrische Pfleger, Sozialarbeiter, Logotherapeuten und Ergotherapeuten sein. In meiner Privatpraxis wirken im Rahmen des kollaborativen Single-Session-Modells gewöhnlich nur der Behandler und ich selbst mit. Mutter-und-Kind-Pfleger *(Maternal and Child Health Nurses)* und an Tageskliniken arbeitende Psychotherapeuten fungieren bei der kollaborativen Single-Session-Arbeit am häufigsten als jene Behandler, die im Bedarfsfall Spezialisten einbeziehen.

13.4 Die Struktur des kollaborativen Single-Session-Modells

Normalerweise werden für eine kollaborative einzelne Sitzung 90 Minuten veranschlagt: 15 Minuten für ein Gespräch[37] (des externen Beraters) ausschließlich mit dem Behandler, gefolgt von 60 Minuten, an denen der externe Berater, der Behandler, das Kind und seine Familie teilnehmen[38], und anschließend weitere 15 Minuten, in denen der externe Berater mit dem Behandler die klinischen Erkenntnisse und den Verlauf der Sitzung mit dem Kind und seinen Eltern bespricht, nachdem diese die Einrichtung bereits verlassen haben.

Weil es hier um eine einmalige Sitzung geht, wird in den ersten 15 Minuten darüber gesprochen, was sich der Behandler von der Arbeit mit der Familie verspricht. Informationen über das Kind und seine Familie werden erörtert, und es wird eruiert, was sich die Eltern nach Ansicht des Behandlers von der Sitzung am dringendsten erhoffen. Es wird auch gemeinsam darüber nachgedacht, worauf sich die Sitzung konzentrieren sollte – wobei zu bedenken ist, dass sich diese Präferenz im Laufe der Sitzung verändern kann. Klinische Entscheidungen werden gemeinsam darüber getroffen, wie der Raum vorbereitet werden soll und welches Spielzeug sowie welche anderen

37 Eine Merkwürdigkeit des englischen Originals ist, dass der externe Berater bzw. seine Anwesenheit in der Darstellung praktisch nie erwähnt wird. (Anm. d. Übers.)

38 Wie aus dem nächsten Absatz und dem weiteren Kontext hervorgeht, bleibt hier unerwähnt, dass auch Teammitglieder an der klinischen Sitzung teilnehmen können. (Anm. d. Übers.)

Dinge bereitliegen sollten, wo sie am besten liegen und was eventuell entfernt werden muss.

Festgelegt werden auch die Rollen der einzelnen Teammitglieder nach Eintreffen des Kindes und seiner Familie, etwa wer die Sitzung leitet, wer sich am intensivsten um das Kind kümmert und wer sich hauptsächlich mit den Eltern beschäftigt. Manchmal wird auch abgesprochen, wer bestimmte Themen ansprechen oder bestimmte Aspekte erforschen soll. Diese Entscheidungen werden unter anderem aufgrund bestimmter klinischer Kenntnisse einzelner Teammitglieder, der Erfahrung mit dem Modell, der professionellen Disziplin und der Beziehung zur Familie getroffen. Weil sich der Verlauf einer Sitzung nicht genau voraussagen lässt, wird in der Regel festgehalten, dass Absprachen eventuell während der Sitzung revidiert werden müssen.

Nachdem der Behandler die Familie in den Sitzungsraum gebeten und die an der Sitzung Teilnehmenden einschließlich des Kindes einander vorgestellt hat, sprechen alle gemeinsam über die bevorstehende Sitzung und darüber, was die Familie sich von ihr verspricht. Ein Teammitglied erklärt dann den für die Sitzung vorab entwickelten Plan und kann in Reaktion auf eventuelle Kommentare und Fragen der Eltern Änderungen vornehmen. Obgleich klargestellt wurde, dass es zunächst um eine einmalige Sitzung geht, wird auch gleich zu Beginn die Möglichkeit zukünftigen Kontakts erwähnt. Anschließend findet gewöhnlich eine Befragung der Eltern mit dem Ziel statt, das Kind und seine Situation besser zu verstehen. Diese Aufgabe kann der Behandler oder ein Kinderpsychotherapeut übernehmen. Im Anschluss daran wird gewöhnlich ein Elternteil (oder werden beide) gebeten, mit dem Kind so zu spielen oder sich zu beschäftigen, wie sie es zu Hause tun würden. Später kann sich ein Teammitglied mit dem Kind beschäftigen, um mehr über seine Fähigkeiten herauszufinden oder sich intensiver mit einem besorgniserregenden Problem zu befassen (z. B. schlechter Blickkontakt, Einschränkungen des verbalen Ausdrucksvermögens oder Verzögerungen bei der Entwicklung von Spielfertigkeiten).

Im weiteren Verlauf der Sitzung können die Kinderpsychotherapeuten und der Behandler mit den Eltern über ihre Beobachtungen sprechen; auf bestimmte Charakteristika der beobachteten Interaktion zwischen Eltern und Kind hinweisen – insbesondere wenn es sich um positive Interaktionen handelt; danach fragen, was die Eltern selbst beobachtet haben oder was ihnen als nützlich aufgefallen ist (z. B., was dem Kind geholfen hat, seine Emotionen zu regulieren); möglicherweise auch Kommunikationsangebote des Kindes untersuchen; sich laut fragen, was das Verhalten des Kindes signalisieren könnte; den Eltern durch Bemerkungen helfen, Verbindungen zu eigenen Erfahrungen herzustellen. Wenn möglich, sollten Gelegenheiten genutzt werden, den Eltern zu demonstrieren, wie sie ihr Kind beobachten und sich Fragen über sein Verhalten stellen können.

Während der ganzen Sitzung beobachten die anwesenden Teammitglieder, hören zu und reflektieren über das Geschehen. Sie können sich über die körperliche Gesundheit, die Entwicklung, die psychische Verfassung, die Beziehungen, die Bindung und das allgemeine Wohlbefinden des Kindes äußern und informieren. Im Mittelpunkt steht das Bemühen, den Eltern zu helfen, Entwicklung und Wohl ihres Kindes besser zu verstehen und Ideen darüber zu entwickeln, wie sie seine Bedürfnisse angemessener erfüllen können.

Je nach den Umständen kann auch Psychoedukation angeboten werden. Manchmal werden bestimmte Strategien des Verhaltensmanagements und Ideen zur Förderung spezieller Entwicklungsaspekte angeboten und erörtert. Auch die Einbeziehung anderer Fachleute kann empfohlen werden. Solche Strategien, Ideen und Empfehlungen kann jeder der beteiligten Fachleute ins Spiel bringen. Manchmal empfehlen Kinderpsychotherapeuten, das Kind zwecks umfassenderer Beurteilung oder Einleitung einer regelmäßigen Therapie in einer geeigneten Klinik vorzustellen. Andere Empfehlungen beziehen sich auf die Bedürfnisse der Eltern.

Nachdem die Familie den Behandlungsraum verlassen hat, bleiben noch 15 Minuten für ein Gespräch des externen Beraters mit dem Behandler, in denen die Sitzung – deren Verlauf, die Beobachtungen, die Interventionen und die Empfehlungen – besprochen werden kann. Außerdem kann das Team dem Behandler weitere Beobachtungen über das Kind und seine Familie mitteilen, die in Gegenwart der Familie zu erwähnen nicht ratsam gewesen wäre. Vielleicht wurden beim Kind Anzeichen für Autismus erkannt, ohne dass die verfügbaren Informationen ausgereicht hätten, die Notwendigkeit einer formellen Autismusdiagnose zu begründen. Wird in solch einem Fall im Beisein der Eltern erwähnt, dass eine diesbezügliche Diagnose notwendig sein könnte, ist das für sie eventuell sehr belastend, zumal sich die ganze Prozedur auch als unnötig herausstellen kann.

Gesundheit und Entwicklung des Kindes kann der Behandler im Rahmen seiner Arbeit mit dem Kind und seiner Familie nach der einmaligen Sitzung selbst weiter beobachten. Wird später klarer, dass eine Diagnose auf Autismus sinnvoll wäre, kann der Berater dies den Eltern mitteilen.[39]

Weiterhin können mit dem Behandler Aspekte der Entwicklung des Kindes, die ihm Sorgen machen, besprochen werden, und die Eltern können auf zusätzliche Hilfsangebote hingewiesen werden sowie darauf, welche Informationen für den weiteren Verlauf seiner Arbeit von Nutzen sein könnten. Der Behandler kann aber auch selbst über Dinge berichten, die den Kinderpsychotherapeuten wichtige Hinweise liefern.

Manchmal erhalten Eltern nur mündliche Auskünfte über das Resultat der Arbeit, in anderen Fällen erhalten sie kurze Notizen über das Beobachtete, Besprochene oder Empfohlene. Das kann in Form von ein paar Sätzen oder ein paar Stichpunkten erfolgen. Bisweilen wird nach einer solchen Sitzung jedoch auch ein bis zu fünf Seiten langer Bericht verfasst. Das geschieht allerdings eher bei Problemen, welche die Entwicklung betreffen, und insbesondere bei Verdacht auf Autismus. Berichte werden entweder direkt den Eltern zugeschickt, oder der Behandler reicht sie in einer nachfolgenden Sitzung an die Eltern weiter, sodass sie die Möglichkeit haben, über den Bericht zu sprechen.

13.5 Vorteile des kollaborativen Single-Session-Modells

Dieses Modell hat auch über die bereits erwähnten Punkte hinaus gewisse Vorteile:

- Durch die Arbeit im Sinne dieses Ansatzes lässt sich die Angst vermeiden, die zuweilen mit der Nutzung anderer Möglichkeiten verbunden ist, insbesondere wenn es um eine Behandlung in einer psychiatrischen Klinik geht.
- Weil auch der Behandler, den die Familie bereits kennt, an der Sitzung teilnimmt, fällt es ihr manchmal leichter, sich aktiv an der Arbeit zu beteiligen.

39 Die Erörterung einer Single-Session-Sitzung nach einer Autismus-Diagnose ist zu finden in Rabba (2021) [Anm. d. Hrsg.].

- Das Modell kann eine starke therapeutische Wirkung erzielen und dadurch wichtiges Veränderungspotenzial erschließen.
- Es kann die Angst vor Stigmatisierung verringern, die mit der Inanspruchnahme psychotherapeutischer und psychiatrischer Hilfeleistungen oft verbunden ist.
- Der Behandler kann die in der Sitzung gesammelten Informationen und die darin erkannten Fertigkeiten für die zukünftige Arbeit mit der Familie nutzen.
- Der Behandler kann das in der Sitzung gesammelte Wissen und die erkannten Fertigkeiten auch für die Arbeit mit anderen Klienten oder Patienten nutzen.
- Hat die Familie mit der einmaligen Sitzung eine positive Erfahrung gemacht, revidiert sie vielleicht ihre bisher eher negative Sicht auf psychiatrische Dienste; dies erhöht die Wahrscheinlichkeit, dass sie solche Angebote auch in Zukunft nutzen wird.
- Ist der externe Berater Mitarbeiter einer psychiatrischen Einrichtung und werden dort alle stattfindenden Kontakte dokumentiert, kann die Familie oder Einzelperson auf diese Dokumentation zurückgreifen, falls sie sich in Zukunft erneut dort meldet.

Ähnlichkeiten mit anderen Single-Session-Ansätzen

Ein Single-Session-Ansatz wird zwar in der Regel an einen bestimmten Klienten und Kontext angepasst, es handelt sich aber im Allgemeinen um eine Abfolge von Schritten oder Phasen (siehe z. B. Hoyt a. Talmon 2014c), die eine Sitzung mit einem Anfang, einer Mitte und einem Ende versehen und helfen, das Bestmögliche zu erreichen. Im Einklang mit dem allgemeinen Verständnis, dass es sich bei der Sitzung um ein einmaliges, in sich abgeschlossenes Ereignis handelt, geht es um die Entwicklung einer Allianz, die Festlegung spezifischer Sitzungsziele, den Vollzug von Prozessen, die zum Erreichen der gesteckten Ziele führen sollen, die Überprüfung dessen, ob die Ziele erreicht wurden, die Diskussion über die nächsten Schritte und die weitere Arbeit und schließlich um das Abschiednehmen. Die meisten der genannten Aspekte gelten auch für den hier vorgestellten kollaborativen Single-Session-Ansatz, der speziell für die Arbeit mit kleinen Kindern entwickelt wurde. Allerdings muss in diesem Zusammenhang vor dem Treffen mit den Eltern auch eine Allianz der involvierten Fachleute erarbeitet werden.

Das folgende klinische Beispiel veranschaulicht die Phasen einer Single-Session-Konsultation.

13.6 Klinisches Beispiel

Ein vier Monate altes Kind, Rebecca, war von einer Mutter-und-Kind-Pflegerin *(maternal and child health nurse)* eines lokalen Gesundheitszentrums an mich verwiesen worden. Rebecca war das erste Kind ihrer Eltern. Die Pflegerin war besorgt, weil Rebecca keinen Blickkontakt herstellte und nur selten lächelte. Rebeccas Mutter, Jane, war von ihrem Hausarzt wegen einer postnatalen Depression behandelt worden. Sie hatte der Pflegerin berichtet, sie fühle sich »niedergeschlagen« und könne sich nicht darüber freuen, ein Baby zu haben. Die Pflegerin fragte sich, ob Rebeccas Symptome auf Autismus oder auf eine Bindungsstörung hindeuteten.

Aufbau einer Allianz mit dem Therapeuten und Festlegen erster Ziele

Ich traf etwa 15 Minuten vor der Familie im Gesundheitszentrum ein, um mit der Pflegerin über die geplante einmalige Sitzung zu sprechen. Sie konnte mir ein wenig mehr über das Elternpaar, die Situation der Familie, Janes Erleben der Schwangerschaft, der Geburt und der Mutterschaft und Rebeccas Entwicklung sagen. Rebeccas Vater arbeitete häufig nachts und war dann oft nicht in der Lage, Jane tagsüber bei der Versorgung des Kindes zu entlasten. Die Ursprungsfamilien der beiden Eltern lebten in Übersee. Sie hatten ein paar Freunde in der Nähe, aber in letzter Zeit hatten sie auch zu diesen nur telefonisch Kontakt gehabt. Die Pflegerin berichtete weiter, bisher sei Rebeccas Entwicklung allem Anschein nach normal verlaufen. Ich besprach mit ihr, was nach unserer Auffassung in der Sitzung mit Mutter und Baby erforscht werden sollte und wie wir Rebeccas psychische Gesundheit und ihr Wohlbefinden einschätzten.

Festlegen des Rahmens für eine einzelne Sitzung

Wir trafen im Warteraum mit Jane und Rebecca zusammen, und die Pflegerin bat sie in den Konsultationsraum. Rebecca befand sich in einem Kinderwagen, schien sich aber für die neue Umgebung nicht zu interessieren und schaute auch nicht in unsere Richtung, als wir sie mit einem Hallo und einem Lächeln willkommen zu heißen versuchten. Ich erklärte Jane, dass diese Sitzung eine einmalige Sache sei, dass wir aber, wenn wir alle es für nützlich hielten, am Ende der Sitzung darüber sprechen könnten, ob Rebecca mehr Zeit mit der Pflegerin oder mit mir oder mit jemand anderem verbringen sollte.

Aufbau einer Allianz mit der Familie und Festlegen von Zielen
Jane war offensichtlich niedergeschlagen. Sie berichtete uns von ihren Sorgen wegen Rebecca und erklärte, sie hoffe, dass wir ihrem Baby helfen könnten. Sie hob Rebecca aus dem Kinderwagen und hielt sie vor ihr Gesicht, wie Mütter es manchmal tun. Rebecca wendete sofort den Kopf ab. Diese Reaktion war für Jane offensichtlich schwer zu ertragen.

Bemühungen, die gesteckten Ziele zu erreichen
Jane sagte, sie fühle sich von Rebecca zurückgewiesen und werde von Gedanken, sie sei eine »schlechte Mutter« geplagt. Sie sorgte sich, sie könnte ihrem Baby geschadet haben, weil sie nicht die glückliche Mutter sei, die »Rebecca verdiene«. Wir sprachen darüber, wie schrecklich diese Erlebnisse und Gedanken sein müssten und wie sie ihr die Erfüllung ihrer elterlichen Aufgaben erschwerten. Während Jane ihr Baby auf dem Schoß hielt, saß Rebecca still da und unternahm keinen Versuch, uns anzuschauen oder den Raum zu erforschen. Ihr Gesicht ließ kaum einen Ausdruck erkennen.

Wir sprachen mit Jane über ihre Situation einschließlich ihrer Isolation von ihrer Ursprungsfamilie und reflektierten darüber, wie schwierig es sein müsse, unter solchen Umständen für ein Baby zu sorgen. Als ich sie fragte, ob ich Rebecca halten dürfe, war Jane damit einverstanden.

Nach einer Weile und einigen Bemühungen gelang es mir, zu Rebecca Blickkontakt herzustellen; danach dauerte es nicht lange, bis sie mich anlächelte. Im weiteren Verlauf der Sitzung wurde klarer, dass sich Rebecca insgesamt normal entwickelte und dass ihre Abwendung vom Blick der Mutter mit der speziellen Beziehung der beiden zusammenhing, nicht mit Rebeccas Entwicklung. Vielleicht hatte Rebeccas Wegschauen etwas damit zu tun, dass sie das Gesicht ihrer Mutter nicht sehen und deren Traurigkeit nicht ausgesetzt sein wollte. Vielleicht handelte es sich auch um eine Art Schutzreaktion, um sich nicht eingestehen zu müssen, dass die Aufmerksamkeit der Mutter auf etwas anderes gerichtet war. Jane hatte meine Versuche, zu Rebecca in Kontakt zu treten, beobachtet und war offenbar erleichtert, als sie merkte, dass Rebecca darauf angesprochen hatte. Vielleicht schloss Jane daraus, dass Rebecca nicht irreparabel geschädigt war.

Später in der Sitzung besserte sich Janes Stimmung, und sie probierte selbst Verhaltensweisen aus, die ich benutzt hatte, um zu Rebecca in Kontakt zu treten. Als Rebecca sie daraufhin anschaute, war Jane überrascht und hocherfreut. Dann fragte sie mich, was sie sonst noch tun könnte, um zu Rebecca Kontakt aufzunehmen, und wir nannten ihr verschiedene Möglichkeiten: Sie könnte ihr anregendes und Geräusche erzeugendes Spielzeug vorstellen, um ihr Interesse zu wecken, und dieses dann auf Augenhöhe heben, sodass der Blick des Babys dem Blick der Mutter begegnete; außerdem könnte sie Rebeccas Beachtung durch Guck-guck- und Blubber-Spiele erzielen und gemeinsam mit ihr Spaß daran haben (wir erwähnten noch mehr Möglichkeiten).

Nach dem Aufwerfen der Frage, warum Rebecca sich wohl von der Mutter abgewendet hatte, versuchten wir vorsichtig, Jane unsere weiter oben erläuterten Gedanken über die Situation nahezubringen. Dies nahm die Mutter dankbar auf und akzeptierte es, obwohl es bei ihr auch Traurigkeit weckte.

Im weiteren Verlauf der Sitzung genoss Jane offenbar die Gegenwart ihres Babys mehr als vorher, und Rebecca wirkte lebendiger. Beim Gespräch über das Spielzeug entwickelte Jane eigene Ideen, indem sie vorschlug, sie könnte ein Lieblingsspielzeug Rebeccas mitnehmen, wenn sie gemeinsam ausgingen; dies sei vielleicht eine Möglichkeit, Rebecca bei Situationsveränderungen zu helfen. Die Pflegerin und ich begrüßten diese Idee begeistert.

Wir nahmen uns auch Zeit, um über Janes Situation nachzudenken: Warum fühlte sie sich so, wie sie sich fühlte, und welche zusätzliche Hilfe könnte von Nutzen sein?

Überprüfung, Follow-up, Feedback und Abschied

Nach einer gemeinsamen Rekapitulation der Sitzung erhielt Jane ein Feedback-Formular, das sie ausfüllen und an die Pflegerin zurückschicken sollte. Anschließend verabschiedeten wir uns, und die Pflegerin erinnerte Jane an ihren Sitzungstermin in der folgenden Woche.

Überprüfung der Ziele mit der externen Beraterin

Ich verbrachte noch einmal 15 Minuten mit der Pflegerin, um mit ihr die Sitzung zu besprechen. Sie sagte, sie sei sich nun sicherer, dass mit Rebeccas Entwicklung und Wohlbefinden alles in Ordnung sei, und sie sehe die Zukunft der Mutter und ihres Kindes jetzt zuversichtlicher.

Wir hatten den Eindruck, dass Jane den kollaborativen Single-Session-Ansatz als für Rebecca und sich selbst nützlich empfunden hatte, und dies bestätigte sie auch durch das Feedback, das sie der Pflegerin beim nächsten Sitzungstermin im Gesundheitszentrum gab.

13.7 Zum Abschluss

Bei der Arbeit mit Säuglingen kann man verschiedene Single-Session-Ansätze nutzen. Einige, die mir als besonders geeignet erscheinen, habe ich bereits erwähnt. Im vorliegenden Kapitel habe ich mich auf einen dieser Ansätze, das kollaborative Single-Session-Modell, konzentriert und es mithilfe einer klinischen Vignette veranschaulicht, um einen konkreteren Eindruck von seiner Anwendung in der Praxis zu vermitteln. Wie bereits erwähnt, ist die Zusammenarbeit mit einer Beraterin in einer nicht-hierarchischen Struktur ein Grundprinzip dieses Modells, das ich für sehr wertvoll halte. Man muss auch das Wissen und die Erfahrung sämtlicher Familienmitglieder respektieren und würdigen, damit dieses Single-Session-Modell eine signifikante therapeutische Wirkung entfalten kann.

Es ist sehr lohnend, auf diese Weise zu arbeiten!

Teil IV: Supervision

14 Das erste Mal – Über die Vermittlung von Fertigkeiten, die Assistenzärzte und angehende Therapeuten auf das Walk-in-Counselling vorbereiten

Joanna Bedgood

Schon länger als ein halbes Jahrhundert bieten die kanadischen KW[40] Counselling Services angehenden Therapeuten Ausbildungen und Möglichkeiten, Praxiserfahrungen zu sammeln. Unsere Walk-in-Beratungsklinik ist ein zentraler Bestandteil dieser Ausbildungen und oft ein besonders beliebter Teil des Praktikums unserer fortgeschrittenen Studierenden. Durch unsere intensiven Bemühungen, die nächste Therapeutengeneration auszubilden, ist etwas entstanden, das wir in unserer Einrichtung oft als »Win-win-win-Situation« bezeichnet haben: Die angehenden Therapeuten erhalten eine erstklassige Ausbildung, unsere Einrichtung kommt in den Genuss der Energie und möglicherweise innovativer Erkenntnisse der Neulinge und das Gemeinwesen kann sich aufgrund des Zuwachses an Ressourcen eines besseren Service erfreuen.

14.1 Hintergrund

Die KW Counselling Services (KWCS) sind eine gemeinnützige Einrichtung für Familienberatung in Kitchener, Ontario, Kanada. Wir betreiben einmal wöchentlich eine Walk-in-Beratungsklinik, und zwar jeden Donnerstag von 12.00 bis 18.00 Uhr. Ursprünglich ging es bei diesem Angebot um die Versorgung einer Warteliste von fast 1000 Klienten, die sich eine längerfristige Beratung wünschten. Mittlerweile dient der Service aber dazu, viele unterschiedliche Bedürfnisse des Gemeinwesens zu erfüllen.

40 KW steht für die häufig als »Zwillingsstadt« bezeichneten, dicht beieinanderliegenden Städte Kitchener und Waterloo. (Anm. d. Red.)

Klienten, die sich an die Walk-in-Klinik der KWCS wenden, kommen zunächst 15 Minuten mit einer für die Aufnahme zuständigen Person zusammen, die viele Funktionen erfüllt:

- Sie soll den Klienten erklären, worum es bei einer Single-Session-Beratung geht, und ihnen helfen, einen passenderen Service zu finden, falls sie etwas anderes suchen.
- Sie soll klären, von wem die Beratungsleistung bezahlt wird – viele Klienten haben Anspruch auf vollständige Übernahme der Beratungskosten; wenn nicht, erhalten sie eine Honorarrechnung, die an ihr Einkommen angepasst ist.
- Sie übergibt den Patienten eine Vereinbarung über die gewünschte Dienstleistung, die diese lesen und unterschreiben müssen; in dieser werden auch die Grenzen der Vertraulichkeit festgelegt.
- Sie erfasst die demografischen und klinischen Daten der Patienten.

Zurzeit betreut die Klinik in einer Woche in der Regel etwa 70 Klienten. Sind es weniger als 50 Personen, wird das als sehr langsame Arbeit verstanden. Die bisherige Spitzenleistung war die Betreuung von 96 Personen in einer Woche. Die Klinik nimmt ab 18.00 Uhr keine Klienten mehr an, aber alle, die vor diesem Zeitpunkt eintreffen, erhalten einen Aufnahmetermin und eine 90-minütige Beratungssitzung. Deshalb arbeiten die Therapeuten bis 20.00 Uhr. Alle Klienten, die sich an die Klinik wenden, tun das auf eigenen Wunsch, also nicht aufgrund einer Überweisung; aufmerksam werden sie auf dieses Angebot durch andere Familienmitglieder, Freunde, Internetrecherchen, soziale Medien, weil sie zufällig an unserem Gebäude vorbeigehen und unser Reklameschild sehen oder durch den Hinweis einer Sozialeinrichtung, eines Arztes bzw. eines Juristen. Verschiedene staatliche Kostenträger und Stiftungen ermöglichen es Klienten, das Angebot kostenlos zu nutzen; denjenigen, die keinen Anspruch auf solche Leistungen haben, wird je nach Einkommen ein Betrag von bis zu 125 kanadischen Dollar pro Stunde berechnet. Alle, die Anspruch auf Versicherungsleistungen haben, werden aufgefordert, diese zu nutzen. Niemand wird wegen Zahlungsunfähigkeit abgewiesen.

Um diesen Service jede Woche anbieten zu können, beschäftigen wir fünf Mitarbeiter für die Aufnahme, 25 Therapeuten und einen klinischen Direktor. Der Mitarbeiterstab ist ein Gemisch aus bezahlten Angestellten, Auszubildenden und qualifizierten Freiwilligen. Die Therapeuten müssen eine Ausbildung auf Graduiertenebene absolviert haben.

Die Klienten unserer Einrichtung spiegeln in ihrer Diversität die Bevölkerung der Region Waterloo. Wir betreuen eine gleich große Zahl von männlichen und weiblichen Klienten; im Gegensatz dazu ist bei unseren längerfristigen Beratungen die Zahl der weiblichen Klienten deutlich höher ist als die der männlichen (Horton et al. 2012). Außerdem überwiegt die Zahl der in Armut lebenden Klienten, die zu uns kommen, deutlich (Stalker et al. 2015).

14.2 KW Counselling Services als Ausbildungsinstitution

Die KWCS bieten professionellen Beratern seit Langem Ausbildungen und Praktika an. Im Jahre 1950 formulierten unsere Gründer Statuten für das neu geschaffene *Family Service Bureau*, das später zu den KW Counselling Services wurde. Unserer Gründungsurkunde zufolge ist Sinn und Zweck der KWCS, »Familien, die sich aufgrund von Umgebungsfaktoren und persönlichen Verhältnissen oder aus anderen Gründen in einem desorganisierten Zustand befinden, zu helfen, ein gesundes Familienleben zu entwickeln oder zu erhalten, um ein gedeihliches Zusammenleben der Gemeinschaft zu fördern«. Abgesehen von dem Auftrag, Familien zu helfen, hielten unsere Gründer uns auch dazu an, »Ausbildung und Training für soziale Arbeit zu fördern« (KWCS Archivdokument 1950).

Im Jahre 1965 war Alvis Stayt, der erste geschäftsführende Leiter der Einrichtung, einer der wichtigsten Unterstützer der Entwicklung des ersten Programms zum Erlangen eines Master of Social Work (M.S.W.) an einer anerkannten Universität in Kitchener-Waterloo (Bonesteel 2000). Der zweite geschäftsführende Leiter der KWCS, Bernard Poirier, hat dieses Programm als einer der Ersten absolviert (Bonesteel 2000). Die KWCS ermöglichen seit mittlerweile über 50 Jahren graduierten Studierenden aus ganz Kanada Volontariate, die sehr gern angenommen werden. Zurzeit vergeben die KWCS etwa 50 Volontariate pro Jahr. Darüber hinaus kommen viele Studierende nach Studienabschluss und fertig Ausgebildete in ihrer Probezeit zu den KWCS, um im Rahmen unseres Externship-Programms und/oder durch Mitarbeit in der Walk-in-Beratung Erfahrungen zu sammeln.

14.3 Trainingsmethoden

Unsere Praktikanten kommen in der Regel gruppenweise zu drei Terminen im Jahr zu uns. Sie nehmen an einem sechstägigen Einführungskurs teil, in dem es um Themen geht wie die Orientierung auf die Einrichtung hin, die Erstellung einer qualitativ hochwertigen Dokumentation, die Arbeit im Sinne der Bindungstheorie, den Umgang mit Depression und Angst, Missbrauch/Misshandlung von Frauen, Antidiskriminierungspraxis, Suizidalität und das Schreiben von Berichten für die Kinderschutzbehörde. Bevor Praktikanten auf ihre ersten Klienten treffen, hospitieren sie bei Sitzungen und werden dazu angeleitet, einige zentrale Kompetenzen zu entwickeln sowie relevante Kenntnisse zu erlangen, welche die KWCS für grundlegend halten. Die Praktikanten werden während des gesamten Praktikums dazu ermutigt, die von ihnen betreuten Fälle während der Öffnungszeit der Klinik sowie im Rahmen ihrer regulären Supervisionstermine mit dem Leiter des Walk-in-Service zu besprechen. Sie können während der Öffnungszeit der Klinik jederzeit Supervision in Anspruch nehmen. Alle haben wöchentlich einen Gruppensupervisionstermin und anderthalb Stunden Einzelsupervision. Zusätzliche Supervisionstermine können bei Bedarf vereinbart werden.

14.4 Zentrale Kenntnisse und Kompetenzen

Die Walk-in-Klinik der KW Counselling Services fühlt sich einer Kultur des Lernens verpflichtet. Viele, die im Rahmen dieses Angebots arbeiten, sind in ihrem Beruf noch nicht besonders erfahren; es gibt jedoch auch eine Menge »Veteranen«, und die Einstellung zur professionellen Entwicklung in der Klinik besagt ohnehin, dass das Lernen im Rahmen des Single-Session-Ansatzes für niemanden jemals abgeschlossen ist. Ein sehr anregender Aspekt des Lernens sind die wöchentlich stattfindenden Diskussionen des Mitarbeiterstabs über aktuelle Fälle, neue Literatur und Beratungstechniken in Zusammenhang mit der laufenden Arbeit. Wir haben mit der Zeit herausgefunden, dass angehende Therapeuten bestimmte Fertigkeiten und Kompetenzen erwerben sollten, bevor sie sich dem Lernen in der Praxis zuwenden. Diese zentralen Fertigkeiten und Kompetenzen sind:

- eine angstfreie Präsenz
- eine auf eine einmalige Sitzung fokussierte geistige Haltung
- grundsätzliches Behagen angesichts von Unbekanntem
- bedingungslose positive Zuwendung
- Beherrschen von Werkzeugen für den Umgang mit häufig vorkommenden Problemen
- kurz gefasste lösungsfokussierte Fragen
- Verständnis der Bedeutung von Pacing
- Verständnis dessen, wann es hilfreicher ist, sich der Verarbeitung, dem Prozessieren zu widmen, und wann man besser an Problemlösungen arbeiten sollte

Grundsätzlich kann man diese zentralen Kompetenzen drei groben Kategorien zuordnen:

1) *Die philosophische Haltung:* Eine angstfreie Präsenz, eine auf eine einmalige Sitzung fokussierte geistige Haltung, grundsätzliches Behagen angesichts von Unbekanntem und bedingungslose positive Zuwendung
2) *Spezifische klinische Fertigkeiten:* Beherrschen von Werkzeugen für den Umgang mit häufig vorkommenden Problemen und kurz gefasste lösungsfokussierte Fragen
3) *Praxiswissen:* Verständnis der Bedeutung von Pacing und dessen, wann es besser ist, zu verarbeiten, und wann sinnvoller, an Problemlösungen zu arbeiten

Philosophische Grundhaltung

Als Lehrer angehender Therapeuten versuche ich, einen Prozess zu initiieren, der den Beratungsprozess spiegelt (siehe Hoyt 1991). Zwar ist die Übermittlung spezifischen Wissens ein wichtiger Bestandteil des Lernprozesses, aber für unsere Studenten ausschlaggebender und bedeutsamer ist in der Regel ein stärkenbasierter und kollaborativer Ansatz, der angehende Kliniker dazu anregt, die transferierbare Erfahrung, die sie in den Vermittlungsprozess einbringen, zu reflektieren. Dies gilt insbesondere hinsichtlich der philosophischen

Haltung, die der Therapie zugrunde liegt. Dieses Gespräch schließt die Auseinandersetzung mit der Bedeutung angstfreier Präsenz ein in dem Sinne, dass die Klienten das Gefühl haben wollen, ihre Therapeuten nicht zu beunruhigen oder zu belästigen. Wir sprechen darüber, inwiefern dies für einige Klienten die bei Weitem wirksamste klinische Intervention ist, die wir anbieten können. Die Studierenden werden aufgefordert, über ihren inneren Monolog zu reflektieren – beispielsweise über den Unterschied zwischen den Gefühlen und Gedanken, die bei ihnen auftauchen, wenn sie sich sagen: »Ich bin nur ein Student« im Gegensatz zu: »Ich bin ein Student.« Aufbauend auf der Erörterung angstfreier Präsenz erfolgt eine Auseinandersetzung mit der Frage, was es bedeutet, sich wohlfühlen zu können, wenn man in eine Sitzung kommt, ohne zu wissen, was darin passieren wird. Ich spreche mit angehenden Therapeuten häufig darüber, dass wir vielfach konträren Wahrheiten gleichermaßen Glauben schenken müssen, um gute Therapeuten sein zu können; dass wir darauf vorbereitet sein sollten, uns mit den Problemen, mit denen die Klienten zu uns kommen, auseinanderzusetzen, aber gleichzeitig auch bereit sein müssen, das, worauf wir uns vorbereitet haben, wieder aufzugeben und stattdessen dem zu folgen, womit die Klienten uns aktuell konfrontieren – dies ist eines der Paradoxe, denen wir uns zu stellen haben. Eine frühere Studentin erklärte am Ende ihres Praktikums: »Counselling in einer Walk-in-Einrichtung bedeutet, dass man alles mobilisiert, was man über ein bestimmtes Problem weiß, … und dann sehr locker damit umgeht.«

Ich bringe angehenden Walk-in-Therapeuten grundsätzlich bei, sich in eine Single-Session-Geisteshaltung zu versetzen. Ich teile ihnen mit, was einer unserer früheren Praktikanten einmal über das Counselling in der Walk-in-Struktur gesagt hat: »Man braucht nicht zu wissen, wohin die Reise führt. Man muss die Dinge einfach nur so nehmen, wie sie kommen.«

Ein anderer wichtiger Bestandteil der Vorbereitung auf das Walk-in-Single-Session-Counselling stammt von O'Hanlon und Weiner-Davis (1989), die eine Liste von Elementen einer Single-Session-Geisteshaltung zusammengestellt haben. Diese umfasst Aspekte wie das Akzeptieren schneller Veränderungen als festem Bestandteil des menschlichen Lebens, das Fehlen einer Beziehung zwischen der Dauer der Belastung durch ein Problem und der Behandlungsdauer, die impliziten Botschaften, die wir Klienten durch unsere Einschätzung dessen, wie viel Therapie sie bräuchten, übermitteln, und inwieweit Therapeuten an einer Therapie stärker interessiert sind als Klienten.

Ich mache unsere Auszubildenden auch mit dem Buch *When One Hour is All You Have* von Slive und Bobele (2011) bekannt und erkläre, dass ich dessen Lektüre für eine ausgezeichnete Vorbereitung auf die Single-Session-Arbeit halte. In unserem Training sprechen wir über Slive und Bobeles Entgegnungen auf den Einwand, dass eine einzelne Therapiesitzung einem »Pflaster« gleiche. Auch *Capturing the Moment* (Hoyt a. Talmon 2014a, p. 85) empfehlen wir als Grundlage für die Entwicklung der für die Single-Session-Arbeit erforderlichen Geisteshaltung.

Spezielle klinische Fertigkeiten

In der Walk-in-Klinik des KW Counselling Service nennen Klienten zu Beginn der Arbeit am häufigsten eine Depression als ihr Problem (Stalker et al. 2012). Deshalb sprechen wir mit angehenden Therapeuten besonders ausführlich über Single-Session-Interventionen bei Depression. Eine nach meinen Erfahrungen besonders nützliche Ressource für sie, die ihnen das Gefühl vermittelt, für die Auseinandersetzung mit einer Depression in einer Walk-in-Situation gut gerüstet zu sein, ist das Buch *Techniken zur Bewältigung von Depressionen* (Wehrenberg 2013).

Weitere Probleme, die Klienten sehr häufig nennen, sind Angst, Beziehungsprobleme, Stress, schwere psychische Erkrankungen, Probleme am Arbeitsplatz und in der Schule, Probleme bei der Erfüllung elterlicher Aufgaben, Konflikte mit dem Gesetz, Trauer, Missbrauch und Misshandlung, Traumabewältigung, Probleme bei der Nutzung kommunaler Ressourcen, Armut, Wut, Isolation, Probleme bei der Eingewöhnung in das Leben in Kanada, Suchtprobleme und die typischen Probleme von Familien und Paaren. In der Ausbildung für die Walk-in-Arbeit rate ich angehenden Therapeuten grundsätzlich, sich eine Sammlung von Arbeitsblättern, Übungen, Sicherheitsplänen, psychoedukativem Material sowie öffentlich zugängliche Texte über den Umgang mit den häufigsten Problemen zusammenzustellen. In unserem Büro für die Walk-in-Arbeit halten wir thematisch gegliederte Ordner mit Material dieser Art bereit, und den Therapeuten wird empfohlen, sich zwischen ihren Sitzungen mit Kollegen auszutauschen.

Obgleich die in unserer Klinik tätigen Therapeuten sehr unterschiedliche theoretische Orientierungen haben, ist die lösungsfokussierte Kurzzeittherapie eine der häufiger bevorzugten Methoden. Für angehende Therapeuten ist es leicht, sich vorzustellen, wie sich lösungsfokussierte Fragen und Übungen in der Single-Session-Arbeit nutzen lassen. Die im folgenden aufgeführten Fragen empfehle ich Anfängern oft als für eine SST besonders geeignet:

- Woran werden Sie erkennen, ob die heutige Sitzung nützlich ist?
- Was haben Sie schon ausprobiert?
- Was von dem, was Sie ausprobiert haben, erfüllt manchmal seinen Zweck?
- Woran würden Sie zuerst erkennen, dass sich die Situation leicht bessert?
- Wie sind Sie mit der Belastung umgegangen, die mit diesem Problem verbunden ist?
- Warum ist die Situation nicht noch schwieriger geworden?
- Wann ist das Problem weniger stark?
- Was lässt Sie hoffen, dass sich die Situation bessern kann?
- Wo auf einer Skala von 1 bis 10 sehen Sie sich momentan, bezogen auf das Problem?
- Wie würde sich eine Position einen Punkt höher auf der Skala auswirken?
- Die »Wunderfrage«: Beschreiben Sie in allen Einzelheiten eine Situation, in der das Problem völlig gelöst ist.
- Woran würden Sie zuerst erkennen, dass das Wunder eingetreten ist?
- Was würde Ihnen dann auffallen?
- Wie haben Sie für sich selbst gesorgt, während Sie mit diesem Problem gelebt haben?
- Was haben Sie darüber gelernt, wie Sie mit diesem Problem leben können?
- Woher hatten Sie die Stärke/Energie/Entschlossenheit, mit diesem Problem fertigzuwerden?
- (Nachdem der Klient über eine positive Handlung berichtet hat:) Wie haben Sie das gemacht?
- Nennen Sie einige der klügsten/kreativsten/ungewöhnlichsten/mutigsten Dinge, die Sie zu tun versucht haben, um mit diesem Problem fertigzuwerden.

- Was hilft manchmal?
- Wann ist das Problem kein Problem?
- (Nach »lösungsorientiertem Reden«:) Erzählen Sie mir mehr darüber ...

Zwei Bücher, die ich Trainees empfehle, weil sie einen detaillierten Überblick über die SFBT geben, sind *Solution Focused Brief Therapy: 100 Key Points and Techniques* (Ratner, George a. Iveson 2013) und*1001 Solution-Focused Questions* (Bannink 2010).

Weiterhin empfehle ich angehenden Therapeuten, auf Indizien zu achten und immer wieder zu überprüfen, ob es einem Klienten um das Lösen von Problemen oder um Verarbeitung – oder um beides – geht. Bei der Auseinandersetzung mit dem Unterschied zwischen diesen beiden Kategorien besonders nützlich ist die von Wilson und DuFrene (2009) formulierte Frage: »Ist Ihr Klient ein mathematisches Problem oder ein Sonnenuntergang?« Wir gehen mit mathematischen Problemen praktisch und qualitativ völlig anders um als mit Sonnenuntergängen.

Praxiswissen

Ein Zitat, das ich erwähne, wenn Studenten zum ersten Mal ohne einen Co-Therapeuten vor einem Klienten stehen, lautet: »Warte nicht: Der Zeitpunkt ist nie ›genau richtig‹. Beginne, wo du bist, und arbeite mit allen Werkzeugen, die dir zur Verfügung stehen; mit der Zeit wirst du dann besser geeignete Werkzeuge finden« (Hill 2016).

Weil mir die Praxis der narrativen Therapie, Erlebnisse von Menschen als Insider-Wissen zu würdigen (Epston 1999), zusagt, integriere ich gern Erfahrungen früherer Studenten in Ausbildungssitzungen. Oft frage ich sie am Ende ihrer Praktika, welchen Rat, der ihnen als besonders nützlich erscheint, sie ihren Nachfolgern mit auf den Weg geben würden, um diesen zu helfen, die SST-Praxis möglichst effektiv zu erlernen; und ich bitte sie um Erlaubnis, ihren Nachfolgern diesen Rat zu übermitteln. Eine dieser Gruppen hat folgende Liste zusammengestellt:

- Mache viele Check-ins vor, während und nach der Arbeit.
- Fühle dich bei Stille wohl.
- Tue es einfach.
- Sprachlicher Ausdruck und Haltung sollten zueinander passen.
- Nimm nicht alles auseinander.

- Bleibe aufrichtig, empathisch, neugierig, ruhig.
- Verlasse dich auf deine grundlegende Beratungskompetenz.
- Validiere.
- Gehe langsam, aber absichtsvoll vor.
- Stelle lösungsfokussierte Fragen.
- Hüte dich vor Annahmen.
- Bleibe realistisch in deinen Erwartungen.
- Sprich mit Klienten über ihre Tagesplanung und Selbstfürsorge.
- Du solltest dich gleichermaßen wohlfühlen, wenn du führst wie wenn du geführt wirst.
- Frage nach Ausnahmen.
- Stell dir einen Werkzeugkasten zusammen.

14.5 Zusammenfassung

Als Organisation mit einer starken Kultur, die das Lernen fördert und ihre Qualitätsstandards laufend verbessert, entwickelt sich unsere Ausbildung für angehende Single-Session-Therapeuten ständig weiter, und jede hinzukommende Gruppe vermittelt der Einrichtung neue Erkenntnisse, die der Weiterentwicklung der Einrichtung zugutekommen und ihr helfen, ihre Angebote für das Gemeinwesen zu verbessern.

15 In der Supervision den Augenblick nutzen

Pam Rycroft

»Supervision unterbricht die Praxis. Sie macht uns bewusst, was wir tun. Wenn wir bewusst verfolgen, was im gegenwärtigen Augenblick geschieht, wachen wir auf und erleben, was ist, statt in den tröstlichen Geschichten unserer klinischen Gewohnheiten und unseren Alltagsroutinen zu entschlummern.«

Sheila Ryan (2004, p. 49)

Es gibt viele Beschreibungen der Supervision (wobei mir persönlich die oben zitierte besonders gut gefällt), aber keine allgemein akzeptierte Definition dessen, was Supervision beinhaltet. Außerdem kann eine Supervision je nach Kontext sehr unterschiedlich aussehen. Allerdings gibt es viele Beschreibungen der verschiedenen Funktionen und Rollen von Supervision, wobei Brigid Proctors (2011) »normative, formative, and restorative« Funktionen wohl zu den am häufigsten erwähnten zählen. Sie stehen für Verantwortlichkeit, berufliche Entwicklung und Unterstützung, also lauter Eigenschaften, die allgemein als für eine gute klinische Supervision unverzichtbar angesehen werden. Neuerdings gilt der Prozess experienziellen Lernens und Reflektierens als für die Erfüllung solcher Funktionen zentral. So wird die Arbeit selbst zum Lehrer, wobei der Supervisor in der Gegenwart einen Prozess des Reflektierens über die Vergangenheit fördert, der dem Lernen für die Zukunft dient. Ich persönlich bevorzuge deshalb eine Liste von vier Funktionen: Verantwortlichkeit, Reflexion, Unterstützung und Erziehung. Dass Supervision ein ebenso komplexes wie wundersames Unterfangen ist, beschreibt Michael Carroll (2011, p. 27):

> »Supervision ist Kunst und Wissenschaft, eine Art zu sein und eine Art zu tun. Sie befasst sich sowohl mit Techniken und Strategien als auch mit Beziehungen. Supervision beinhaltet Entwicklung und Evaluation, und es geht dabei um Unterstützung und Herausforderung, um Fakten und Imagination, um Wahrheit und Meinung, um Symbol und Urteil. Supervision ist eine Beziehung, eine Partnerschaft im Lernen. Sie fördert das Lernen und das Verlernen. Sie meditiert in der Gegenwart über die Vergangenheit, um auf die Zukunft vorzubereiten. Sie schafft Sinn mit Hilfe von Reflexion, Neugier und Imagination. Sie beinhaltet Dialog und Gespräche über Gespräche. Sie befasst sich mit Arbeit und der Person,

die die Arbeit tut. Sie denkt persönlich, relational, systemisch, inwendig und darüber hinaus. Sie verbannt Furcht und Scham und alles, was die empfindliche Blume des Lernens bedroht. Sie bezieht Standpunkte und kann dogmatisch sein. Sie öffnet und ist flexibel. Sie ist eine Oase, ein Reinigungsdienst, ein großer Spiegel und ein Rückzugsort. Und nun sagen Sie mir, Sie können keine Leidenschaft dafür entwickeln?«

15.1 In der Supervision Augenblicke nutzen

Wie Carroll (2011) schreibt, reflektiert Supervision in der Gegenwart für die Zukunft über die Vergangenheit. Obgleich Supervision meist sequenziell und fortlaufend erfolgt und einer umfassenden vertraglichen Vereinbarung unterliegt, erfordert jede Supervisionssitzung einen eigens ausgehandelten »Vertrag« oder einen gemeinschaftlich entwickelten Plan, damit Supervisor und Supervisand sich auf die Möglichkeiten des Lernens im gegenwärtigen Augenblick einstimmen können. Andernfalls besteht die Gefahr, dass die Supervision in ihren eigenen »tröstlichen Erzählungen« entschlummert.

Und wenn Supervision etwas sein soll, das mehr als »beiläufig« ist, erfordert die formgebende (oder erziehende) Funktion, dass der Supervisor auf Augenblicke achtet, in denen in der laufenden »Erzählung« der Arbeit der Supervisanden Lernschwellen oder »Modulationsakkorde« (Rosenbaum, Hoyt a. Talmon 1990; siehe auch Talmon 1990, pp. 38–41) auftauchen. In einer Supervision geht es demnach sowohl um aktuelle Probleme als auch um Lernchancen und Entwicklungsmeilensteine. Das ist für den Supervisor eine Herausforderung, denn er muss sowohl aktuelle Probleme als auch die ständig auftauchenden Lernmöglichkeiten im Blick behalten.

Unter den vielen existierenden Supervisionsmodellen findet man kaum eines, bei dem ein Autor eine Nahlinse einsetzt und sich Gedanken darüber macht, wie er die Supervisions-»Stunde« am besten nutzen kann. Natürlich gibt es einige allgemein akzeptierte Ansichten darüber, welche Voraussetzungen ein guter Supervisor und eine gute Supervision erfüllen sollten, doch der in einer Therapiesitzung stattfindende Prozess, der Aufschluss darüber gibt, was wahrscheinlich am nützlichsten ist, wurde kaum (wenn überhaupt) jemals analysiert. Es ist verständlich (und wünschenswert), dass gute Supervision nicht unbedingt »im Voraus definiert« oder »manualisiert« wird. Trotzdem müssen angehende Supervisoren ihr Handwerk so erlernen, wie es die meisten von uns bis vor Kurzem infolge eines Mangels an Diskussion über eine sinnvolle Vorgehensweise und hierfür relevante Fertigkeiten tun mussten: indem wir uns an unseren eigenen Erfahrungen als Supervisanden orientieren – guten, schlechten oder indifferenten.

Indem der Supervisor aushandelt, was in einer (bzw. jeder) Supervisionssitzung im Hier und Jetzt wichtig ist, kann er auch Augen und Ohren dafür offenhalten, welche Themen oder Probleme sich im Laufe der Zeit wiederholen. Eine fortlaufender, regelmäßiger Supervision (wie auch unserer längerfristigen Arbeit mit Klienten) innewohnende Gefahr besteht darin, dass wir meinen, unsere Supervisanden mit all ihren Stärken, Schwächen und Marotten zu kennen. Wir haben eine Beziehung zu ihnen aufgebaut – wir lieben sie, und sie lieben uns. Und wir sind nicht mehr völlig im gegenwärtigen Augenblick präsent. Wir können uns in unserem Wissen um den »Tanz« zwischen uns zu wohl fühlen und deshalb aufhören, uns überraschen, herausfordern, unterbrechen und stören zu lassen; uns unwohl zu fühlen und plötzlich Möglichkeiten zu erkennen, die wir vorher noch nicht bemerkt hatten.

Natürlich ist ein Augenblick, sobald wir ihn »einzufangen« versuchen, vergangen. Aber wenn wir die unendlichen Möglichkeiten in der gegenwärtigen Erzählung der »Geschichten über die Arbeit« unserer Supervisanden wach verfolgen, haben wir die Ehre, Zeugen der Gegenwart zu sein und am Reflexionsprozess teilzunehmen, sodass Supervisor und Supervisand etwas aktiv für die Zukunft lernen. Ich staune darüber und bin sehr dankbar dafür, dass ich bezahlt werde, um weiter auf diese Art lernen zu können: nicht nur durch meine eigene Arbeit, sondern auch durch die unserer Supervisanden. In diesem Zusammenhang fällt mir ein Zitat aus einem Song von Phil Collins ein: *»In learning you will teach, and in teaching you will learn« (Son of Man[41]).*

An diesem Punkt meiner Beschreibung sollte ich erwähnen, dass sich die Teilnehmer der Ausbildung in klinischer Supervision im Bouverie Centre dafür eingesetzt haben, eine konkretere Anleitung zu formulieren, die ihnen bei der Ausführung ihrer ersten Praxisübungen helfen würde, bei denen sie einander supervidieren. Diese Bitte, auszuformulieren, was als produktive und nützliche Supervi-

41 Aus dem Soundtrack von Disneys Tarzan-Verfilmung (1999). [Anm. d. Red.]

sionsstunde bezeichnet werden kann, und zu erfassen, was sich daraus für all jene verallgemeinernd ableiten lässt, denen die Supervision völlig neu ist, war ein willkommener Anlass, diese Aufgabe in Angriff zu nehmen. Wir erörterten daraufhin mit angehenden Supervisoren, wie man Gespräche so strukturieren kann, dass sie kollaborativ sind, zur Reflexion anregen, sowohl Herausforderungen als auch Stärken im Blick behalten und einen klaren Anfang, eine Mitte und ein Ende haben.

Die Künste liefern uns wie so oft auch in dieser Hinsicht wunderbare Analogien. Einige verstehen den Dreiakter, eine Form des Schauspiels, als Modell für eine Therapiesitzung (Ray a. Keeney 1993; Keeney a. Keeney 2014; Duvall et al. n.d.), wobei der erste Akt die Vorgeschichte, das Problem, die Krise beschreibt und im zweiten Akt der Raum folgt, der es ermöglicht, zu reflektieren und Dinge zu entdecken, das Ereignis bei Licht zu betrachten, Ideen zu entwickeln, offen für Aha-Erlebnisse, Wendepunkte und für die Betrachtung aus unterschiedlichen Blickwinkeln zu sein. Der dritte Akt enthält dann eine Zusammenfassung und eine Auflösung, wodurch er das Geschehen in die Gegenwart verlagert, gleichzeitig das Neue bewahrt und über Möglichkeiten, es zu erhalten, nachdenkt. Keeney und Keeney (2014, p. 442) erklären: »Diese Orientierung ermöglicht eine ›Single-Session-Geisteshaltung‹, die auf jede Sitzung angewendet werden kann, unabhängig davon, ob das therapeutische Angebot als Single-Session-Therapie, Langzeittherapie, multiple Single-Session-Therapie oder Therapie von unbestimmter Dauer realisiert wird.«

Es gibt auch eine musikalische Analogie zu dieser Struktur: die dreigliedrige Sonatenform. Falls Ihnen die konkreten Einzelheiten dieser Form nicht vertraut sind, gilt das sicher nicht für die Musik selbst. Ein wohl allgemein bekanntes Beispiel für die Sonatenform ist der erste Satz von Beethovens Mondscheinsonate (leicht auffindbar auf YouTube). Im Anfangsteil, der »Exposition«, wird das Hauptthema des Stücks in der Ursprungstonart vorgestellt. Die »Durchführung«, der zweite Teil, »spielt mit« dem Thema, erforscht harmonische und strukturelle Möglichkeiten und entwickelt Variationen; der letzte Teil schließlich, die »Reprise«, kehrt zum thematischen Material des Anfangs in der ursprünglichen Tonart zurück, löst alles Material, das in anderen Tonarten vorgestellt wurde, auf und übersetzt es in die Tonart des Anfangsteils. In einigen Sonatensätzen gibt es darüber hinaus eine kurze Einleitung und/oder eine Coda (ein kurzes, mit dem Hauptteil verbundenes, aber trotzdem eigenständiges Ende – siehe Rosenbaum a. Bohart 2007; Hoyt a. Rosenbaum 2018).

Die Bedeutung dieser beiden Analogien liegt in der scheinbar so simplen Idee, Gespräche (ganz gleich, ob diese therapeutisch oder supervisorisch sind) zu fördern mit einem klar erkennbaren Anfang, einer Mitte und einem Ende. Implizit in der Realisation des Theaterstücks, der Aufführung des Sonatensatzes oder der Förderung des Gesprächs enthalten ist die dramatische Entwicklung von Themen, die einer Auflösung zustreben, was gleichzeitig eine Rückkehr zum Ursprung und etwas Neues ist. Hinsichtlich der Supervision ist dieses Schema besonders nützlich, weil es zum zentralen Thema zurückkehrt und andere Themen oder Variationen zusammenfasst oder auflöst. Das Resultat jeder »Aufführung« entsteht natürlich durch eine Kombination der Einflüsse des Materials, des Vortragenden, des Publikums und des Kontexts, in dem die Aufführung stattfindet.

Nun zurück zur Single-Session-Therapie …

Eine solche dreigliedrige Form ermöglicht zwar, eine Vorstellung vom zeitlichen Verlauf des Prozesses zu entwickeln, aber da wir eine genauere Beschreibung der für ein gutes Supervisionsgespräch erforderlichen Fertigkeiten benötigten, besannen wir uns auf die im Rahmen unseres SST-Trainings entwickelte Struktur (Rycroft a. Young 2014) für die Arbeit in einer Single-Session-Therapie. Ebenso wie Moshe Talmon (persönliche Mitteilung 1997; Talmon 2014) hatten auch wir uns der Vorstellung widersetzt, die SST zu einem spezifischen Therapiemodell zu entwickeln, und uns stattdessen dafür entschieden, sie als Struktur für einen Service zu konzipieren. Allerdings hatten uns Trainingsteilnehmer aufgefordert, ihnen die Anwendung der Single-Session-Prinzipien auf eine reale Therapiesitzung zu erklären. Daraufhin entwickelten wir einen Prozess, der bestimmte für diesen Ansatz nützliche (aber nicht nur für ihn charakteristische) Fertigkeiten hervorhob. Wenn dann in den Ausbildungsgruppen jemand fragt: »Ist das denn für eine gute Praxis nicht ohnehin eine Selbstverständlichkeit?«, bejahen wir das schlicht.

Das auf diese Weise entstandene Format (siehe Abb. 12) umfasst neun eigenständige Sektionen, die sich grob den drei Teilen der Sonatenform zuordnen lassen, nämlich (1) der *Exposition* (Festlegung des Kontexts; Suche nach einem Fokus oder dem Hauptthema; auf Kurs bleiben); (2) der *Durchführung (Verarbeitung)* (in der die Neu-

STRUKTUR EINER THERAPIESITZUNG

Festlegung des Kontexts

Verpflichtung
Was wir schon wissen
Fragebogen
Neue Entwicklungen seit dem Erstgespräch

Suche nach einem Fokus

Entwickeln von Themen für die Arbeit: Klärung
»Ihrem Fragebogen nach zu schließen, beschäftigen Sie sich momentan mit einigen Problemen ...«
Die Prioritäten des Klienten feststellen
»Welches von all den Themen, die Sie angesprochen haben, ist für Sie so wichtig, dass Sie die Möglichkeit nutzen wollen, zumindest eine ganze Sitzung lang daran zu arbeiten?«

Auf Kurs bleiben

Überprüfen

- *»Sprechen wir momentan über das, worauf wir uns konzentrieren müssen? Oder kommen wir vom Wesentlichen ab?«*
- *»Könnte ich kurz mit Ihnen darüber sprechen, ob das die Richtung ist, in die wir uns bewegen müssen? Ist das, was wir hier machen, nützlich für Sie? Könnten Sie mich darauf hinweisen, wenn ich etwas übersehe?«*

Untersuchen von Lösungsversuchen

Nach den Ressourcen des Klienten Ausschau halten

- *»Was von alldem, das Sie ausprobiert haben, kam dem Ziel, Ihnen zu helfen, am nächsten?«*
- *»Weshalb haben Ihre Lösungsversuche Ihrer Meinung nach nichts bewirkt?«*
- *»Was wissen Sie über sich selbst bzw. über diese Familie, das mir zeigt, dass Sie sich bereit fühlen, etwas anderes auszuprobieren?«*

Pause

(Entweder eine reale Pause oder eine Zäsur in der Sitzung)
»Bevor wir jetzt gleich eine Pause machen, möchte ich Sie fragen: Gibt es noch etwas, das ich nach Ihrer Meinung wissen sollte, um Ihnen heute helfen zu können?«

Reflexion

(Entweder nur des Therapeuten selbst oder gemeinsam mit einem Co-Therapeuten)
Offenheit den Gedanken des Therapeuten gegenüber zeigen, klares Feedback und direkten, vorsichtigen Rat empfangen
Reflexion kann eine Grundlage für einen Rat bilden oder den Rat selbst hervorbringen.

- *»Mir kommen jetzt allmählich ein paar Ideen: Soll ich sie Ihnen mitteilen, und dann sagen Sie mir, was Sie darüber denken?«*
- *»Vielleicht kann ich Ihnen meine Gedanken mitteilen, und wir sehen dann, was Sie darüber denken.«*
- *»Bitte sagen Sie mir, wenn ich völlig falsch liege, aber ich frage mich schon, ob ...«*

Feedback von Klienten anhören

Hören Sie sich die Reaktion Ihrer Klienten auf Ihr Feedback genau an.

Eine letzte Gelegenheit geben, ergänzende Themen einzubringen

»Was wurde noch nicht angesprochen, das eigentlich erwähnt werden müsste?«
»Haben Sie noch Fragen/Anliegen?«

Abschluss

Vereinbaren eines Termins für einen Follow-up-Anruf

Abb. 12: Struktur einer Therapiesitzung (© 2018 The Bouverie Centre; Abdruck mit freundlicher Genehmigung)

gier zu einem zunehmenden Verständnis der Probleme, der Lösungsversuche sowie der Hindernisse und Ressourcen führt); und (3) der *Reprise (Recapitulation)* (in welcher der Therapeut über seine Gedanken, Ideen und Möglichkeiten reflektiert und vom Klienten eine Rückmeldung erhält, bevor er über das »Wohin von hier?« nachdenkt – darüber, wohin die weitere Reise führen soll.

Das Resultat wurde zwar nicht als Modell, sondern als Beschreibung des Prozessverlaufs verstanden, aber es wurde von den Kursteilnehmern grundsätzlich begrüßt, weil es einen weitgesteckten Rahmen für die Durchführung einer Sitzung schuf und Therapeuten ermöglichte (sie sogar dazu ermutigte!), ihre eigenes bevorzugtes Therapiemodell und ihren persönlichen Arbeitsstil zu benutzen.

Und jetzt weiter zur Single-Session-Supervision ...

Die Übersetzung dieser Struktur in den Supervisionskontext erwies sich im Trainingskontext als nützlich. (Zu den Parallelen zwischen Therapie- und Supervisionsprozess siehe auch Hoyt [1991].) Viele Fertigkeiten, die bei der Durchführung einer SST eine Rolle spielen, sind auch in einer guten Supervision von Nutzen: das gemeinsame Entwickeln eines eindeutigen Plans für das Hier und Jetzt; das Zuhören mit dem Ziel, herauszufinden, was im konkreten Fall wahrscheinlich am nützlichsten ist; respektvolles Unterbrechen, um auf Kurs zu bleiben; Überprüfen der Verfassung des Klienten (oder Supervisanden); Pendeln zwischen Inhalt und Prozess; Reflektieren der eigenen Gedanken, sodass sie gehört und produktiv integriert werden können.

Solch ein Prozessleitfaden passte auch gut zu dem Supervisionsmodell, das in der Ausbildung vermittelt wurde: das Doppel-Matrix-Modell (oder Sieben-Augen-Modell) (Hawkins a. Shohet 2006). Es behält die Matrix Klient/Supervisand und die Matrix Supervisand/Supervisor im Blick sowie das umfassendere System, dem beide angehören – was ermöglicht, im Supervisionsgespräch unterschiedliche Fokuspunkte (oder »Augen«) zu nutzen. Die Supervision könnte rein theoretisch auf den Klienten, dessen Hintergrund, seine Lebensgeschichte, seine akuten Probleme usw. fokussieren. Sie könnte die Beziehung zwischen Klient und Berater (Supervisand) untersuchen; sie könnte auf den Supervisanden selbst fokussieren, falls die klinischen Probleme dort lokalisiert sind; sie könnte die Dynamik zwischen Supervisor und Supervisand erörtern (z. B. falls möglicherweise parallele Prozesse sichtbar werden), und schließlich könnten auch die Reaktionen des Supervisors selbst als Fokuspunkt fungieren. Bezogen auf jeden dieser Fokuspunkte oder jede der »Augen« müssen Fragen des Kontexts berücksichtigt werden. Nach Ansicht von Hawkins und Shohet befasst sich eine gute Supervision im Laufe der Zeit mit allen diesen potenziellen Fokuspunkten. Ähnlich der Idee, dass eine gute SST auf der vom Klienten selbst entwickelten Definition des »Problems« basieren sollte, fördert dieser Ansatz zunächst einen Dialog zwischen Supervisor und Supervisand, der präzisieren soll, was der wahrscheinlich für das Supervisionsgespräch nützlichste Fokus ist. Dies hilft dem Supervisor, sich auf Themen, Probleme und mit dem speziellen Fokus verbundene Lernschwellen zu konzentrieren. Dieser Ansatz passt auch gut zu verschiedenen Rahmen des Erfahrungslernens, die eng mit den reflektiven und edukativen Aspekten der Supervision verbunden sind. Beim Erfahrungslernen (Kolb 1984) beginnt der Lernprozess mit der Erfahrung in der Tätigkeit, geht dann zur Überprüfung des Erfahrenen über und wechselt von dort, basierend auf den aus solch einer Reflexion abgeleiteten Schlussfolgerungen, zu einer abstrakteren Konzeptionalisierung; er schließt mit einer Phase aktiven Experimentierens, in der alles Gelernte erprobt wird.

Der Rahmen der Single-Session-Supervision (SSS) ergab sich unmittelbar aus dem SST-Rahmen. Verbindet man die Einzelsitzungsstruktur mit der Idee, dass eine Supervisionssitzung aus drei Hauptteilen (plus einer Einleitung und einer Coda) besteht, sieht das aus wie in Abbildung 15.2 dargestellt.

Die SSS wird als zirkulärer Prozess beschrieben, nicht zuletzt wegen der Bedeutung der Rückkehr zu den vom Supervisanden berichteten Problemen und aufgrund des vom Supervisionsgespräch erhofften Resultats. An diesem Punkt finden sowohl der Abschluss des Gesprächs als auch das Nachdenken über die Frage »Wohin von hier?« statt. So können Probleme, die später erneut aufgegriffen werden müssen und die dem Supervisanden zu einer Erkenntnis verhelfen, markiert werden, und es kann über eine Rekapitulation desselben verhandelt werden.

15.2 Eine Supervisions-»Sonate«

Im Folgenden werden einige Auszüge aus einer Single-Session-Supervision wiedergegeben. Vivian, die Supervisorin, hatte Melina, die Supervisandin, vorher noch nie getroffen. Sie mussten also einen »Ad-hoc«-Vertrag schließen, um an Problemen arbeiten zu können, die Melina im Rahmen ihrer Arbeit in einem multikulturellen Beratungs- und Unterstützungsservice hatte. Sie war dort mit einem älteren Mann konfrontiert worden, der aus dem gleichen Kulturkreis wie ihre eigene Familie stammte. Melina war auf diesen Klienten sehr wütend geworden, eine Reaktion, die für sie eher sehr ungewöhnlich war. Der Klient hatte die Sitzung daraufhin verlassen. Sie stellte sich vor, sie müsste ihn anrufen, und sie fürchtete, er werde sich weigern, wieder zu ihr zur Beratung zu kommen, oder er werde sich über sie beschweren.

Exposition

In diesem ersten Treffen stellt die Supervisorin eine Verbindung zur Supervisandin her, indem sie sich den Bericht über ihre Arbeit und darüber, was für sie bei dieser Arbeit wichtig ist, anhört. Dann lädt Vivian Melina ein, die »Geschichte« über den Vorfall, der ihr so große Sorgen macht, zu erzählen. Anschließend werden die wichtigsten Probleme benannt und die Themen für die bevorstehende Arbeit identifiziert.

Daraufhin fragt Vivian ihre Supervisandin, was nach ihrer Einschätzung hier und jetzt am nützlichsten wäre, und beschreibt danach ein paar Möglichkeiten, mit der Arbeit fortzufahren. Supervisanden haben in dieser Situation manchmal schon eine klare Vorstellung davon, welches der sieben »Augen« oder welcher Fokus momentan für sie am wichtigsten ist. Es kommt auch vor, dass sie schon eine bestimmte Verfahrensweise als für sie besonders nützlich empfinden. Arbeiten sie beispielsweise mit Familien und/oder komplexen Systemen, wollen sie oft Figuren benutzen oder Diagramme zeichnen, um sich ihre Position und ihre Rolle bei der Arbeit zu vergegenwärtigen. Dies ist ein Teil des Prozesses der Formulierung des Supervisionsvertrags. Achten Sie im Folgenden darauf, wie Supervisorin und Supervisandin

- die »Story« der Arbeit erzählen und das Hauptthema und den Fokus benennen,

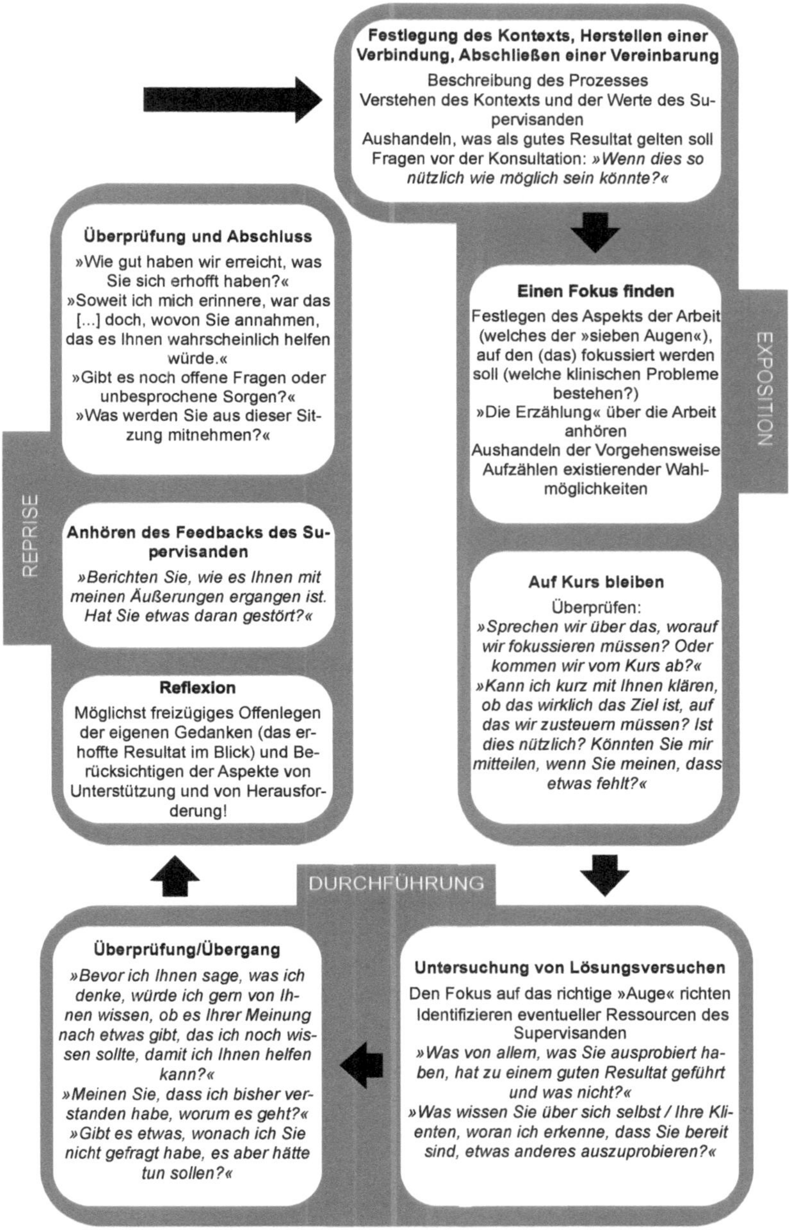

Abb. 13: Struktur einer Supervisionssitzung einschließlich Einleitung und Coda (© 2018 The Bouverie Centre; Abdruck mit freundlicher Genehmigung)

- eine Vorstellung davon entwickeln, was wahrscheinlich nützlich ist,
- im Gespräch zwischen Inhalt und Prozess pendeln (wobei die Supervisorin prüfend aktiv wird) und
- eine gemeinsame Entscheidung darüber treffen, worauf fokussiert und wie vorgegangen werden soll.

VIVIAN Melina, vielleicht sollten Sie mir zunächst sagen, was Sie über diesen Fall wissen. Danach können Sie, wenn es Ihnen möglich ist, ... mir erzählen, was Sie bedrückt. Vielleicht erzählen Sie mir zunächst einmal alles, wovon Sie denken, dass ich es wissen sollte.

Melina erklärt, dass sie ein paar »emotionale Probleme« habe, die mit ihrer Arbeit mit einem älteren Herrn zusammenhängen, dessen Frau vor etwa sechs Monaten an einem Herzinfarkt gestorben war und der sich verängstigt und entwurzelt fühlte. Melina hatte ihm zu helfen versucht, mit seiner Trauer umzugehen, und er hatte ihr offenbart, dass er vor Kurzem in einem Drittweltland Urlaub gemacht hatte, um ein wenig auf andere Gedanken zu kommen. Dort hatte er eine junge Frau kennengelernt, die er nun in sein Heimatland bringen und zu seiner Partnerin machen wollte. Dann hörte Melina, die Frau, um die es ging, sei zwanzig Jahre alt und somit Jahrzehnte jünger als der Klient.

MELINA Aus irgendeinem Grund hat sich meine gesamte Sicht meiner Arbeit mit ihm verändert. [Als ich von der Sache hörte] ... wurde in mir emotional etwas getriggert.

Melina sagt, sie habe angefangen, sich der Intentionen ihres Klienten wegen zu sorgen. Es fiel ihr schwer, ihn zur Arbeit an Problemen bezüglich seiner Trauer und des erlittenen Verlusts zu motivieren, und auch, ihn nicht wegen der Wahl seiner Partnerin zu verurteilen. Im Übrigen ist sich Melina nicht einmal sicher, ob sie überhaupt mit diesem Mann arbeiten wollte. Sie erklärt erneut: »Als ich das hörte, wurde in mir etwas getriggert.«

VIVIAN Sie haben ein emotionales Dilemma erwähnt. Worin bestand es?

MELINA Ich fand, dass das ein sehr krasser Altersunterschied war. ... fast 50 Jahre, und ich hatte das Gefühl, ... dass das etwas mit mir machte, was den Inhalt der Beziehung und, na ja, Dinge, die ihre sexuelle Beziehung betrafen, und die Tatsache, dass er viel älter als sie war, und ... ich habe mich gefragt, ob seine Enkel in einem ähnlichen Alter wie diese Frau seien ...

Vivian Das könnte für Sie schwierig sein. Sagen Sie mir, ob es Ihnen zu schwerfällt, darüber zu sprechen. Können Sie mir sagen, was das Wissen um den Altersunterschied bei Ihnen getriggert hat? Was daran hat Sie in so große Schwierigkeiten gebracht?

Melina Wahrscheinlich hängt es damit zusammen, dass ich schon mit jungen Frauen gearbeitet habe, die sexuell missbraucht worden waren, und ... ich weiß nicht ... Ich hatte eben das Bild von diesem älteren Mann vor Augen, der ziemlich groß und kräftig war, und ich stellte mir vor, dass sie als junge zwanzigjährige Frau aus einem Entwicklungsland viel kleiner und dünner sein muss, und was Kraft und Größe angeht ... ich habe mich gefragt, ob so eine Beziehung wirklich akzeptabel ist; schließlich könnte die Frau seine Tochter oder sogar seine Enkelin sein, und ...

Vivian Ich kann das alles gut verstehen, aber nun blicken Sie darauf zurück, und Sie scheinen sich zu fragen, ob dabei Missbrauch und Ausbeutung im Spiel sind – das sind doch völlig normale Befürchtungen, die jeder Mensch haben könnte. Wenn Sie nun an diese Dinge denken, wie könnten Sie dann mit den Ängsten, die Sie damit verbinden, anders umgehen? Wie würden Sie anders damit umgehen?

Melina Ich denke, ich würde insofern anders damit umgehen, als ich mich mit meinen Emotionen in dieser Angelegenheit auseinandersetzen müsste; es ist nicht meine Aufgabe, ihn zu verurteilen – bezüglich der Frage, ob der Altersunterschied zwischen ihnen akzeptabel ist oder nicht – sie ist zwanzig, und damit steht es ihr rechtlich frei, zu tun, was sie für richtig hält – möglicherweise hat sie aus freiem Willen gehandelt. Ich weiß selbst, dass ich mich nicht mit dem gesamten Kontext beschäftigen sollte, damit, woher sie kommt und weshalb sie hierhergekommen ist. Ich sollte versuchen, das aus dem Spiel zu lassen, und den Klienten nicht verurteilen, sondern ihn dazu bringen, an seinen ursprünglichen Problemen zu arbeiten. Es geht also wahrscheinlich darum, ein wenig genauer zu untersuchen, warum er mich überhaupt aufgesucht hat, statt mich in der Sitzung von meinen Emotionen leiten zu lassen.

Vivian Mir sind dazu ein paar Ideen gekommen, Melina, und ich möchte sie Ihnen erläutern, um herauszufinden, was davon Ihnen hier heute am nützlichsten sein könnte. Eine Möglichkeit ist, dass wir uns Ihre emotionalen Probleme und was es damit auf sich hat, anschauen. Wir können uns aber auch mit Strategien beschäftigen, die Ihnen vielleicht helfen, sich dieser Probleme bewusster zu werden und Möglichkeiten zu finden, sie in die Therapiesitzung einzubringen. Was meinen Sie, was davon Ihnen mehr helfen würde?

MELINA Hm ... Ich glaube, die Idee, stärker an den emotionalen Problemen zu arbeiten, passt mir besser, und ich nehme an, wenn es mir gelingt, mir einiger dieser Probleme als Person, als Therapeutin bewusster zu werden, ... dann wird mich das, so hoffe ich jedenfalls, nicht bei der Arbeit mit anderen Klienten, die mit ähnlichen Problemen zu mir kommen, behindern.

VIVIAN Dazu müssten wir Ihre Situation vielleicht noch etwas intensiver erforschen; schließlich treffen wir uns erst seit sehr kurzer Zeit zur Supervision. Haben Sie das Gefühl, dass wir das in Angriff nehmen können?

MELINA Ich kann es ja mal versuchen ...

VIVIAN Sie können es versuchen ... und Sie sagen mir dann, wie es sich anfühlt ...

MELINA Ja.

Man beachte, dass hier Wahlmöglichkeiten bezüglich des Fokus beschrieben werden. Einige Supervisoren glauben ebenso wie einige Therapeuten, dass wir umso besser helfen können, je mehr Zeit wir damit verbringen, Informationen über die Geschichte des Klienten (oder des Supervisanden) zu sammeln. Doch wenn wir unsere Supervisanden zurate ziehen, können wir zu den »Hauptthemen« vorstoßen, ohne dass wir Unmengen von lebensgeschichtlichen Informationen brauchen. Vivian hat Melina hier eingeladen zu sagen, »was ich nach Ihrer Meinung wissen sollte«, und damit arbeitet sie dann. Als Hauptthema schält sich Melinas »emotionales Dilemma« heraus, das die Supervisorin durch ihre Fragen dekonstruiert. Ihr ist offenbar bewusst, dass Melina ein Problem angesprochen hat, das einiges an persönlicher Exploration erfordert (das »Auge« ist die Supervisandin selbst), und sie achtet sorgsam darauf, dass die Supervisandin in die Fortsetzung der Arbeit einwilligt (»Dazu müssten wir Ihre Situation vielleicht noch etwas intensiver erforschen; schließlich treffen wir uns erst seit sehr kurzer Zeit zur Supervision. Haben Sie das Gefühl, dass wir das in Angriff nehmen können?«). Was den SSS-Rahmen betrifft, hat Vivian gehört, was bezüglich des Problems, mit dem die Supervisandin ringt, wichtig ist; sie hat auch ein Hauptthema herausgearbeitet, einige Möglichkeiten, die weitere Arbeit zu gestalten, beschrieben und so mit der Supervisandin gemeinsam einen Plan entwickelt.

Durchführung

In diesem Teil des Gesprächs lädt die Supervisorin ihre Supervisandin ein, darüber nachzudenken, was bei ihr so starke Gefühle hervorgerufen hat, dass sie auf ihren Klienten so wütend geworden ist, dass sie fürchtete, er könnte sich dafür entscheiden, die Beratung nicht fortzusetzen. An diesem Punkt kann sich das ursprünglich vorgetragene Problem zu einer Anzahl von Themen oder zu einem Thema mit Variationen aufsplittern, und Supervisorin und Supervisandin müssen dann entscheiden, was weiterzuverfolgen im Augenblick am wichtigsten ist. Achten Sie auf folgende Punkte:

- wie die Hauptthemen durch reflektierendes Fragen entwickelt werden, um sie verständlicher zu machen;
- welche anderen Dinge auftauchen, die aufgegriffen werden können, und welche Entscheidungen darüber getroffen werden, ob es sich hier um eigenständige Themen oder um »Variationen« handelt;
- wie die Supervisorin die Supervisandin weiterhin sowohl hinsichtlich des Prozesses als auch hinsichtlich des Inhalts überprüft
- und wie die Ressourcen der Supervisandin erforscht werden.

VIVIAN Wir kommen jetzt auf Ihren Klienten zurück ... Könnten durch die Arbeit mit Ihrem Klienten bei Ihnen persönliche Beziehungen ... etwa zu Ihrem Vater oder Großvater ... getriggert worden sein?

MELINA Ich nehme an, ich ... Ja ... wenn ich ein wenig darüber nachdenke, merke ich, dass ich mir meinen Vater in seiner Situation vorgestellt und gedacht habe: »Wie würde ich mich fühlen, wenn mein Vater so etwas mit einer jüngeren Frau getan hätte ...«

Melina reflektiert dann über einige Parallelen zur Situation ihres Klienten: Ihre Mutter war kürzlich verstorben, und ihr Vater war daraufhin mit ein paar Freunden in ein Entwicklungsland gereist.

MELINA Ich glaube, es erinnert mich ein wenig an meine eigene Situation, und ich habe gedacht: Was wäre, wenn mein Vater eine junge Frau mit nach Hause brächte? Wie wäre das für mich? Ich glaube, es hat mich sehr stark an meine eigene Situation erinnert ...

VIVIAN ... Es hat bei Ihnen ein paar Knöpfe gedrückt ...

MELINA Ja ..., die Vorstellung, dass eine andere Frau den Platz meiner Mutter einnehmen könnte, und vor allem eine Frau in diesem Alter, und dann versetze ich mich in ihre Situation (und ich bin keineswegs erst zwanzig), aber – ja genau – ich habe mich in ihre Lage versetzt, und das hat bei mir eine Menge Emotionen geweckt.

Vivian Nachdem Sie sich über diese Verbindungen klar geworden sind: Was, meinen Sie, würde Ihnen helfen, diese Dinge voneinander zu trennen?

Melina fällt es offenbar schwer, diese Frage zu beantworten.

Vivian Ich will versuchen, Ihnen noch ein wenig zu helfen ... Wie sorgen Sie für sich selbst, ... wenn Sie sich mit Dingen wie Trauer und Verlust auseinandersetzen? Haben Sie Strategien, die Ihnen helfen, sich Unterstützung zu sichern?

Melina spricht über ein enges Netz guter Freunde.

Vivian Es gab für Sie also Parallelen zwischen der Arbeit mit Ihrem Klienten und Ihrer persönlichen Situation ...

Melina Ja. ...

Vivian War Ihnen das schon klar, bevor wir jetzt hier darüber gesprochen haben?

Melina Nein – um ehrlich zu sein – es ist mir gerade erst klar geworden ...

Vivian Wie ist es für Sie, diese Verbindung herzustellen?

Melina (nachdenklich) Es ist ein wenig ... ich kann nicht sagen befreiend, aber ich habe ein wenig mehr Einblick erlangt ... wahrscheinlich habe ich meine eigenen Probleme auf den Klienten projiziert, und genau das muss ich wohl vermeiden ... dass ich Probleme, die mir persönlich durch den Kopf gehen, mit dem Geschehen in der Sitzung vermische.

Vivian Okay. Ich möchte noch einmal darauf zurückkommen, dass es etwas gab, das Ihnen fürchterlich auf die Nerven ging. Was, meinen Sie, würde Ihnen helfen, nicht ... nachdem Sie dies nun einmal erlebt haben ... was würden Sie beim nächsten Mal tun, um ...

Melina Ich denke, ich wäre weiter vorsichtig, Vivian ...

Vivian Ich denke an den Telefonanruf ...

Melina Ja – da war noch der Anruf ... Aus irgendeinem Grund erwarte ich von mir, dass ich es richtig mache.

Vivian Ja.

Melina hält inne und wirkt plötzlich ein wenig weinerlich.

Vivian Durch den Gedanken, es richtig machen zu müssen, ist bei

Ihnen etwas getriggert worden ... okay – wir werden hier eine Pause machen, damit Sie zu Atem kommen ... nehmen Sie sich die Zeit, die Sie brauchen ... (nach einer kurzen Pause) ... offensichtlich hat das bei Ihnen einen empfindlichen Punkt getroffen, Melina.

MELINA Ja, einen ziemlich empfindlichen Punkt.

VIVIAN Ich frage mich nur ..., weil es genau in dem Moment passiert ist, als Sie darüber sprachen, dass Sie etwas richtig machen wollen, Melina ...

MELINA (lacht verlegen) Das haben Sie korrekt beobachtet ...

VIVIAN Also dann ... Wollen Sie ein wenig darüber sagen – und ich habe ganz bewusst »ein wenig« gesagt –, was das für Sie bedeutet?

MELINA Ja, nur ein wenig ...

Melina spricht darüber, dass sie als Kind und Jugendliche immer das Gefühl hatte, nichts von dem, was sie tue, sei gut genug.

MELINA Es ging darum, es richtig zu machen. Deshalb war ich wahrscheinlich so nervös, als ich mich dem Klienten wieder näherte ...

VIVIAN Ja.

MELINA ... Es geht darum, es richtig zu machen ...

In diesem Teil der Sitzung werden einige verwandte Themen aus Melinas ursprünglicher Beschreibung ihres »persönlichen Dilemmas« weiterentwickelt: die Verbindung zwischen der Erzählung des Klienten und ihrer eigenen Familiengeschichte (die in Form einer Antwort auf die folgende Frage zutage tritt: »Könnten bei Ihnen durch die Arbeit mit Ihrem Klienten persönliche Beziehungen ... etwa zu Ihrem Vater oder Großvater ... getriggert worden sein?«). Melina hatte die Verbindung vor diesem Gespräch nicht hergestellt, aber sie ermöglichte ihr nun eine wichtige Reflexion: »Wahrscheinlich habe ich meine eigenen Probleme auf den Klienten projiziert, und das ist wohl genau das, was ich vermeiden muss ... Probleme, die mir persönlich durch den Kopf gehen, mit dem Geschehen in der Sitzung zu vermischen.« Als das Gespräch wieder auf den Klienten und auf die Notwendigkeit, einen Follow-up-Anruf zu tätigen, zurückkommt, tritt ein wichtiger Wendepunkt – eine Art Modulationsakkord – ein. Der Supervisorin wird klar, welche Emotion sich hinter der Äußerung der Supervisandin, sie habe an sich die Erwartung, es immer »richtig zu machen«, verbirgt. Weil diese Supervisionssitzung (natürlich mit Melinas Einverständnis) gefilmt wird, um sie für Lehrzwecke nutzen zu können, bittet die Supervisorin, die Videoaufnahme zu stoppen und Melina so einen Moment Zeit zu geben, ihre Gefühle zu spüren und die Entscheidung zu treffen, die ihr als richtig erscheint – nämlich entweder eine Pause einzulegen, das Gespräch ohne Videoaufzeichnung fortzusetzen oder wie vorher (also mit Videoaufzeichnung) weiterzumachen. Melina erklärt, dies sei signifikant, und ist bereit, wie bisher fortzufahren. (Dies ist eine Art Vertragsänderung im Lichte des Kontexts und im wohlverstandenen Interesse der Supervisandin.) Man achte darauf, dass Vivian bemüht ist, die Grenze zwischen Supervision und Therapie nicht zu verwischen, indem sie Melina fragt: »Wollen Sie ein wenig darüber sagen – und ich habe ganz bewusst ›ein wenig‹ gesagt –, was das für Sie bedeutet?« Dadurch wird die Supervisandin ermutigt, das zu sagen, was gesagt werden muss, um ihre Gefühle verständlich zu machen, und gleichzeitig den Fokus klar auf die Wirkung ihrer Arbeit gerichtet zu halten: »Es ging darum, es richtig zu machen. Deshalb war ich wahrscheinlich so nervös, als ich mich dem Klienten wieder näherte …«

Reprise

In diesem letzten Teil des Supervisionsgesprächs kann sich die Supervisorin ein wenig Zeit nehmen, um »laut zu denken« und in Gegenwart der Supervisandin zu reflektieren. Vivian nutzt in dieser Situation stattdessen weiterhin reflektierende Fragen, weil ihre Supervisandin sich selbst an der Reflexion beteiligt. Gemeinsam haben sie gewisse Fortschritte im Verständnis der Parallelen zwischen Melinas Klienten und ihrer eigenen Familie erzielt und mehr Klarheit bezüglich der Frage gewonnen, warum die Beziehung ihres Klienten bei ihr bestimmte »Knöpfe drückt«. Das Thema »es richtig machen« spielte bei Melinas Besorgnis wegen des Telefonanrufs eine Rolle, war aber für ihre Arbeit wahrscheinlich auch ganz grundsätzlich wichtig. Dies ist ein gutes Beispiel für eine Single-Session-Supervision, die sich mit dem Hier und Jetzt auseinandersetzt, gleichzeitig aber auch die Tür für weitere Arbeit offen lässt:

- Die Supervisorin kommt auf die Themen zurück und reflektiert ihre Gedanken darüber, bezogen auf das angestrebte Resultat des Gesprächs.
- Die Supervisandin antwortet auf die Reflexionen der Supervisorin.

- Das »Verhandeln« *(»contracting«)* über ihre Beziehung und den Supervisionsprozess durchzieht das ganze Gespräch.
- Supervisorin und Supervisandin denken gemeinsam darüber nach, wie es weitergehen soll.

VIVIAN Wenn Sie nach dieser Sitzung für sich selbst zur Supervisorin werden, was hilft Ihnen dann, sich zu sagen: »Es ist okay, einen Fehler zu machen«?

MELINA Wenn ich für mich selbst zur Supervisorin werde?

VIVIAN Ja – wenn Sie während einer Sitzung mit einem Klienten über die Arbeit nachdenken. ... Sie supervidieren dann Ihre eigene Arbeit. ... Was hilft Ihnen dann, sich zu sagen, dass es okay ist, einen Fehler zu machen?

MELINA Wahrscheinlich ist es ähnlich, wie wenn Sie mich dazu bringen, darüber nachzudenken, ... dass ich mich in einer bestimmten Rolle befinde und bestimmte Pflichten erfüllen muss und dass es dazwischen Lücken geben wird und dass ich nicht alles zu wissen brauche. Und dass ich nicht allein arbeite, sondern als Mitglied eines Teams. ... Ich kann also Dinge mit meinen Kollegen besprechen und innerhalb der Institution, für die ich arbeite, Unterstützung und andere Ressourcen nutzen ..., nötigenfalls auch Ressourcen von außerhalb der Institution ...

VIVIAN Ein besonders wichtiger Aspekt ethischen Handelns ist, nicht zu schaden. Was wissen Sie über sich selbst, das Ihnen das Vertrauen gibt, dass Sie niemandem schaden werden?

MELINA ... Ich weiß, dass ich meine Arbeit wirklich liebe und dass ich mir der ethischen Implikationen der Sorgfaltspflicht sehr wohl bewusst bin. Es gefällt mir, meine Klienten zu unterstützen. Ich will das erleben ... Ich will mich für diesen Prozess engagieren ... Ich will erreichen, dass sie sich sicher fühlen, dass sie vertrauen können. Ich nehme an, das wird ihnen irgendwann möglich sein, wenn ich konsequent verfolge, wie es um sie steht, ... und ich bemühe mich sehr bewusst, eine positive Umgebung zu schaffen, in der ein positiver Prozess initiiert werden kann.

Melina sagt daraufhin, dass sie nicht weiß, ob sie das korrekt [!] beantwortet hat, und Vivian kommt erneut auf das Thema »es richtig machen« zurück. Melina wird sehr nachdenklich.

MELINA Wahrscheinlich bin ich mir selbst gegenüber etwas hart. Meine Kritik der realen Situation ist wohl nicht angemessen. Aber manchmal fällt es mir schwer, zwischen meinem privaten und beruflichen Ich zu unterscheiden.

VIVIAN Wissen Sie, wann Sie von einer gütigen und verantwortungsbewussten Haltung zu extremer Härte sich selbst gegenüber wechseln? Erkennen Sie den Unterschied?

MELINA Ja – das ist interessant – im Laufe der letzten Jahre ist mir etwas aufgefallen, ... eine Veränderung. Ich neige dazu, sehr schnell abzuschalten ... Ich lasse meine Emotionen leichter fließen, ... meine negativen Emotionen, meine ich, ... ich lasse sie transparenter werden. Und ich merke, wenn das passiert. Ich nehme an, dass ich Klienten oder andere Menschen, mit denen ich arbeite ... dadurch in ein Dilemma bringe .... »So bist du doch sonst nicht – was ist los?« ... Ich bin mir dessen bewusst und habe versucht, es unter Kontrolle zu halten ...

VIVIAN Darf ich Sie um etwas bitten ... Wäre es für Sie okay, wenn wir auf das Thema »Dinge richtig machen« zurückkommen?

MELINA Ja ...

VIVIAN Hat es sich für Sie heute richtig angefühlt, darüber zu sprechen?

MELINA Ja – ich fühle mich wohl dabei ... Es war okay für mich.

VIVIAN Dann sagen Sie mir: Werden Sie mit ein paar Ideen darüber von hier weggehen, wie Sie sich selbst dabei helfen können, es sich nicht schwer zu machen, weil Sie das Gefühl haben, etwas nicht richtig hinzubekommen?

MELINA Hm ... Ja – zu meinen Ideen dazu würde wahrscheinlich zählen, mich nicht so stark selbst zu bestrafen, mitzuteilen, was ich erlebe und was ich in meinem Beruf tun könnte. Oder es in einer Sitzung oder im Rahmen meiner grundsätzlichen Rolle in der Einrichtung zu offenbaren. Ich glaube, es geht darum, nach außen zu gehen – nicht so sehr zu fürchten, dass man kritisiert werden könnte ... Ja, auch das gehört zum Lernen, und es ist okay, wenn ich Feedback bekomme, das mir vielleicht nicht so gut gefällt, aber wenn es zutrifft, bin ich bereit, es mir anzuhören.

VIVIAN ... Und wenn sich das Feedback nicht gut anfühlt, wären Sie dann bereit, mir das mitzuteilen?

MELINA Ja, das würde ich tun. Aber wahrscheinlich würde ich eher noch einmal versuchen, mich damit auseinanderzusetzen. Ich bin mir aber ziemlich sicher, dass ich in der Lage bin zu sagen: »Das fühlt sich nicht richtig an« oder: »Das fühlt sich okay an.«

VIVIAN Gut ... ich will nämlich auch nicht perfekt sein müssen – ich möchte auch manchmal etwas falsch verstehen und etwas von Ihnen lernen können.

Melina sorgt sich erneut, sie könnte etwas falsch verstanden haben.

VIVIAN Nein, nein ... Ich habe gemeint, dass ich bei meiner Supervision mit Ihnen gern manchmal etwas falsch verstehen können und dann von Ihnen lernen möchte, indem Sie mir sagen: »He, das war jetzt nicht so gut!«

MELINA (lächelt) Okay, das klingt nett.

VIVIAN Okay?

MELINA Ja – danke, Vivian.

Vivian hat über Melinas Thema »es richtig machen« reflektiert, wobei es sich um eine Weiterentwicklung ihres ursprünglichen »emotionalen Dilemmas« handelt, und sie hat klargestellt, dass es normal ist, manchmal etwas falsch zu verstehen und einen Fehler zu machen. (In einem hier nicht wiedergegebenen Teil des Gesprächs hatten die beiden Frauen gemeinsam den Unterschied zwischen einem Fehler und einem Verstoß gegen ethische Grundsätze erforscht.) Vivian ist sich darüber im Klaren, dass Melinas aktuelle Sicht dieses speziellen emotionalen Triggers ziemlich neu ist und dass sie wahrscheinlich weiter daran arbeiten muss. Die Frage »Wenn Sie nach dieser Sitzung für sich selbst zur Supervisorin werden, was hilft Ihnen dann, sich zu sagen: ›Es ist okay, einen Fehler zu machen‹?« verwirrt Melina zunächst. Doch Vivian geht es darum, dass Melina ihre Reflexionsfähigkeit nicht nur »im Augenblick« in der Supervision nutzt, sondern auch »im Augenblick« in ihren Sitzungen mit Klienten, sodass sie neuartige Entscheidungen treffen kann, wenn noch einmal solch ein Trigger auftauchen sollte. So greift Vivian Melinas ursprüngliches Thema bezüglich ihres emotionalen Dilemmas auf, Melinas eigene Kritik an ihrer verurteilenden Haltung ihrem Klienten gegenüber, und gleichzeitig regt sie die Supervisandin dazu an, dieses Thema in einem anderen Rahmen zu betrachten – im Sinne der Vorstellung, dass es okay ist, manchmal etwas falsch zu verstehen. Außerdem behält sie im Blick, dass dies für Melina in ihrem Beruf wahrscheinlich eine immer wiederkehrende Herausforderung ist, und sie bittet die Supervisandin deshalb um Erlaubnis, später auf das Thema zurückzukommen. Man beachte, wie sie den Kontrakt mit ihrer Supervisandin weiterentwickelt, indem sie diese zu reziprokem Feedback einlädt: »Ich habe gemeint, dass ich bei meiner Supervision mit Ihnen gern manchmal etwas falsch verstehen können und dann von Ihnen lernen möchte, indem Sie mir sagen: ›He, das war jetzt nicht so gut!‹«

Auf diese Weise wird als normal hingestellt, dass wir manchmal etwas falsch verstehen und dann das Feedback anderer benötigen.

15.3 Abschluss

Die klinische Supervision ist erst seit Kurzem zu einem eigenständigen Betätigungsfeld mit eigener Theoriebildung und Forschungsarbeit geworden. Zwar gibt es mittlerweile viele unterschiedliche Supervisionsmodelle, doch die meisten befassen sich mit übergreifenden Aufgaben und Funktionen innerhalb der Supervision, und nur sehr wenige bieten angehenden Supervisoren eine klare Anleitung zur Führung nützlicher Supervisionsgespräche. Außerdem verlangen angehende Supervisoren sehr häufig von sich, »Experten zu sein« und Antworten auf komplexe klinische Fragen parat zu haben, und setzen sich deswegen selbst stark unter Druck. Dies kann besonders problematisch sein, wenn sie erfahrenere Kollegen oder gar ehemalige Kommilitonen supervidieren sollen.

In diesem Kapitel wurde thematisiert, dass Supervisoren keine cleveren Lösungen auf Lager haben müssen, sondern versuchen sollten, zusammen mit ihren Supervisanden herauszufinden, was diesen am besten hilft, ihre Aufgabe so gut wie möglich zu erfüllen. In der Supervision gibt es sowohl eine spezielle Herausforderung im Hier und Jetzt als auch durchgängige Themen, die sich auf vielfältige Arten in unserer Arbeit äußern können. Für Melina bestand die aktuelle Herausforderung darin zu verstehen, was bei ihr eine so starke emotionale Reaktion auf ihren Klienten hervorgerufen hatte, weiterhin ihre Zurückhaltung hinsichtlich der Vereinbarung eines Follow-up-Anrufs zu verstehen und sich damit zu konfrontieren, und das generellere Thema war in ihrem Fall »es richtig machen«.

Das in diesem Kapitel beschriebene Beispiel zeigt, dass man selbst in so kurzen Begegnungen durchgängige Themen identifizieren und erforschen kann, doch ein Single-Session-Rahmen wird in der Supervision nicht nur bezogen auf konkrete Ereignisse in einer Therapie (was man als »inzidentelle Supervision« bezeichnen könnte) als nützlich angesehen, also bezogen auf eine einmalige Gelegenheit, sich zu einem konkreten Geschehen zu äußern. Auch im Falle einer regelmäßigen Supervision ist es wichtig, dass wir uns in unseren gewohnten Verfahrensweisen nicht zu wohl fühlen und unsere

Kenntnis der Supervisanden nicht unhinterfragt lassen, mit der Folge, dass wir Möglichkeiten, die sich im Hier und Jetzt offenbaren, gar nicht erkennen.

Die Sichtweise, dass jede Supervisionssitzung in sich vollständig ist, schließt nicht aus, sich mit untergründigen Dauerthemen zu befassen, sondern lädt zur Zusammenarbeit ein und stellt sicher, dass die Supervisanden auf das hinarbeiten, was für sie im Hier und Jetzt wichtig ist. So wie jede Therapie darauf abzielen sollte, eine neue und in sich vollständige Therapie zu sein (Yalom 2010), so sollte Supervision zum Ziel haben, in jeder Sitzung eine neue Supervision zu repräsentieren, wobei die Wiederaufnahme möglich bleibt. Angesichts des großen Spektrums von Aufgaben und Funktionen innerhalb der Supervision müssen wir unsere Supervisanden fragen, was für sie und ihre Entwicklung am wichtigsten ist. Während der gesamten Supervision immer wieder Überprüfungen durchzuführen und ständig zwischen Inhalt und Prozess zu pendeln (Reden über das Reden, Nachdenken über die Gedanken usw.), hilft uns ebenso wie in der Single-Session-Therapie, den Prozess laufend zu evaluieren und uns über eventuelle Dilemmata und Entscheidungspunkte auszutauschen.

Tatsächlich sind die für die SST wichtigen Prinzipien und Fertigkeiten auch für die Supervision nützlich:

- Entwickeln eines klaren, gemeinsam ausgehandelten Plans (darüber, was im Hier und Jetzt wahrscheinlich am nützlichsten ist)
- Die »Erzählung« der Arbeit anhören
- Den Prozess verfolgen und zwischen Inhalt und Prozess pendeln
- Fragen nutzen zur Anregung der Reflexion und zum transparenten Erläutern unserer eigenen Gedanken, sofern das hilfreich ist
- Optimieren befähigender Aktivitäten (klare Darstellung und Offenlegung von Entscheidungsalternativen)
- Finden eines guten Abschlusses und gleichzeitiges Offenhalten der Tür

Hinsichtlich ihrer Fähigkeit, mit Klienten auszuhandeln, was im Hier und Jetzt wahrscheinlich am nützlichsten ist, hinsichtlich der Notwendigkeit, als Therapeut gegenüber den Möglichkeiten, die sich im Gespräch offenbaren, völlig präsent zu sein, hinsichtlich der Offenheit angesichts der Tatsache, dass es sich um den ersten und eventuell einzigen Kontakt handelt, sowie hinsichtlich der Fertigkeiten, die diese Möglichkeiten optimieren, bildet die SST einen sehr nützlichen Rahmen für klinische Supervision. So wie die SST jede Therapiesitzung als eine abgeschlossene Therapie versteht, ist die SSS ein Mikrokosmos der Supervision mit einem Anfang (der Exposition), der Vereinbarung darüber, worauf wie fokussiert werden soll, einem Mittelteil (der Durchführung), in dem das Hauptthema weiterentwickelt wird und neue Themen und Variationen anklingen, und dem Schlussteil (der Reprise), der zum Hautthema zurückkehrt, die erzielten Fortschritte rekapituliert und über zukünftige Schritte reflektiert.

Literatur

Aafjes-van Doorn, K. a. K. Sweeney (2019): The effectiveness of initial therapy contact. A systematic review. *Clinical Psychology Review* 74. DOI: https://doi.org/10.1016/j.cpr.2019.101786.

Ahn, H. a. B. Wampold (2001): Where oh where are the specific ingredients? A meta-analysis of component studies in counseling and psychotherapy. *Journal of Counseling Psychology* 48 (3): 251–257.

Akerele, E. a. A. Yuryev (2017): Single session psychotherapy for humanitarian missions. *International Journal of Mental Health* 46 (2): 133–138.

Alvarez, W. (1997): T. Rex and the crater of doom. Princeton, NJ (Princeton University Press).

Amundson, J. (1996): Why pragmatics is probably enough for now. *Family Process* 35 (4): 473–486.

Andersen, T. (1987): The reflecting team. Dialogue and meta-dialogue in clinical work. *Family Process* 26: 415–428.

Anderson, H. (1997): Conversation, language, and possibilities. A postmodern therapy. New York (Basic Books). [dt. (1999): Das therapeutische Gespräch. Stuttgart (Klett-Cotta).]

Anderson, H. (1999): Das therapeutische Gespräch. Stuttgart (Klett-Cotta). [am. Orig. (1997): Conversation, language, and possibilities. A postmodern therapy. New York (Basic Books).]

Anderson, H. (2000): »Supervision« as a collaborative learning community. *American Association for Marriage and Family Therapy Supervision Bulletin* (Fall): 7–10.

Anderson, H. (2007): The heart and spirit of collaborative therapy. The philosophical stance »A way of being« in relationship and conversation. In: H. Anderson a. D. Gehart (eds.): Collaborative therapy. Relationships and conversations that make a difference. New York (Routledge), pp. 43–59.

Anderson, H. (2013): Collaborative learning communities. A postmodern perspective on teaching and learning. In: B. Irby, G. Brown, R. Lara-Alecio a. S. Jackson (eds.): The handbook of educational theories. Charlotte, NC (Information Age Publishing), pp. 515–527.

Anderson, H. a. H. Goolishian (1992): The client is the expert. A not-knowing approach to therapy. In: S. McNamee a. K. J. Gergen (eds.): Therapy as social construction. Newbury Park, CA (Sage), pp. 25–39.

Anderson, H. a. S. Swim (1993): Learning as collaborative conversation. Combining the student's and teacher's expertise. *Human Systems: The Journal of Systemic Consultation a. Management* 4: 145–160.

Anderson, H. a. S. Swim (1995): Supervision as collaborative conversation. Connecting the voices of supervisor and supervisee. *Journal of Systemic Therapies* 14 (2): 1–13.

Anderson, K. N. (2015): Premature termination of outpatient psychotherapy. Predictors, reasons, and outcomes. *Theses, Dissertations, and Student Re-*

search: Department of Psychology. University of Nebraska – Lincoln Paper 74. Verfügbar unter: http://digitalcommons.unl.edu/psychdiss/74 [5.10.2023].

Angelou, M. (1993): On the pulse of morning. New York (Random House).

APA (2012): Recognition of psychotherapy effectiveness. American Psychological Association. Verfügbar unter: www.apa.org/about/policy/resolution-psychotherapy [5.10.2023].

Appelbaum, S. A. (1973): Parkinson's law in psychotherapy. *International Journal of Psychoanalytic Psychotherapy* 4: 426-436.

Asay, T. P. a. M. J. Lambert (1999): The empirical case for the common factors in therapy. Quantitative findings. In: M. A. Hubble, B. L. Duncan a. S. D. Miller (eds.): The heart and soul of change. What works in therapy. Washington, DC (APA Books), pp. 23–55. [dt. (2001): Empirische Argumente für die allen Therapien gemeinsamen Faktoren: Quantitative Ergebnisse. In: M. A. Hubble, B. L. Duncan u. S. D. Miller (Hrsg.): So wirkt Psychotherapie: empirische Ergebnisse und praktische Folgerungen. Dortmund (Modernes Lernen), S. 41 ff.]

Atkinson, D. R., M. Maruyama a. S. Matsui (1978): The effects of counselor race and counseling approach on Asian Americans' perceptions of counselor credibility and utility. *Journal of Counseling Psychology* 25: 76–83.

Bannink, F. (2010): 1001 Solution-focused questions: Handbook for solution-focused interviewing. New York (Norton).

Barber, J. (1990): Miracle cures? Therapeutic consequences of clinical demonstrations. In: J. K. Zeig a. S. G. Gilligan (eds.): Brief Therapy. Myths, methods, and metaphors. New York (Brunner/Mazel), pp. 437–442.

Barrett, M. S., W.-J. Chua, P. Crits-Christoph, M. B. Gibbons a. D. Thompson (2008): Early withdrawal from mental health treatment. Implications for psychotherapy practice. *Psychotherapy* 45 (2): 247–267. DOI: http://doi.org/10.1037/0033-3204.45.2.247.

Baruth, L. G. a. M. L. Manning (1999): Multicultural counseling and psychotherapy. A lifespan perspective. Upper Saddle River, NJ (Prentice Hall), 2nd ed.

Bateson, G. (1972): Steps to an ecology of mind. Chicago, IL (University of Chicago Press). [dt. (1981): Ökologie des Geistes. Anthropologische, psychologische, biologische und epistemologische Perspektiven. Frankfurt a. M. (Suhrkamp).]

Battino, R. (2006): Expectation: The very brief therapy book. Bethel, CT (Crown House).

Battino, R. (2014): Expectation: The essence of very brief therapy. In: M. F. Hoyt a. M. Talmon (eds.) (2014a): Capturing the moment. Single-Session Therapy and Walk-In Services. Bethel, CT (Crown House), pp. 393–406.

Battino, R. (2021): Using guided imagery and hypnosis in Brief Therapy and Palliative Care. New York (Routledge).

Beck, A. T. (1964): Thinking and depression: II. Theory and therapy. *Archives of General Psychiatry* 10: 561–571.

Beck, J. S. (1995): Cognitive therapy. Basics and beyond. New York (Guilford). [dt. (2013): Praxis der Kognitiven Verhaltenstherapie. Weinheim (Beltz).]

Beck, J. S. (2013): Praxis der Kognitiven Verhaltenstherapie. Weinheim (Beltz). [am. Orig. (1995): Cognitive therapy. Basics and beyond. New York (Guilford).]

Benham, W. G. (1914): Cassel's book of quotations: London (Cassell a. Company), rev. ed.

Berenbaum, H. (1969): Massed time-limit psychotherapy. *Psychotherapy: Theory, Research, and Practice* 6: 54–56.

Berg, I. K. a. Y. D. Dolan (2001): Tales of solution. A collection of hope-inspiring stories. New York (Norton).

Berne, E. (1966): Principles of group treatment. New York (Oxford University). [dt. (2005): Grundlagen der Gruppenbehandlung. Gedanken zur Gruppentherapie & Interventionstechniken. Paderborn (Junfermann).]

Bertolino, B. a. B. O'Hanlon (2002): Collaborative, competency-based counseling and therapy. Needham Heights, MA (Allyn a. Bacon).

Biondo, N. a. N. Gerber (2020): Single-session dance/movement therapy for people with acute schizophrenia: Development of a treatment protocol. *American Journal of Dance Therapy* 42: 277–295.

Bisson, J. I. (2003): Single session early psychological interventions following traumatic events. *Clinical Psychology Review* 23 (3): 481–499.

Bloom, B. L. (1981): Focused single-session therapy. Initial development and evaluation. In: S. H. Budman (ed.): Forms of Brief Therapy. New York (Guilford), pp. 167–216. A revised and extended version appeared in: B. L. Bloom (1992): Planned short-term psychotherapy. A clinical handbook. Boston (Allyn a. Bacon), 2nd ed., pp. 97–121.

Bloom, B. L. (1992): Bloom's focused single-session therapy. In: B. L. Bloom (ed.): Planned short-term psychotherapy. A clinical handbook. Boston (Allyn a. Bacon), 2nd ed., pp. 97–121.

Bloom, K. a. J. A. Tam (2015): Walk-in services for child and family mental health. *Journal of Systemic Therapies* 34 (1): 61–77.

Bobele, M. (1987): Therapeutic interventions in life-threatening situations. *Journal of Marital and Family Therapy* 13: 225–239.

Bobele, M. (1988): Reply to »Public policy in life-threatening situations«. *Journal of Marital and Family Therapy* 14: 139–141.

Bobele, M. a. A. Slive (2014): One session at a time. When you have a whole hour. In: M. F. Hoyt, M. Bobele, A. Slive, J. Young a. M. Talmon (eds.): Capturing the moment. Single Session Therapy and Walk-In Services: Administrative, clinical, and supervisory aspects of One-at-a-Time Services. Bethel, CT (Crown House), pp. 95–121.

Bobele, M. a. A. Slive (2015): Walk-in psychotherapy. A new paradigm. *The Milton H. Erickson Foundation Newsletter* 35 (2): 9.

Bobele, M., C. Fullen, B. Houston, A. M. Martinez, L. Moffat a. J. Santos (2018): Westside Stories. Walk-In and Single-Session Therapy in San Antonio. In: M. F. Hoyt, M. Bobele, A. Slive, J. Young a. M. Talmon (eds.): Single-Session Therapy by Walk-In or Appointment. Administrative, clinical, and supervisory aspects of One-at-a-Time Services. New York (Routledge), pp. 221–250.

Bobele, M., S. López, M. Scamardo a. B. Solórzano (2008): Single-session/walk-in therapy with Mexican-American clients. *Journal of Systemic Therapies* 27 (4): 75–89.

Bond, F. W. a. W. Dryden (2002): Handbook of brief cognitive behavior therapy. Chichester, West Sussex, England (Wiley).

Bonesteel, S. (2000): The first hundred years ... halfway there. Waterloo, ON (Kitchener-Waterloo Counselling Services Inc.).

Boscolo, L., G. Cecchin, L. Hoffman a. P. Penn (1987): Milan systemic family therapy. Conversations in theory and practice. New York (Basic). [dt. (1988): Familientherapie – Systemtherapie, das Mailänder Modell. Theorie, Praxis und Konversationen. Dortmund (Modernes Lernen).]

Bowen, M. (1978): Family therapy in clinical practice. New York (Jason Aronson):

Boyd-Franklin, N. (2003): Black families in therapy. A multisystems approach. New York (Guilford), 2nd ed.

Boyhan, P. (1996): Clients' perceptions of single session consultations as an option to waiting for family therapy. *Australian and New Zealand Journal of Family Therapy* 17 (2): 85–96.

Boyhan, P. (2006): Single session work (SSW): Implementation resource parcel. *Journal of Family Studies* 12 (2): 286–290.

Breuer, J. a. S. Freud (1953): Studies on hysteria. Standard Edition of the Complete Psychological Works of Sigmund Freud (Vol. 2): London (Hogarth). [dt.: (1895): Studien über Hysterie. Leipzig/Wien (Deuticke).]

Bubenzer, D. L., J. D. West a. S. R. Boughner (1994): Michael White and the narrative perspective in therapy. *The Family Journal* 2 (1): 71–83.

Budman, S. H. (ed.) (1981): Forms of brief therapy. New York (Guilford).

Budman, S. H. (1990): The myth of termination in brief therapy. Or, it ain't over until it's over. In: J. K. Zeig a. S. G. Gilligan (eds.): Brief Therapy. Myths, methods a. metaphors. New York (Brunner/Mazel), pp. 206–218.

Budman, S. H. a. A. S. Gurman (1988): Theory and practice of brief therapy. New York (Guilford).

Budman, S. H., M. F. Hoyt a. S. Friedman (eds.): (1992): The first session in brief therapy. New York (Guilford).

Burns, D. D. (2020): Feeling great. The revolutionary new treatment for depression and anxiety. Eau Claire, WI (PESI Publishing a. Media).

Butera-Prinzi, F., N. Charles a. K. Story (2014): Narrative family therapy and group work for families living with acquired brain injury. *Australian and New Zealand Journal of Family Therapy* 35 (1): 81–99 (special edition). Also in (2014): *The International Journal of Narrative Therapy and Community Work* 1: 51–60.

Butera-Prinzi, F., N. Charles, K. Heine, B. Rutherford a. D. Lattin (2010): Family to family link up program: A community-based initiative supporting families caring for someone with an acquired brain injury. *NeuroRehabilitation* 27 (1): 31–47.

Cambridge Dictionary (2020a): Attitude. Verfügbar unter: dictionary.cambridge.org/dictionary/english/attitude [14.3.2020].

Cambridge Dictionary (2020b): Efficient. Verfügbar unter: dictionary.cambridge.org/it/dizionario/inglese/efficient [14.3.2020].

Cameron, C. (2007): Single session and walk-in psychotherapy. A descriptive account of the literature. *Counselling and Psychotherapy Research* 7 (4): 245–249.

Campbell, A. (1999): Single session interventions. An example of clinical research in practice. *Australian and New Zealand Journal of Family Therapy* 20 (4): 183–194.

Campbell, A. (2012): Single-session approaches to therapy. Time to review. *Australian and New Zealand Journal of Family Therapy* 33 (1): 15–26.

Cannistrà, F. (2020): Single session therapy. The Italian method. *The Science of Psychotherapy* 4.5.2020: 20–39. Verfügbar unter: https://www.thescienceofpsychotherapy.com/the-science-of-psychotherapy-may-2020/ [5.10.2023].

Cannistrà, F. a. F. Piccirilli (eds.): (2018): Terapia a seduta singola. Principi e pratiche. [engl. (2020): Single Session Therapy: Principles and Practices. Firenze, Italia [Giunti].]

Cannistrà, F., F. Piccirilli, G. Pietrabissa, P. P. D'Alia, A. Giannetti, L. Piva, F. Gobbato, R. Guzzardi, A. Ghisoni a. G. Pietrabissa (2020): Examining the clinical efficacy and clients' experiences of single session therapy in Italy. A feasibility study. *Australian and New Zealand Journal of Family Therapy* 41 (3): 271–282.

Caplan, G., R. B. Caplan a. W. P. Erchul (1994): Caplanian mental health consultation. Historical background and current status. *Consulting Psychology Journal: Practice and Research* 46 (4): 2–12.

Carey, T. A., S. J. Tai a. W. B. Stiles (2013): Effective and efficient. Using patient-led appointment scheduling in routine mental health practice in remote Australia. *Professional Psychology: Research and Practice* 44 (6): 405–414.

Carroll, M. (2011): Supervision: A journey of lifelong learning. In: R. Shohet (ed.): Supervision as transformation. A passion for learning. London (Jessica Kingsley), pp. 14–28.

Center for College Mental Health (CCMH) (2020): 2019 Annual Report (Publication No. STA 20-244).

Charles, N. a. F. Butera-Prinzi (2008): Acquired brain injury: Reconstructing meaning following traumatic grief. *Grief Matters: The Australian Journal of Grief and Bereavement* 11 (2): 64.

Charles, N., F. Butera-Prinzi a. A. Perlesz (2007): Families living with acquired brain injury. A multiple family group experience. *NeuroRehabilitation* 22: 61–76.

Cohen, A. N., S. M. Glynn, A. B. Murray-Swank, C. Barrio, E. P. Fischer, S. J. McCutcheon, D. A. Perlick, A. J. Rotondi, S. L. Sayers, M. D. Sherman a. L. B. Dixon (2008): The family forum. Directions for the implementation of family psychoeducation for severe mental illness. *Psychiatric Services* 59 (1): 40–48. DOI: 10.1176/ps.2008.59.1.40.

Cornish, P. A. (2020): Stepped Care 2.0. A paradigm shift in mental health. Cham, Switzerland (Springer Nature).

Cornish, P. A., A. Churchill a. H. J. Hair (2020): Open-access single-session therapy in the context of Stepped Care 2.0. *Journal of Systemic Therapies* 39 (3): 21–33.

Cornish, P. A., G. Berry, S. Benton, P. Barros-Gomes, D. Johnson, R. Ginsburg, B. Whelan, E. Fawcett a. V. Romano (2017): Meeting the mental health needs of today's college student. Reinventing services through Stepped Care 2.0. *Psychological Services* 14 (4): 428–442.

Courtnage, A. (2020): Hoping for change. The role of hope in single-session therapy. *Journal of Systemic Therapies* 39 (1): 49–63.

Crenshaw, W. (2004): Treating families and children in the child protective system. New York (Brunner-Routledge).

Cummings, N. A. (1990): Brief intermittent psychotherapy throughout the life cycle. In: J. K. Zeig a. S. G. Gilligan (eds.): Brief therapy. Myths, methods and metaphors. New York (Brunner/Mazel), pp. 169–184.

Cummings, N. A. (2000): The single session misunderstanding. In: J. L. Thomas a. J. L. Cummings (eds.): The collected papers of Nicholas A. Cummings, Vol. 1. The value of psychological treatment. Phoenix, AZ (Zeig, Tucker & Theisen), p. 77.

Cummings, N. A. a. M. Sayama (1995): Focused Psychotherapy: A casebook of brief, intermittent psychotherapy through the life cycle. New York (Brunner/Mazel).

Dausch, B. M., A. N. Cohen, S. Glynn, S. J. McCutcheon, D. A. Perlick, A. J. Rotondi, F. J. Sautter, S. L. Sayers, M. Sherman a. L. B. Dixon (2012): An intervention framework for family involvement in the care of persons with psychiatric illness. Further guidance from Family Forum II. *American Journal of Psychiatric Rehabilitation* 15 (1): 5–25. DOI: 10.1080/15487768.2012.655223.

Davis III, T. E., T. H. Ollendick a. L.-G. Öst (eds.) (2012): Intensive one session treatment of specific phobias. New York (Springer).

Davis, S. (2011): Models or therapists? Power from a common factors perspective. *Family Therapy Magazine* 10 (6): 26–28.

De Jong, P. a. I. K. Berg (1998): Lösungen (er)finden. Das Werkstattbuch der lösungsorientierten Kurztherapie. Dortmund (Modernes Lernen). [am. Orig.: Interviewing for solutions. Pacific Grove, CA (Brooks/Cole).]

De Shazer, S. (1982): Patterns of brief family therapy. An ecosystemic approach. New York (Guilford). [dt. (2012): Muster familientherapeutischer Kurzzeit-Therapie. Heidelberg (Carl-Auer), .]

De Shazer, S. (1985): Keys to solution in brief therapy. New York (Norton). [dt. (1989): Wege der erfolgreichen Kurztherapie. Stuttgart (Klett-Cotta).]

De Shazer, S. (1988): Clues. Investigating solutions in brief therapy. New York (Norton). [dt. (1989): Der Dreh. Überraschende Wendungen und Lösungen in der Kurzzeittherapie. Heidelberg (Carl-Auer), 15. Aufl. 2022.]

De Shazer, S. (1989): Der Dreh. Überraschende Wendungen und Lösungen in der Kurzzeittherapie. Heidelberg (Carl-Auer), 15. Aufl. 2022. [am. Orig. (1988): Clues. Investigating solutions in brief therapy. New York (Norton).]

De Shazer, S. (1991): Foreword. In: Y. D. Dolan (ed.): Resolving sexual abuse. New York (Norton), pp. ix–x.

De Shazer, S. (1994): Words were originally magic. New York (Norton). [dt.: (2022) »... Worte waren ursprünglich Zauber«. Lösungsorientierte Kurztherapie in Theorie und Praxis. Heidelberg (Carl-Auer).]

DeMelo, J. (2018): Bull's eye! One-and-done sessions give new meaning to the phrase targeted therapy. *O: The Oprah Magazine* 19 (63–64): 67.

Denborough, D. (2008): Collective narrative practice. Responding to individual, groups and communities who have experienced trauma. Adelaide, Australia (Dulwich Centre).

Dickinson, E. (1960): The complete poems of Emily Dickinson. Boston, MA (Little, Brown).

Diffey, C., K. Story a. R. Haslam (2004): It's all in the phone call – Single session intervention in CAMHS. Paper presented at the Australian Family Therapy Conference, QAFT (Queensland Association of Family Therapy): »Getting it Together: Family Therapy Practice for the Future«. Brisbane, Queensland.

Dobson, K. S. (2001): Handbook of cognitive-behavioral therapies. New York (Guilford), 2nd ed.

Donald, K. M. a. B. E. Wampold (1986): Thanatotherapy: A one-session approach to brief psychotherapy. *Journal of Polymorphous Perversity* 3 (2): 3–6.

Dryden, W. (2016): Single session integrated cognitive behaviour therapy (SSI-CBT): Distinctive features. New York (Routledge).

Dryden, W. (2017): Single-Session integrated CBT (SSI-CBT). New York (Routledge).

Dryden, W. (2018): Single-Session Therapy [Whiteboard video animation]. London.

Dryden, W. (2019): Single-Session Therapy. 100 Key points and techniques. New York (Routledge).

Dryden, W. (2020): Single-Session Counselling. Principles and practice. Monmouth, U. K. (PCCS Books).

Dryden, W. (2021): Sign up, meet up, speak out. Single sessions in the context of meet-up groups. In: M. F. Hoyt, J. Young a. P. Rycroft (eds.): Single Session thinking and practice in global, cultural, and familial contexts: Expanding applications. New York (Routledge), pp. 153–162.

Duncan, B. (2012): The partners for change outcome management system (PCOMS): The heart and soul of change project. *Canadian Psychology* 53 (2): 93–91.

Duncan, B. L., S. D. Miller a. J. A. Sparks (2004): The heroic client. A revolutionary way to improve effectiveness through client-directed, outcome-informed therapy. San Francisco (Jossey-Bass).

Duncan, B. L., S. D. Miller, B. E. Wampold a. M. A. Hubble (eds.) (2010): The heart and soul of change. Delivering what works in therapy. Washington, DC (APA Books), 2nd ed.

Dunnachie, B., K. Isherwood a. S. Porter (2021): Single Session Family Consultation implementation in Aotearoa New Zealand. Cultural considerations. In: M. F. Hoyt, J. Young a. P. Rycroft (eds.): Single Session thinking and practice in global, cultural, and familial contexts. Expanding applications. New York (Routledge), pp. 234–244.

Duvall, J. D. a. J. M. Beier (1995): Passion, commitment, and common sense. A unique discussion with Insoo Kim Berg and Michael White. *Journal of Systemic Therapies* 14 (3): 57–80.
Duvall, J., E. King, F. Mishna a. A. Chambon (n. d.): Research as re-telling. Capturing pivotal moments in therapy and training. The Brief a. Narrative Therapy Network. Verfügbar unter: www.brieftherapynetwork.com/articles.htm [9.6.2016].
Duvall, J., K. Young a. A. Kayes-Burden (2012): No more, no less. Brief mental health services for children and youth. Verfügbar unter: https://1library.net/document/zk8okj4z-brief-mental-health-services-children-youth.html [15.2.2024].
Eisenthal, S. a. A. Lazare (1976a): Specificity of patients' requests in the initial interview. *Psychological Reports* 38: 739–748.
Eisenthal, S. a. A. Lazare (1976b): Evaluation of the initial interview in a walk-in clinic. The patient's perspective on a »customer approach«. *Journal of Nervous and Mental Disease* 162: 169–176.
Elliott, A., J. Dokona a. H. von Doussa (2021): Following the river's flow. A conversation about single session approaches with Aboriginal families. In: M. F. Hoyt, J. Young a. P. Rycroft (eds.): Single Session Thinking and Practice in global, cultural, and familial contexts. Expanding applications. New York (Routledge), pp. 213–222.
Ellis, A. (1962): Reason and emotion in psychotherapy. New York (Lyle Stuart). [dt. (1977): Die rational-emotive Therapie. Das innere Selbstgespräch bei seelischen Problemen und seine Veränderung. München (Pfeiffer).]
Ellis, A. (1977): Die rational-emotive Therapie. Das innere Selbstgespräch bei seelischen Problemen und seine Veränderung. München (Pfeiffer). [am. Orig. (1962): Reason and emotion in psychotherapy. New York (Lyle Stuart).]
Ellis, A. a. D. Joffe (2002): A study of volunteer clients who experience live sessions of rational emotive behavior therapy in front of a public audience. *Journal of Rational-Emotive and Cognitive-Behavior Therapy* 20: 151–158.
Emerson, M., J. Bratter, J. Howell, P. Jeanty a. M. Cline (2014): Houston region grows more racially/ethnically diverse, with small declines in segregation: A joint report analyzing census data from 1990, 2000, and 2010. Houston (Rice University: Kinder Institute for Urban Research).
Eom, S. Y., E. S. Kim, H. J. Kim, Y. O. Bang a. N. Chun (2012): Effects of a one session spouse-support enhancement childbirth education on childbirth self-efficacy and perception of childbirth experience in women and their husbands. *Journal of the Korean Academy of Nursing* 42 (4): 599–607. DOI: 10.4040/jkan.2012.42.4.599.
Epston, D. (1999): The making of an alternative knowledge. In: P. Moss a. P. Butterworth (eds.): Narrative therapy and community work. A conference collection. Adelaide, Australia (Dulwich Centre Publications).
Erickson, M. H. (1983): Healing in hypnosis. The seminars, workshops, and lectures of Milton H. Erickson (Vol. 1). New York (Irvington).
Ewen, V., A. R. Mushquash, K. Bailey, J. M. Haggary, S. Dama, F. Farrelly a. J. Brandsma (1974): Provocative therapy. Cupertino, CA (Meta Publications).

Ewen, V., A. R. Mushquash, K. Bailey, J. M. Haggary, S. Dama a. C. J. Mushquash (2016): Same-day counseling. Study protocol for the evaluation of a new mental health service. *JMIR Research Protocols* 5 (1): e22.
Farelly, F. a. J. Brandsma (1974): Provocative therapy. Cupertino, CA (Meta Publications).
Fernando, S. (1984): Racism as a cause of depression. *International Journal of Social Psychiatry* 30 (1–2): 41–49.
Findlay, R. (2007): A mandate for honesty: Jeff Young's No Bullshit Therapy – An interview. *Australian and New Zealand Journal of Family Therapy* 28 (3): 165–170.
Fisch, R. a. K. Schlanger (1999): Brief therapy with intimidating cases. Changing the unchangeable. New York (Wiley).
Fisch, R., J. H. Weakland a. L. Segal (1982): The tactics of change: Doing therapy briefly. San Francisco (Jossey-Bass).
Fisher, S. (1980): The use of time limits in brief psychotherapy. A comparison of six-session, twelve-session, and unlimited treatment with families. *Family Process* 19 (4): 377–392.
Francis, A. a. J. F. Clarkin (1981): No treatment as the prescription of choice. *Archives of General Psychiatry* 38: 542–545.
Frank, J. D. (1968): The role of hope in psychotherapy. *International Journal of Psychiatry* 6: 383–395.
Frank, J. D. (1974): Psychotherapy: The restoration of morale. *American Journal of Psychiatry* 131 (3): 271–274.
Frank, J. D. (1990): Foreword. In: M. Talmon (ed.): Single-Session Therapy. San Francisco, CA (Jossey-Bass), pp. xi–xiii.
Frank, J. D. a. J. B. Frank (1991): Persuasion and healing. A comparative study of psychotherapy. Baltimore, MD (Johns Hopkins University Press), 3rd ed.
Freedman, J. a. G. Combs (1996): Narrative therapy. The social construction of preferred realities. New York (Norton).
Frick, W. B. (1999): Flight into health. A new interpretation. *Journal of Humanistic Psychology* 39 (4): 58–81.
Fry, D. (2012): Implementing single session family consultation. A reflective team approach. *Australian and New Zealand Journal of Family Therapy* 33 (1): 1–97.
Furlong, M. (2001): Constraints on family-sensitive mental health practices. *Journal of Family Studies* 7 (2): 217–231. DOI: http://dx.doi.org/10.5172/jfs.7.2.217.
Furlong, M., J. Young, A. Perlesz, D. McLachlan a. C. Riess (1991): For family therapists involved in the treatment of chronic and longer-term conditions. *Dulwich Centre Newsletter* 4: 58–68.
Furman, B. a. T. Ahola (1992): Solution talk. Hosting therapeutic conversations. New York (Norton).
Gergen, K. J. (2006): Therapeutic realities. Collaboration, oppression and relational flow. Chagrin Falls, OH (Taos Institute).
Gershman, N. a. B. E. Thompson (2019): Prescriptive memories in grief and loss. The art of dreamscaping. New York (Routledge).

Gibbons, J. a. D. Plath (2012): Single session social work in hospitals. *Australian and New Zealand Journal of Family Therapy* 33 (1): 39–53.
Gielen, U. P., J. M. Fish a. J. G. Draguns (eds.) (2004): Handbook of culture, therapy, and healing. Mahwah, NJ (Lawrence Erlbaum).
Giges, B. a. A. Petitpas (2000): Brief contact interventions in sport psychology. *The Sport Psychologist* 14: 176–187.
Gim, R. H., D. R. Atkinson a. S. J. Kim (1991): Asian-American acculturation, counselor ethnicity and cultural sensitivity, and ratings of counselors. *Journal of Counseling Psychology* 38: 57–62.
Gladwell, M. (2000): The tipping point. How little things can make a big difference. New York (Brown, Little).
Goldfield, J. (1998): The master of faster. In: M. F. Hoyt (ed.): The handbook of constructive therapies. San Francisco (Jossey-Bass), pp. 243–245.
Gould, S. J. (1980): The panda's thumb. More reflections on natural history. New York (Norton).
Goulding, M. M. (1990): Getting the important work done fast. Contract plus redecision. In: J. K. Zeig a. S. G. Gilligan (eds.): Brief Therapy. Myths, methods and metaphors. New York (Brunner/Mazel), pp. 303–317.
Goulding, M. M. a. R. L. Goulding (1979): Changing lives through redecision therapy. New York (Grove Press). [dt. (1981): Neuentscheidung. Ein Modell der Psychotherapie. Stuttgart (Klett-Cotta).]
Goulding, R. L. a. M. M. Goulding (1978): The power is in the patient. San Francisco, CA (TA Press).
Guthrie, B. (2018): Reflections on providing single-session therapy in post-disaster Haiti. In: M. F. Hoyt, M. Bobele, A. Slive, J. Young a. M. Talmon (eds.): Single-Session Therapy by Walk-In or appointment. Administrative, clinical, and supervisory aspects of one-at-a-time services. New York (Routledge), pp. 303–317.
Hair, H. J., R. Shortall a. J. Oldford (2013): Where's help when you need it? Developing responsive and effective brief counseling services for children, adolescents, and their families. *Social Work in Mental Health* 11: 16–33.
Haley, J. (1977): Problem-solving therapy. New strategies for effective family therapy. San Francisco (Jossey-Bass).
Haley, J. (1978): Die Psychotherapie von Milton H. Erickson. München (Pfeiffer). [am. Orig. (1973): Uncommon therapy. The psychiatric techniques of Milton H. Erickson, M. D. New York (Norton).]
Haley, J. (1989): The first therapy session. How to interview clients and identify problems successfully [Audiotape/CD]. San Francisco (Jossey-Bass).
Haley, J. (1990): Why not long-term therapy? In: J. K. Zeig a. S. G. Gilligan (eds.): Brief Therapy. Myths, methods and metaphors. New York (Brunner/Mazel), pp. 3–17.
Hampson, R., J. O'Hanlon, A. Franklin, M. Petony, L. Fridgant a. T. Heins (1999): The place of single-session family consultations. Five years' experience in Canberra. *Australian and New Zealand Journal of Family Therapy* 20 (4): 195–200.

Harper-Jaques, S. a. R. Foucault (2014): Walk-in single session therapy. Client satisfaction and clinical outcomes. *Journal of Systemic Therapies* 33 (3): 29–49.
Harper-Jaques, S., N. McElheran, A. Slive a. M. Leahey (2008): A comparison of two approaches to the delivery of walk-in single session mental health therapy. *Journal of Systemic Therapies* 27 (4): 40–53.
Harwood, G. (2001): »Thought is Surrounded by a Halo«. In: G. Kratzmann (ed.): Selected Poems. Camberwell/Victoria, Australia (Penguin), p. 110.
Hawkins, P. a. R. Shohet (2006): Supervision in the helping professions. London (Open University Press / McGraw-Hill).
Hesse, H. (2012): Das Glasperlenspiel. Versuch einer Lebensbeschreibung des Magister Ludi Josef Knecht samt Knecht hinterlassenen Schriften. Berlin (Suhrkamp).
Hill, N. (2016): Quoteland.com: Napoleon Hill quotes. Verfügbar unter: http://www.quoteland.com/author/Napoleon-Hill-Quotes/641/ [23.5.2023].
Hill, R. a. E. L. Rossi (2017): The practitioner's guide to mirroring hands. Williston, VT (Crown House). [dt. (2021): Mirroring Hands. Eine klientenresponsive Therapie für Körper und Psyche. Heidelberg (Carl-Auer).]
Horton, S., C. A. Stalker, C. Cait a. L. Josling (2012): Sustaining walk-in counselling services. An economic assessment from a pilot study. *Healthcare Quarterly* 16 (3): 44–49.
Hoyt, M. F. (1985): Therapist resistances to short-term dynamic psychotherapy. *Journal of the American Academy of Psychoanalysis* 13: 93–112.
Hoyt, M. F. (1990): On time in brief therapy. In: R. A. Wells a. V. J. Giannetti (eds.): Handbook of the Brief Psychotherapies. New York (Plenum), pp. 115–143. [Expanded and reprinted in M. F. Hoyt (2017): Brief Therapy and beyond. New York (Routledge), pp. 6–32.]
Hoyt, M. F. (1991): Teaching and learning short-term psychotherapy within an HMO. In: C. S. Austad a. W. H. Berman (eds.): Psychotherapy in managed health care. The optimal use of time and resources. Washington, DC (American Psychological Association), pp. 98–107. [Reprinted in M. F. Hoyt (1995): Brief therapy and managed care. San Francisco (Jossey-Bass), pp. 63–68.]
Hoyt, M. F. (1994a): Introduction. Competency-based future-oriented therapy. In: M. F. Hoyt (ed.) (1994b): Constructive therapies. New York (Guilford), pp. 1–10.
Hoyt, M. F. (ed.) (1994b): Constructive therapies. New York (Guilford).
Hoyt, M. F. (1995a): Brief therapy and managed care: Readings for contemporary practice. San Francisco (Jossey-Bass).
Hoyt, M. F. (1995b): On time in brief therapy. In: M. F. Hoyt (ed.) (1995a): Brief therapy and managed care: Readings for contemporary practice. San Francisco (Jossey-Bass), pp. 69–104. [Reprinted in M. F. Hoyt (2017): Brief therapy and beyond: Stories, language, love, hope, and time. New York (Routledge), pp. 6–32.]
Hoyt, M. F. (1995c): Therapist resistances to short-term dynamic psychotherapy. In: M. F. Hoyt (ed.) (1995a): Brief therapy and managed care: Readings for contemporary practice. San Francisco (Jossey-Bass), pp. 219–236.

Hoyt, M. F. (1996a): On ethics and the spiritualities of the surface. A conversation with Michael White and Gene Combs. In: M. F. Hoyt (ed.) (1996b): Constructive therapies, Vol. 2. New York (Guilford), pp. 33–59. [Reprinted in M. F. Hoyt (2001d): Interviews with brief therapy experts. New York (Brunner/Routledge), pp. 71–96.]

Hoyt, M. F. (ed.) (1996b): Constructive therapies, Vol. 2. New York (Guilford).

Hoyt, M. F. (ed.) (1998): The handbook of constructive therapies. San Francisco (Jossey-Bass).

Hoyt, M. F. (2000a): Some stories are better than others. Doing what works in brief therapy and managed care. Philadelphia, PA (Brunner/Mazel).

Hoyt, M. F. (2000b): Solution-ku. In: M. F. Hoyt (ed.) (2000a): Some stories are better than others. Philadelphia, PA (Brunner/Mazel), p. 167.

Hoyt, M. F. (2000c): The last session in brief therapy. How and why to say »when«. In: M. F. Hoyt (ed.) (2000a): Some stories are better than others. Doing what works in brief therapy and managed care. Philadelphia, PA (Brunner/Mazel), pp. 237–261. [Reprinted in M. F. Hoyt (2017): Brief therapy and beyond: Stories, language, love, hope, and time. New York (Routledge), pp. 153–176.]

Hoyt, M. F. (2000d): A golfer's guide to brief therapy (with footnotes for baseball fans): In: M. F. Hoyt (ed.) (2000a): Some stories are better than others. Philadelphia, PA (Brunner/Mazel), pp. 5–15. [Reprinted in M. F. Hoyt (2017): Brief therapy and beyond: Stories, language, love, hope, and time. New York (Routledge), pp. 33–43.]

Hoyt, M. F. (2001a): On the importance of keeping it simple and taking the patient seriously. A conversation with Steve de Shazer and John Weakland. In: M. F. Hoyt (ed.) (2001d): Interviews with brief therapy experts. New York (Routledge), pp. 1–33.

Hoyt, M. F. (2001b): Solution building and language games. A conversation with Steve de Shazer (and some after words with Insoo Kim Berg). In: M. F. Hoyt (ed.) (2001d): Interviews with brief therapy experts. New York (Routledge), pp. 158–183.

Hoyt, M. F. (2001c): Contact, contract, change, encore. A conversation about redecision therapy with Bob Goulding. In: M. F. Hoyt (ed.) (2001d): Interviews with brief therapy experts. New York (Routledge), pp. 121–143.

Hoyt, M. F. (ed.) (2001d): Interviews with brief therapy experts. New York (Routledge).

Hoyt, M. F. (2004): The present is a gift: Mo' better stories from the world of Brief Therapy. New York (iUniverse).

Hoyt, M. F. (2009): Brief psychotherapies. Principles and practice. Phoenix, AZ (Zeig, Tucker & Theisen).

Hoyt, M. F. (2011): Foreword. In: A. Slive a. M. Bobele (eds.): When one hour is all you have. Effective therapy for walk-in clients. Phoenix, AZ (Zeig, Tucker & Theisen), pp. ix–xv.

Hoyt, M. F. (ed.) (2013): Therapist stories of inspiration, passion, and renewal. What's love got to do with it? New York, NY (Routledge).

Hoyt, M. F. (2014): Psychology and my gallbladder. An insider's account of a single session therapy. In: M. F. Hoyt a. M. Talmon (eds.) (2014a): Capturing the moment. Single session therapy and walk-in services. Bethel, CT (Crown House), pp. 53–72. [Reprinted in M. F. Hoyt (2017): Brief therapy and beyond: Stories, language, love, hope, and time. New York (Routledge), pp. 272–286.]

Hoyt, M. F. (2017): Brief therapy and beyond. Stories, language, love, hope, and time. New York (Routledge).

Hoyt, M. F. (2018): Single-session therapy. Stories, structures, themes, cautions, and prospects. In: M. F. Hoyt et al. (eds.): Single-Session Therapy by walk-in or appointment. Administrative, clinical, and supervisory aspects of One-at-a-Time services. New York (Routledge), pp. 154–174.

Hoyt, M. F. (2021): The hope and joy of single session thinking and practice. In: M. F. Hoyt, J. Young a. P. Rycroft (eds.): Single Session thinking and practice in global, cultural, and familial contexts: Expanding applications. New York (Routledge), pp. 29–41.

Hoyt, M. F. a. M. Bobele (eds.) (2019): Creative therapy in challenging situations. Unusual interventions to help clients. New York (Routledge).

Hoyt, M. F. a. F. Cannistrà (2019): Single-session therapy: A healthful approach to effectively and efficiently solve client problems. *Italian Journal of Mental Health (Revista Sperimentale di Freniatria)* 143 (1): 73–85. DOI: 10.3280/RSF2019-001005.

Hoyt, M. F. a. D. Nylund (1997): The joy of narrative: An exercise for learning from our internalized clients. *Journal of Systemic Therapies* 16 (4): 361–366. [Reprinted in M. F. Hoyt (2000a): Some stories are better than others. Philadelphia, PA (Brunner/Mazel), pp. 201–206.]

Hoyt, M. F. a. R. Rosenbaum (2018): Some ways to end an SST. In: M. F. Hoyt et al. (eds.): Single-session therapy by walk-in or appointment. Administrative, clinical, and supervisory aspects of one-at-a-time services. New York (Routledge), pp. 318–323.

Hoyt, M. F. a. M. Talmon (eds.) (2014a): Capturing the moment. Single session therapy and walk-in services. Bethel, CT (Crown House). [ital. (2018): Capturing the Moment. Terapia a Seduta Singola e Servizi Walk-In. Roma (CISU).]

Hoyt, M. F. a. M. Talmon (2014b): Editors' introduction: Single session therapy and walk-in services. In: M. F. Hoyt a. M. Talmon (eds.) (2014a): Capturing the moment. Single session therapy and walk-in services. Bethel, CT (Crown House), pp. 1–26.

Hoyt, M. F. a. M. Talmon (2014c): The temporal structure of brief therapy. Some questions often associated with different phases of sessions and treatments. In: M. F. Hoyt a. M. Talmon (eds.) (2014a): Capturing the moment. Single session therapy and walk-in services. Bethel, CT (Crown House), pp. 517–522.

Hoyt, M. F. a. M. Talmon (eds.) (2018): Capturing the Moment. Terapia a Seduta Singola e Servizi Walk-In. Roma (CISU). [am. Orig.: (2014a): Capturing the moment. Single session therapy and walk-in services. Bethel, CT (Crown House).]

Hoyt, M. F., J. Young a. P. Rycroft (2020): Single Session thinking 2020. *Australian and New Zealand Journal of Family Therapy* 41 (3): 218–230.

Hoyt, M. F., J. Young a. P. Rycroft (eds.) (2021): Single Session thinking and practice in global, cultural, and familial contexts. Expanding applications. New York (Routledge).

Hoyt, M. F., M. Bobele, A. Slive, J. Young a. M. Talmon (eds.) (2018): Single-session therapy by walk-in or appointment. Administrative, clinical, and supervisory aspects of one-at-a-time services. New York (Routledge). [span.: M. F. Hoyt, M. Bobele, A. Slive, J. Young y M. Talmon (eds.) (2021): Terapia de sesión única, con o sin cita previa. Barcelona (Eleftheria).]

Hoyt, M. F., P. K. Opsvig a. N. W. Weinstein (1982): Conjoint patient-staff interview in hospital case management. *International Journal of Psychiatry in Medicine* 11: 83–87. [Reprinted in M. F. Hoyt (1995a): Brief therapy and managed care. San Francisco (Jossey-Bass), pp. 177–181.]

Hoyt, M. F., R. Rosenbaum a. M. Talmon (1992): Planned single-session therapy. In: S. H. Budman, M. F. Hoyt a. S. Friedman (eds.): The first session in brief therapy. New York (Guilford), pp. 59–86.

Hoyt, M. F., S. D. Miller, B. Held a. W. Matthews (2001): About constructivism (or, if four colleagues talked in New York, would anyone hear it?). A conversation with Scott Miller, Barbara Held, and William Matthews. In: M. F. Hoyt (ed.) (2001d): Interviews with brief therapy experts. New York (Brunner-Routledge), pp. 206–225.

Hsu, F. L. K. (1970): Americans and Chinese. Garden City, NY (Doubleday).

Hubble, M. A., B. L. Duncan a. S. D. Miller (eds.) (1999): The heart and soul of change: What works in therapy. Washington, DC (APA Books). [dt. (2001): So wirkt Psychotherapie. Empirische Ergebnisse und praktische Folgerungen. Dortmund (Modernes Lernen).]

Huber, D., G. Henrich, J. Clarkin a. G. Klug (2013): Psychoanalytic versus psychodynamic therapy for depression. A three-year follow-up study. *Psychiatry: Interpersonal and Biological Processes* 76: 132–149.

Hurn, R. (2005): Single-session therapy. Planned success or unplanned failure? *Counseling Psychology Review* 20 (4): 33–40.

Hymmen, P., C. A. Stalker a. C. A. Cait (2013): The case for single-session therapy. Does the empirical evidence support the increased prevalence of this service delivery model and walk-in services? *Journal of Mental Health* 22 (1): 60–71.

International Psychoanalytical Association (2020): About psychoanalysis – The core psychoanalytic method and setting. Verfügbar unter: www.ipa.world/en/Psychoanalytic_Treatment/About__Psychoanalysis.aspx [16.3.2020].

Iveson, C., E. George a. H. Ratner (2012): Brief coaching. A solution focused approach. New York (Routledge).

Iveson, C., E. George a. H. Ratner (2014): Love is all around. A single session solution-focused therapy. In: M. F. Hoyt a. M. Talmon (eds.) (2014a): Capturing the moment. Singe session therapy and walk-in services. Bethel, CT (Crown House), pp. 325–348.

Jewell, T., A. Smith, B. Hoh, S. Ladd, J. Evinger, J. S. Lamberti, D. Joy, J. Johnson a. A. J. Salerno (2012): Consumer centered family consultation. New York State's recent efforts to include families and consumers as partners in recovery. *American Journal of Psychiatric Rehabilitation* 15 (1): 44–60. DOI: http://dx.doi.org/10.1080/15487768.2012.655230.

Jones, J. D. (2005): A comparison of songwriting and lyric analysis techniques to evoke emotional change in a single session with people who are chemically dependent. *Journal of Music Therapy* 42 (2): 94–110.

Josling, L. a. C. A. Cait (2018): The walk-in counseling model. Research and advocacy. In: M. F. Hoyt et al.(eds.): Single-session therapy by walk-in or appointment. New York (Routledge), pp. 91–103.

Jung, C. G. (1949): Vorwort zum I Ging. In: Gesammelte Werke, Bd. 11: Zur Psychologie westlicher und östlicher Religion. Olten (Walter), 4. Aufl. 1983, S. 597 [am. Ausg. (1977): Foreword. In: R. Wilhelm (Trans.): The I Ching, or book of changes. Princeton, NJ (Bollingen/Princeton University), pp. xxi–xxxix.]

Kachor, M. a. J. Brothwell (2020): Improving youth mental health services access using a single-session therapy approach. *Journal of Systemic Therapies* 39 (3): 46–55.

Kazantzakis, K. (1965): Report to Greco. New York (Simon a. Schuster). [dt. (1964:) Rechenschaft vor El Greco. Berlin (Herbig).]

Kazantzakis, K. (1964): Rechenschaft vor El Greco. Berlin (Herbig).

Keene, J. (2001): Clients with complex needs. Interprofessional practice. Oxford, England (Blackwell Science).

Keeney, H. a. B. Keeney (2014): Deconstructing therapy: Case study of a single session crisis intervention. In: M. F. Hoyt a. M. Talmon (eds.) (2014a): Capturing the moment. Single session therapy and walk-in services. Bethel, CT (Crown House), pp. 441–461.

Keeney, H. a. B. Keeney (2019): 120 centimeters from sainthood. In: M. F. Hoyt a. M. Bobele (eds.): Creative therapy in challenging situations. New York (Routledge), pp. 134–143.

Kitano, H. L. (1985): Race relations. Englewood Cliffs, NJ (Prentice-Hall).

Kitano, H. L. a. M. T. Maki (1996): Continuity, change and diversity. Counseling Asian Americans. In: P. B. Pedersen, J. G. Draguns, W. J. Loner a. J. E. Trimble (eds.): Counseling across cultures. London (Sage), pp. 124–146.

Kolb, D. A. (1984): Experiential learning: Experience as the source of learning and development. Englewood Cliffs, NJ (Prentice Hall).

Kosoff, S. (2003): Single session groups. Applications and areas of expertise. *Social Work with Groups* 26 (1): 29–45.

Kuehn, J. L. (1965): Encounter at Leyden. Gustav Mahler consults Sigmund Freud. *Psychoanalytic Review* 52: 345–364.

Lambert, M. J. (2005): Early response in psychotherapy. Further evidence for the importance of common factors rather than »placebo effects«. *Journal of Clinical Psychology* 61 (7): 855–869. DOI: http://doi.org/10.1002/jclp.20130.

Lankton, S. R. a. K. K. Erickson (1994): The essence of a single-session success. Ericksonian Monographs 9. New York (Brunner/Mazel), vii–164.

Laudan, L. (1977): Progress and its problems. Towards a theory of scientific growth. London (Routledge a. Kegan Paul).

Lee, E. (ed.) (1997): Working with Asian Americans. A guide for clinicians. New York (Guilford).

Lee, F. Y. (1995): Asian parents as partners. *Young Children* 50 (3): 4–8.

Lefley, H. (2009): Family psychoeducation for serious mental illness. New York (Oxford University).

Le Gros, J., M. Wyder a. V. Brunelli (2019): Single session work. Implementing brief intervention as routine practice in an acute care mental health assessment service. *Australasian Psychiatry* 27 (1): 21–24.

Leslie, P. J. (2019): The art of creating a magical session. Key elements for transformative psychotherapy. New York (Routledge).

Letters Patent (1950): KW Counselling archival documents. Kitchener, ON (KW Counselling Services Inc.).

Levin, S. B., A. Gil-Wilkerson a. S. Rapini De Yatim (2018): Single-session walk-ins as a collaborative learning community at the Houston Galveston Institute. In: M. F. Hoyt et al. (eds.): Single-session therapy by walk-in or appointment. Administrative, clinical, and supervisory aspects of one-at-a-time services. New York (Routledge), pp. 251–259.

Levy, R. L. a. J. L. Shelton (1990): Tasks in brief therapy. In: R. A. Wells a. V. J. Giannetti (eds.): Handbook of the brief psychotherapies. New York (Plenum), pp. 145–164.

Lewis, C. S. (1956): Surprised by joy. San Diego, CA (Harcourt Brace Jovanovich). [dt.: C. S. Lewis (1968): Überrascht von Freude. Biographie der frühen Jahre. Wuppertal (Brockhaus).]

Lexico (2020): Mindset. Verfügbar unter: www.lexico.com/en/definition/mindset [16.3.2020].

Luepnitz, D. A. (1988): The family interpreted. Feminist theory in clinical practice. New York (Basic Books).

Lukas, S. (1993): Where to start and what to ask. An assessment handbook. New York (Norton).

Luntz, J. J. (1999): What is mental health consultation? *Children Australia* 24 (3): 28–33.

Luutonen, S., A. Santalahti, M. Mäkinen, T. Vahlberg a. P. Rautava (2019): One-session cognitive behavior treatment for long-term frequent attenders in primary care. Randomized controlled trial. *Scandinavian Journal of Primary Health Care* 37 (1): 98–104. DOI: 10.1080/02813432.2019.1569371.

Macdonald, A. J. (2011): Solution-Focused therapy. Theory, research and practice. London (Sage), 2nd ed.

Malan, D. H., E. Heath, H. Bascal a. H. Balfour (1975): Psychodynamic changes in untreated neurotic patients II. Apparently genuine improvements. *Archives of General Psychiatry* 32: 110–126.

Malm, S. (2014): The taxis in which the passengers get tips! Cab firm puts therapists in back of its cars to counsel lonely Swedes. Verfügbar unter: www.dailymail.co.uk/news/article-2812359 [23.5.2023].

Malowney, M., S. Keltz, D. Fischer a. J. W. Boyd (2014): Availability of outpatient care from psychiatrists: A simulated-patient study in three U. S. cities. *Psychiatric Services* 66 (1): 94–96. DOI: 10.1176/appi.ps.201400051.

Maluccio, A. (1979): Learning from clients. New York (The Free Press).

Martin, A., E. Rauh, M. Fichter a. W. Rief (2007): A one-session treatment for patients suffering from medically unexplained symptoms in primary care. A randomized clinical trial. *Psychosomatics* 48 (4): 294–303. DOI: 10.1176/appi. psy.48.4.294.

Mayer, J. E. a. N. Timms (1969): Clash in perspective between worker and client. *Social Casework* 50 (1): 32–40.

McElheran, N. (2021): The story of the Eastside Family Centre: 30 years of walk-in single session therapy. In: M. F. Hoyt, J. Young a. P. Rycroft (eds.): Single Session thinking and practice in global, cultural, and familial contexts. Expanding applications. New York (Routledge), pp. 125–132.

McElheran, N., S. Harper-Jaques a. A. Lawson (2020): Introduction to the special section: Walk-in single-session and booked single-session therapy in Canada. *Journal of Systemic Therapies* 39 (3): 15–20.

McElheran, N., J. Stewart, D. Soenen, J. Newman a. B. MacLaurin (2014): Walk-in single-session therapy at the Eastside Family Centre. In: M. F. Hoyt a. M. Talmon (eds.) (2014a): Capturing the moment. Single session therapy and walk-in services. Bethel, CT (Crown House), pp. 177–194.

McFarlane, W. R. (2016): Family interventions for schizophrenia and the psychoses. A review. *Family Process* 55 (3): 460–482. DOI: 10.1111/famp.12235.

McGoldrick, M., N. G. Preto a. B. Carter (2016): The expanding family life cycle. Individual, family, and social perspectives. Boston (Pearson), 5th ed.

McKenzie, P. (2013): Single session peer work. A framework for peer support. In: C. Chapman, K. Kellehear, M. Everett, A. Lane, M. Cassaniti, S. Robertson, J. Peters, L. Prowse, M. Hilton a. T. Trauer (eds.): Recovering citizenship. Cairns conference proceedings 2012. Mental Health Services Conference of Australia and New Zealand, August 2012, 21–24, Cairns, QLD, pp. 61–165.

McKergow, M. a. H. Korman (2009): In between – neither inside nor outside: The radical simplicity of Solution-Focused brief therapy. *Journal of Systemic Therapies* 28 (2): 34–39.

Megglé, D. (2011): Les therapies breves. Molenbeek-Saint-Jean, France (Satas), 2nd ed.

Migone, P. (2014): What does »brief« mean? A theoretical critique of the concept of brief therapy from a psychoanalytic viewpoint. *Journal of the American Psychoanalytic Association* 62 (4): 631–656.

Miller, J. K. (2008): Walk-in single session team therapy. A study of client satisfaction. *Journal of Systemic Therapies* 27 (3): 78–94.

Miller, J. K. (2011): Single-session intervention in the wake of Hurricane Katrina. Strategies for disaster mental health counseling. In: A. Slive a. M. Bobele (eds.): When one session is all you have. Effective therapy for walk-in clients. Phoenix, AZ (Zeig, Tucker & Theisen), pp. 185–202.

Miller, J. K. (2014): Single session therapy in China. In: M. F. Hoyt a. M. Talmon (eds.) (2014a): Capturing the moment. Single session therapy and walk-in services. Bethel, CT (Crown House), pp. 195–214.

Miller, J. K. a. A. Slive (2004): Breaking down the barriers to clinical service delivery. Walk-in family therapy. *Journal of Marital and Family Therapy* 30: 95–105.

Miller, J. K., J. J. Platt a. K. M. Conroy (2018): Single-session therapy in the majority world. Addressing the challenge of service delivery in Cambodia and the implications for other global contexts. In: M. F. Hoyt et al. (eds.): Single-session therapy by walk-in or appointment. Administrative, clinical, and supervisory aspects of one-at-a-time services. New York (Routledge), pp. 116–134.

Miller, J. K., D. Xing, H. Yaorui a. X. Yilin (2021): Single Session Team Family Therapy (SSTFT) in China. A Seven-step protocol for adapting Western methods in Eastern contexts. In: M. F. Hoyt, J. Young a. P. Rycroft (eds.): Single Session thinking and practice in global, cultural, and familial contexts. Expanding applications. New York (Routledge), pp. 245–254.

Miller, S. D., B. L. Duncan, J. Brown, J. A. Sparks a. D. A. Claud (2003): The outcome rating scale. A preliminary study of the reliability, validity, and feasibility of a brief visual analog measure. *Journal of Brief Therapy* 2 (2): 91–100.

Minuchin, S. (1974): Families and family therapy. Cambridge, MA (Harvard University). [dt. (1977): Familie und Familientherapie. Theorie und Praxis struktureller Familientherapie. Freiburg i. Br. (Lambertus).]

Minuchin, S. (1977): Familie und Familientherapie. Theorie und Praxis struktureller Familientherapie. Freiburg i. Br. (Lambertus). [am. Orig. (1974): Families and family therapy. Cambridge, MA (Harvard University).]

Monk, G., J. Winslade, K. Crocket a. D. Epston (eds.) (1997): Narrative therapy in practice. The archeology of hope. San Francisco (Jossey-Bass).

Mottaghipour, Y. a. A. Bickerton (2005): The pyramid of family care. A framework for family involvement with adult mental health services. *Australian e-Journal for the Advancement of Mental Health* 4 (3): 210–217.

Mumford, E., H. J. Schlesinger, G. Glass, C. Parrick a. T. Cuerdon (1984): A new look at evidence about reduced cost of medical utilization following mental-health treatment. *American Journal of Psychiatry* 141: 1145–1158.

Mushquash, C. J. (2016): Same-day counseling. Study protocol for the evaluation of a new mental health service. *JMIR Research Protocols* 5 (1): e22.

Napier, A. Y. a. C. A. Whitaker (1978): The family crucible. New York (HarperCollins). [dt. (1979): Tatort Familie. Das Beispiel einer erfolgreichen Familientherapie. Düsseldorf/Köln (Diederichs).]

Ncube, N. (2006): The tree of life project. Using narrative ideas in work with vulnerable children in Southern Africa. *International Journal of Narrative Therapy and Community Work* 1: 3–16.

NHS (2020): Overview: Cognitive Behavioural Therapy (CBT). National health system. Verfügbar unter: https://www.nhs.uk/mental-health/talking-therapies-medicine-treatments/talking-therapies-and-counselling/cognitive-behavioural-therapy-cbt/overview/ [15.2.2024].

Norcross, J. C., P. M. Krebs a. J. O. Prochaska (2011): Stages of change. *Journal of Clinical Psychology* 67 (2): 143–154. DOI: 10.1002/jclp.20758.

Nùñez, R. a. J. Abia (2021): Single session Ericksonian strategic hypnotherapy for disasters in Mexico. In: M. F. Hoyt, J. Young a. P. Rycroft (eds.): Single Session thinking and practice in global, cultural, and familial contexts: Expanding applications. New York (Routledge), pp. 255–263.

Ogles, B. M., T. Anderson a. K. M. Lunnen (1999): The contribution of models and techniques to therapeutic efficacy. Contradictions between professional trends and clinical research. In: M. Hubble, B. Duncan a. S. Miller (eds.): The heart and soul of change. What works in therapy. Washington, DC (APA Books), pp. 201–225.

O'Hanlon, B. a. M. Weiner-Davis (1989): In search of solutions. A new direction in psychotherapy. New York (Norton).

O'Hanlon, B., N. Rottem, J. Bamberg a. M. Wills (2017): The catchment beacon project report. Melbourne, Australia (The Bouverie Centre, La Trobe University).

O'Hanlon, W. H. a. A. L. Hexum (1990): An uncommon casebook. The complete clinical work of Milton H. Erickson, M. D. New York (Norton). [dt. (1994): Milton H. Ericksons gesammelte Fälle. Stuttgart (Klett-Cotta).]

O'Hanlon, W. H. a. J. Wilk (1987): Shifting contexts. The generation of effective psychotherapy. New York (Guilford).

Ollendick, T. H., L.-G. Ost, L. Reuterskiöld, N. Costa, R. Cederlund, C. Sirbu, T. E. Davis III. a. M. A. Jarrett (2009): One-session treatment of specific phobias in youth. A randomized clinical trial in the United States and Sweden. *Journal of Consulting and Clinical Psychology* 77 (3): 504–516.

O'Neill, I. (2017): What's in a name? Clients' experience of single session therapy. *Journal of Family Therapy* 39: 63–79. DOI:10.1111/1467-6427.12099.

O'Neill, I. a. N. Rottem (2012): Reflections and learning from an agency-wide implementation of single session work in family therapy. *Australian and New Zealand Journal of Family Therapy* 33 (1): 70–83.

Owen, J., J. Adelson, S. Budge, B. Wampold, M. Kopta, T. Minami a. S. Miller (2015): Trajectories of change in psychotherapy. *Journal of Clinical Psychology* 71 (9): 817–827. DOI: http://doi.org/10.1002/jclp.22191.

Paul, K. E. a. M. van Ommeren (2013): A primer on single session therapy and its potential application in humanitarian situations. *Intervention: Journal of Mental-Health and Psychosocial Support in Conflict-Affected Areas* 11 (1): 8–23.

Perkins, R. (2006): The effectiveness of one session of therapy using a single-session therapy approach for children and adolescents with mental health problems. *Psychology and Psychotherapy: Theory, Research and Practice* 79 (2): 215–227.

Perkins, R. a. G. Scarlett (2008): The effectiveness of single-session therapy in child and adolescent mental health. Part 2: An 18-month follow-up study. *Psychology and Psychotherapy: Theory, Research and Practice* 81: 143–156.

Perlesz, A., M. Furlong a. D. McLachlan (1992): Family work and acquired brain injury. *Australian and New Zealand Journal of Family Therapy* 13 (3): 145–153.

Pichot, T. a. Y. Dolan (2003): Solution-focused brief therapy. Its effective use in agency settings. New York (Haworth).
Pitt, T., O. Thomas, P. Lindsay, S. Hanton a. M. Bawden (2015): Doing sport psychology briefly? A critical review of single session therapeutic approaches and their relevance to sport psychology. *International Review of Sport and Exercise Psychology* 8 (1): 1–31. DOI: 10.1080/1750984X.2015.1027719.
Platt, J. J. a. D. Mondellini (2014): Single session walk-in therapy for street robbery victims in Mexico City. In: M. F. Hoyt a. M. Talmon (eds.) (2014a): Capturing the moment. Bethel, CT (Crown House), pp. 215–231.
Ponsford, J. (2012): Understanding and managing traumatic brain injury. *In-Psych* 34 (2): 1–11.
Poon, A. W. C., C. Harvey, S. Fuzzard a. B. O'Hanlon (2017): Implementing a family inclusive practice model in youth mental health services in Australia. *Early Intervention in Psychiatry* 1–8. DOI: 10.1111/eip.12505.
Potkewitz, H. (2015): Can your relationship handle a trip to IKEA? Verfügbar unter: www.wsj.com/articles/can-your-relationship-handle-a-trip-to-ikea-1429724227 [23.5.2023].
Preston, J., N. Varzos a. D. S. Liebert (1995): Every session counts. Making the most of your brief therapy. San Luis Obispo, CA (Impact Publishers).
Price, C. (1994): Open days. Making family therapy accessible in working class suburbs. *Australian and New Zealand Journal of Family Therapy* 15 (4): 191–196.
Proctor, B. (2011): Training for the supervision alliance. Attitude, skills and intention. In: J. R. Cutcliffe, K. Hyrkäs a. J. Fowler (eds.): Routledge handbook of clinical supervision. Fundamental international themes. Abingdon, Oxon (Routledge).
Rabba, A. S. (2021): Strengthening family resilience using a single session mindset following a child's diagnosis of autism. In: M. F. Hoyt, J. Young a. P. Rycroft (eds.): Single Session thinking and practice in global, cultural, and familial contexts. Expanding applications. New York (Routledge), pp. 182–191.
Ratner, H. a. D. Yusuf (2015): Brief coaching with children and young people. A solution-focused approach. New York (Routledge). [dt. (2017): Kurzzeit-Coaching mit Kindern und Jugendlichen. Ein lösungsorientierter Ansatz. Paderborn (Junfermann).]
Ratner, H., E. George a. C. Iveson (2012): Solution-focused brief therapy. 100 key points and techniques. New York (Routledge).
Ray, W. A. a. B. Keeney (1993): Resource-focused therapy. London (Karnac).
Reiter, J. T., A. C. Dobmeyer a. C. L. Hunter (2018): The primary care behavioral health (PCBH) model. An overview and operational definition. *Journal of Clinical Psychology in Medical Settings* 25: 109–126.
Ritterman, M. (2009): The tao of a woman. 100 ways to turn. Berkeley, CA (Skipping Stones Editions).
Ritterman, M. (2014): One-session therapy. Fast new stance using the slo-mo three-minute trance. In: M. F. Hoyt a. M. Talmon (eds.) (2014a): Capturing the moment. Single session therapy and walk-in services. Bethel, CT (Crown House), pp. 373–392.

Ritterman, M. (2019): The single stroke. What makes »zingers« zing? In: M. F. Hoyt a. M. Bobele (eds.): Creative therapy in difficult situations. Unusual interventions to help clients. New York (Routledge), pp. 163–171.
Robinson, L. W. a. R. R. Chen (2009): The effects of patient no-shows on traditional and open-access appointment scheduling policies. *UC Davis Graduate School of Management Research No. 16-09; Johnson School Research Paper Series No. 43-09*. Verfügbar unter: SSRN: http://ssrn.com/abstract=1478736 oder http://dx.doi.org/10.2139/ssrn.1478736.
Robinson, P. J. a. J. T. Reiter (2016): Behavioral consultation and primary care. A guide to integrating services. New York (Springer), 2nd ed.
Rockwell, W. K. a. R. S. Pinkerton (1982): Single-session psychotherapy. *American Journal of Psychotherapy* 36: 32–40.
Rodriguez, I. J. (2018): Terapia breve sin cita. Collaboration with a marginalized community in Mexico City. In: M. F. Hoyt et al. (eds.): Single-session therapy by walk-in or appointment. Administrative, clinical, and supervisory aspects of one-at-a-time services. New York (Routledge), pp. 291–302.
Rosenbaum, R. (1994): Single-session therapies. Intrinsic integration? *Journal of Psychotherapy Integration* 4 (3): 229–252.
Rosenbaum, R. (2006): Single Session Work Manual. Continuing Education Workbook. Workshop at the Bouverie Centre, August 31: The Bouverie Centre and La Trobe University Day 2, p. 6.
Rosenbaum, R. (2008): Psychotherapy is not short or long. *Monitor on Psychology* 39 (7): 4–8.
Rosenbaum, R. (2014): The time of your life. In: M. F. Hoyt a. M. Talmon (eds.) (2014a): Capturing the moment. Single session therapy and walk-in services. Bethel, CT (Crown House), pp. 41–52.
Rosenbaum, R. (2021): Gradually and suddenly. What Zen teaches us about change in SST. In: M. F. Hoyt, J. Young a. P. Rycroft (eds.): Single Session thinking and practice in global, cultural, and familial contexts: Expanding applications. New York (Routledge), pp. 89–97.
Rosenbaum, R. a. A. C. Bohart (2007): Psychotherapy. The art of experience. In: S. Krippner, M. Bova a. L. Grey (eds.): Healing stories. The use of narrative in counseling and psychotherapy. Charlottesville, VA (Puente Publications), pp. 295–324.
Rosenbaum, R., M. F. Hoyt a. M. Talmon (1990): The challenge of single-session therapies. Creating pivotal moments. In: R. A. Wells a. V. J. Giannetti (eds.): Handbook of the Brief Psychotherapies. New York (Plenum), pp. 165–189. [Reprinted in: M. F. Hoyt (1995a): Brief therapy and managed care. San Francisco (Jossey-Bass), pp. 105–139.]
Rosenbaum, R., M. F. Hoyt a. M. Talmon (1990): The challenge of single-session therapies. Creating pivotal moments. In: R. A. Wells a. V. J. Giannetti (eds.): Handbook of the brief psychotherapies. New York (Plenum), pp. 165–189.
Rosenberg, T. a. S. H. McDaniel (2014): Single-session medical family therapy and the patient-centered medical home. In: M. F. Hoyt a. M. Talmon (eds.) (2014a): Capturing the moment. Single session therapy and walk-in services. Bethel, CT (Crown House), pp. 349–362.

Rossi, E. L. a. M. O. Ryan (1985): Life reframing in hypnosis. The seminars, workshops, and lectures of Milton H. Erickson. New York (Irvington).

Ryan, S. (2004): Vital practice. Portland/Dorset, UK (Sea Change UK).

Rycroft, P. (2018): Capturing the moment in supervision. In: M. F. Hoyt et al. (eds.): Single-session therapy by walk-in or appointment. Administrative, clinical, and supervisory aspects of one-at-a-time services. New York (Routledge), pp. 347–365.

Rycroft, P. a. J. Young (2014): SST in Australia: Learning from teaching. In: M. F. Hoyt a. M. Talmon (eds.) (2014a): Capturing the moment. Bethel, CT (Crown House), pp. 141–156.

Salinger, J. D. (1951): The catcher in the rye. Boston, MA (Little, Brown). [dt. (1962): Der Fänger im Roggen. Köln (Kiepenheuer & Witsch).]

Sanders, B. (1998): Why postmodern theory may be a problematic basis for therapeutic practice: a feminist perspective. *Australian and New Zealand Journal of Family Therapy* 19 (3): 111–119.

Scamardo, M., M. Bobele a. J. L. Biever (2004): A new perspective on client dropouts. *Journal of Systemic Therapies* 23 (2): 1–12.

Schleider, J. L. a. J. R. Weisz (2017): Little treatments, promising effects? Meta-analysis of single-session interventions for youth psychiatric problems. *Journal of the American Academy of Child and Adolescent Psychiatry* 56 (2): 107–115.

Schleider, J. L., J. Y. Sung, A. Bianco, A. Gonzalez, D. Vivian a. M. C. Mullarkey (2021): Open pilot trial of single-session consultation service for clients on psychotherapy wait-lists. *The Behavior Therapist* 44 (1): 8–15.

Schutz, W. C. (1967): Joy. Expanding human awareness. New York (Grove Press).

Short, D. u. C. Weinspach (2024): Hoffnung und Resilienz. Therapeutische Strategien von Milton H. Erickson. Heidelberg (Carl-Auer), 4. Aufl., S. 69.

Short, D., B. A. Erickson a. R. Erickson-Klein (2005): Hope and resiliency. Understanding the psychotherapeutic strategies of Milton H. Erickson, M. D. Norwalk, CT (Crown House).

Slive, A. (2008): Special section. Walk-in single session therapy. *Journal of Systemic Therapies* 27 (4): 1–4.

Slive, A. a. M. Bobele (eds.) (2011): When one hour is all you have. Effective therapy for walk-in clients. Phoenix, AZ (Zeig, Tucker & Theisen). [span. (2013): Cuando Solo Tienes una Hora: Terapia Efectiva Para Clientes de Atención Inmediata. Mexico City (Paidós).]

Slive, A. a. M. Bobele (2012): Walk-in counselling services. Making the most of one hour. *Australian and New Zealand Journal of Family Therapy* 33 (1): 27–38. DOI: http://doi.org/10.1017/aft.2012.4.

Slive, A. a. M. Bobele (2014): Walk-in single-session therapy. Accessible mental health services. In: M. F. Hoyt a. M. Talmon (eds.) (2014a): Capturing the moment. Single-session therapy and walk-in services. Bethel, CT (Crown House), pp. 73–94.

Slive, A. a. M. Bobele (2018): The three top reasons why walk-in/single-sessions make perfect sense. In: M. F. Hoyt et al. (eds.): Single-session therapy by walk-in or appointment. Administrative, clinical, and supervisory aspects of one-at-a-time services. New York (Routledge), pp. 27–39.

Slive, A., B. MacLaurin, M. Oakander a. J. Amundson (1995): Walk-in single sessions. A new paradigm in clinical service delivery. *Journal of Systemic Therapies* 14: 3–11.

Slive, A., M. Bobele, N. McElheran, J. Platt a. I. J. Rodriguez (2014): Walk-in services. An international perspective. Milwaukee, WI (American Association of Marriage and Family Therapy Annual Meeting).

Slive, A., N. McElheran a. A. Lawson (2008): How brief does it get? Walk-in single session therapy. *Journal of Systemic Therapies* 27: 5–22.

Smiton A. (2005): Children's coping with parental brain injury. University of Oxford, England (unpublished doctoral dissertation).

Snyder, C. R. (2002): Hope theory: Rainbows of the mind. *Psychological Inquiry* 13 (4): 249–275.

Snyder, M. (2000): Mutual love in therapeutic process. *Journal of Systemic Therapies* 19 (4): 4–19.

Söderquist, M. (2018): Coincidence favors the prepared mind. Single sessions with couples in Sweden. In: M. F. Hoyt et al. (eds.): Single-session therapy by walk-in or appointment. Administrative, clinical, and supervisory aspects of one-at-a-time services. New York (Routledge), pp. 270–290.

Söderquist, M. (2020): Ett Samtal i Taget. Familjerådgivning i Ny Form. Lund, Sweden: Studentlitteratur. [Also published in: M. Söderquist (ed.) (2023): English as Single Session one at a time counseling with couples. Challenge and possibility. New York (Routledge).]

Söderquist, M., M. Cronholm-Nouicer, L. Dannerup a. K. Wulff (2021): Making the leap with couples in Sweden: One-at-a-time mindset in action. In: M. F. Hoyt, J. Young a. P. Rycroft (eds.): Single Session thinking and practice in global, cultural, and familial contexts: Expanding applications. New York (Routledge), pp. 163–172.

Soo-Hoo, T. (1998): Applying frame of reference and reframing techniques to improve school consultation in multicultural settings. *Journal of Educational and Psychological Consultation* 9 (4): 325–345.

Soo-Hoo, T. (1999): Brief strategic family therapy with Chinese Americans. *American Journal of Family Therapy* 27: 163–179.

Soo-Hoo, T. (2005a): Transforming power struggles through shifts in perception in marital therapy. *Journal of Family Psychotherapy* 16 (3): 19–38.

Soo-Hoo, T. (2005b): Working within the cultural context of Chinese American families. *Journal of Family Psychotherapy* 16 (4): 45–63.

Soo-Hoo, T. (2013): In search of the spirit. A therapist's journey. In: M. F. Hoyt (ed.): Therapist stories of inspiration, passion, and renewal. What's love got to do with it? New York (Routledge), pp. 263–276.

Soo-Hoo, T. (2019): Beyond reason and insight: The 180-degree turn in therapeutic interventions. In: M. F. Hoyt a. M. Bobele (eds.): Creative therapy in challenging situations. Unusual interventions to help clients. New York (Routledge), pp. 193–208.

Sorensen, S. (2021): Hope in remote places. Single session therapy in indigenous communities in Canada. In: M. F. Hoyt, J. Young a. P. Rycroft (eds.):

Single Session thinking and practice in global, cultural, and familial contexts. Expanding applications. New York (Routledge), pp. 223–233.
Sproel, O. H. (1975): Single-session psychotherapy. *Diseases of the Nervous System* 36: 283–285.
Stalker, C. A., S. Horton a. C. A. Cait (2012): Single-session therapy in a walk-in counselling clinic: a pilot study. *Journal of Systemic Therapies* 31 (1): 38–52.
Stalker, C. A., M. Riemer, C. A. Cait, S. Horton, J. Booton, L. Josling, J. Bedggood a. M. Zaczek (2015): A comparison of walk-in counselling and the wait list model for delivering counselling services. *Journal of Mental Health* 25 (5): 403–409. DOI: 10.3109/09638237.2015.11014 17.
Steenbarger, B. N. (2012): Solution-focused brief therapy. Doing what works. In: M. J. Dewan, B. N. Steenbarger a. R. P. Greenberg (eds.): The art and science of brief psychotherapies. An illustrated guide. Arlington, VA (American Psychiatric Publishing), 2nd ed., pp. 121–155.
Stevens, C. (1967): »The first cut is the deepest« Song on New masters record album. London (Decca Records).
Stewart, J., N. McElheran, H. Park, M. Oakander, B. MacLaurin, C. J. Fang a. A. Robinson (2018): Twenty-five years of walk-in single-sessions at the Eastside Family Centre: Clinical and research dimensions. In: M. F. Hoyt et al. (eds.): Single-session therapy by walk-in or appointment. Administrative, clinical, and supervisory aspects of one-at-a-time services. New York (Routledge), pp. 72–90.
Story, K. (2018): »Coming in for tune-ups«: A family's experience of episodic long-term single session therapy at the Bouverie Centre, Melbourne. In: M. F. Hoyt et al. (eds.): Single-session therapy by walk-in or appointment. Administrative, clinical, and supervisory aspects of one-at-a-time services. New York (Routledge), pp. 202–220.
Sue, D. W. (1981): Evaluating process variables in cross-cultural counseling and psychotherapy. In: A. J. Marsell a. P. B. Pedersen (eds.): Cross-cultural counseling and psychotherapy. New York (Pergamon).
Sue, D. W. a. D. Sue (2013): Counseling the culturally diverse. Theory and practice. Hoboken, NJ (Wiley), 6th ed.
Sue, S., H. McKinney, D. Allen a. J. Hall (1974): Delivery of community health services to black and white clients. *Journal of Counseling Psychology* 42: 794–801.
Talmon, M. (1990): Single-session therapy. Maximizing the effect of the first (and often only) therapeutic encounter. San Francisco (Jossey-Bass).
Talmon, M. (1993): Single Session solutions. A guide to practical, effective, and affordable therapy. Reading, MA (Addison-Wesley). [dt. (1996): Schluss mit den endlosen Sitzungen. Wege zu einer lösungsorientierten Kurztherapie. München (Droemer Knaur).]
Talmon, M. (2014): When less is more. Maximizing the effect of the first (and often only) therapeutic encounter. In: M. F. Hoyt a. M. Talmon (eds.): Capturing the moment. Single session therapy and walk-in services. Bethel, CT (Crown House), pp. 27–40.

Talmon, M. a. M. F. Hoyt (2014): Moments are forever: SST and walk-in services now and in the future. In: M. F. Hoyt a. M. Talmon (eds.) (2014a): Capturing the moment. Single session therapy and walk-in services. Bethel, CT (Crown House), pp. 463–486.

The Bouverie Centre (2014): Single Session Family Consultation practice manual. Verfügbar unter: https://www.bouverie.org.au/images/uploads/Single_Session_Family_Consultat ion_Practice_Manual_2014.pdf [23.5.2023].

The Bouverie Centre (2015): Mental Health beacon: Implementing family inclusive practices in Victorian Mental Health Services. Verfügbar unter: https://www.latrobe.edu.au/__data/assets/pdf_file/0006/1153959/Mental-Health-Beacon-Project-Report-March-2015.pdf [13.2.2024].

Thomson-Salo, F. a. C. Paul (eds.) (2007): The baby as subject. New directions in infant–parent therapy from the Royal Children's Hospital. Melbourne, Australia (Royal Children's Hospital).

Tschudy, J. D. (2010): Finding, nurturing and instilling hope in family therapy. Logan, UT (Utah State University).

Ulmer, T. a. C. Troxler (2006): The economic cost of missed appointments and the open access system: Working paper. *Community Health Scholars*. Gainesville, FL (University of Florida).

Van der Veer, G. (2017): Training counselors in low and middle income countries in single session counseling: Helping mental health and psychosocial workers to get on top of feelings of powerlessness. *Intervention* 15 (1): 70–75. Verfügbar unter: https://journals.lww.com/invn/abstract/2017/15010/training_counsellors_in_low_and_middle_income.7.aspx [13.2.2024].

Wallas, L. (1985): Stories for the third ear. Using hypnotic fables in psychotherapy. New York (Norton).

Wampold, B. E. a. Z. E. Imel (2015): Counseling and psychotherapy. The great psychotherapy debate: The evidence for what makes psychotherapy work. New York (Routledge), 2nd ed.

Wang, S. a. B. S. K. Kim (2010): Therapist multicultural competence, Asian American participants' cultural values, and counseling process. *Journal of Counseling Psychology* 57: 394–401.

Watzlawick, P. a. J. H. Weakland (eds.) (1977): The interactional view. Studies at the Mental Research Institute, Palo Alto, 1965–1974. New York (Norton).

Watzlawick, P., J. H. Beavin a. D. D. Jackson (1969): Menschliche Kommunikation. Formen, Störungen, Paradoxien. Bern/Stuttgart (Huber). [am. Orig. (1967): Pragmatics of human communication. A Study of interactional patterns, pathologies, and paradoxes. New York (Norton).]

Watzlawick, P., J. H. Weakland a. R. Fisch (1974): Change. Principles of problem formation and problem resolution. New York (Norton). [dt.): Lösungen: zur Theorie und Praxis menschlichen Wandels. Bern (Huber).]

Weakland, J. H. (1988): Letter to the editor: Weakland on the Woodys-Bobele exchange. *Journal of Marital and Family Therapy* 14: 205.

Weakland, J. H. (1993): Conversation – but what kind? In: S. G. Gilligan a. R. Price (eds.): Therapeutic conversations. New York (Norton), pp. 136–145.

Weakland, J. H., R. Fisch a. A. M. Bodin (1971): Brief therapy. Focused problem resolution. *Family Process* 13: 141–168.

Weeks, M. a. L. Zook-Stanley (2018): Walk-in counseling center of Minneapolis/St. Paul: The magic of our model for clients and volunteers. In: M. F. Hoyt et al. (eds.): Single-session therapy by walk-in or appointment. Administrative, clinical, and supervisory aspects of one-at-a-time services. New York (Routledge), pp. 135–146.

Wehrenberg, M. (2013): Techniken zur Bewältigung von Depressionen. Wie Ihr Gehirn Sie depressiv macht und was Sie dagegen tun können. Paderborn (Junfermann). [am. Orig. (2010): The 10 best-ever depression management techniques. Understanding how your brain makes you depressed and what you can do to change it. New York (Norton).]

Weiner-Davis, M., S. de Shazer a. W. J. Gingerich (1987): Building on pretreatment change to construct the therapeutic solution. An exploratory study. *Journal of Marital and Family Therapy* 13 (4): 359–363.

Westmacott, R. a. J. Hunsley (2007): Weighing the evidence for psychotherapy equivalence. Implications for research and practice. *The Behavior Analyst Today* 8 (2): 210–225.

White, M. (1988): Saying »hullo« again. The incorporation of the lost relationship in the resolution of grief. *Dulwich Centre Newsletter* 7–11.

White, M. (1989): The externalizing of the problem and the re-authoring of lives and relationships. *Selected papers*. Adelaide, Australia (Dulwich Centre Publications), pp. 5–28.

White, M. a. D. Epston (1990): Narrative means to therapeutic ends. New York (Norton). [dt.: Die Zähmung der Monster. Der narrative Ansatz in der Familientherapie. Heidelberg (Carl-Auer).]

White, M. a. S. de Shazer (1996): Narrative solutions / Solution narratives. Conference sponsored by Brief Family Therapy Center, Milwaukee, WI.

Wilson, K. G. a. T. DuFrene (2009): Mindfulness for two. An acceptance and commitment therapy approach to mindfulness in psychotherapy. Oakland, CA (New Harbinger).

Wittgenstein, L. (1968): Philosophical investigations. New York (Palgrave Macmillan), 3rd ed. [dt. (1971): Philosophische Untersuchungen. Frankfurt a. M. (Suhrkamp).]

Wolberg, L. R (1965): Introduction. In: L. R. Wolberg (ed.): Short-term psychotherapy. New York (Grune a. Stratton). [dt.: Wolberg, L. R. (1983): Kurzzeit-Psychotherapie. Stuttgart (Thieme).]

Wylie, M. S. (1994): Panning for gold. *Family Therapy Networker* 18 (6): 40–48.

Wynne, A. R. a. L. C. Wynne (1986): At the center of the cyclone. Family therapists as consultants with family and divorce courts. In: L. C. Wynne, S. H. McDaniel a. T. T. Weber (eds.): Systems consultation. A new perspective for family therapy. New York (Guilford), pp. 300–319.

Yalom, I. D. (2010): Der Panama-Hut. München (Goldmann). [am. Orig.: (2002): The gift of therapy. An open letter to a new generation of therapists and their patients. New York (HarperCollins).]

Yalom, I. D. a. M. Leszcz (2005): The theory and practice of group therapy. New York (Basic Books), 5th ed. [dt.: Yalom, I. D. (2016): Theorie und Praxis der Gruppenpsychotherapie. Ein Lehrbuch. Stuttgart (Klett-Cotta).]

Young, J. (2006): Interview with Moshe Talmon and Robert Rosenbaum about their experiences of the development of single session therapy. [Video]. Melbourne, Australia (The Bouverie Centre).

Young, J. (2018a): Single session therapy. The misunderstood gift that keeps on giving. In: M. F. Hoyt et al. (eds.) (2018): Single-session therapy by walk-in or appointment. Administrative, clinical, and supervisory aspects of one-at-a-time services. New York (Routledge), pp. 40–58.

Young, J. (2018b): Putting single session therapy to work. Conceptual, training and implementation Ideas. In: F. Cannistrà a. F. Piccirilli (eds.) (2018): Terapia a Seduta Singola. Principi e Pratiche. Firenze, Italy (Giunti), pp. 169–186.

Young, J. a. W. Dryden (2019): Single-session therapy – past and future. An interview. *British Journal of Guidance and Counseling* 47 (5): 645–654. [Reprinted in: W. Dryden (2021): Single Session therapy and its future. What SST leaders think. New York (Routledge), pp. 46–63.]

Young, J. a. P. Rycroft (1997): Single-session therapy. Capturing the moment. *Psychotherapy in Australia* 4: 18–23.

Young, J. a. P. Rycroft (2006): Single Session therapy. A Bouverie Centre professional development training workbook (unpublished workbook manual). Melbourne, Australia (The Bouverie Centre).

Young, J. a. P. Rycroft (2012): Single session therapy. What's in a name? *Australian and New Zealand Journal of Family Therapy* 33 (1): 3–5. DOI: 10.1017/aft.2012.1.

Young, J., P. Rycroft a. S. Weir (2014): Implementing SST. Practical wisdoms from down under. In: M. F. Hoyt a. M. Talmon (eds.): Capturing the moment. Single-session therapy and walk-in services: Administrative, clinical, and supervisory aspects of one-at-a-time services. Bethel, CT (Crown House), pp. 121–140.

Young, J., S. Weir a. P. Rycroft (2012): Implementing single session therapy. *Australian and New Zealand Journal of Family Therapy* 33 (1): 84–97. DOI: 10. 1017/aft.2012.8.

Young, K. (2011a): Narrative practices at a walk-in therapy clinic. In: A. Slive a. M. Bobele (eds.): When one hour is all you have. Effective therapy for walk-in clients. Phoenix, AZ (Zeig, Tucker & Theisen), pp. 149–166.

Young, K. (2011b): When all the time you have is NOW. Re-visiting practices and narrative therapy in a walk-in clinic. In: J. Duvall a. L. Béres (eds.): Innovations in narrative therapy. Connecting practice, training, and research. New York (Norton), pp. 147–166.

Young, K. (2018): Change in the winds: The growth of walk-in therapy clinics in Ontario, Canada. In: M. F. Hoyt et al. (eds.): Single-session therapy by walk-in or appointment. Administrative, clinical, and supervisory aspects of one-at-a-time services. New York (Routledge), pp. 59–71.

Young, K. (2020): Multi-story listening. Using narrative practices at walk-in clinics. *Journal of Systemic Therapies* 39 (3): 34–45.

Zeig, J. K. (1980): A teaching seminar with Milton H. Erickson, M. D. New York (Brunner/Mazel). [dt. (1985): Meine Stimme begleitet Sie überallhin. Ein Lehrseminar mit Milton H. Erickson. Stuttgart (Klett-Cotta).]

Zeig, J. K. (1985): Experiencing Erickson. An introduction to the man and his work. New York (Brunner/Mazel). [dt. (2002): Einzelunterricht bei Erickson. Heidelberg (Carl-Auer).]

Zeig, J. K. (2007): A tribute to Jay Haley, 1923–2007. *American Journal of Clinical Hypnosis* 50 (1): 5–9.

Zeig, J. K. a. M. Munion (eds.) (1990): What is psychotherapy? Contemporary perspectives. San Francisco (Jossey-Bass).

Zhang, N. a. D. N. Dixon (2001): Multiculturally responsive counseling. Effects on Asian students' ratings of counselors. *Journal of Multicultural Counseling and Development* 29: 253–262.

Über die Autoren

Monica Barnes, R. N., M. N., arbeitet als Therapeutin im Adult Mental Health Program und in der Single-Session Walk-In Clinic am South Calgary Health Centre in Calgary, Alberta, Kanada.

Joanna Bedgood, M. S. W., R. S. W., ist Managerin von Student Wellness, Student Support Services, King's University College an der Western University, Ontario, Kanada. Zuvor war sie Leiterin der Walk-in Counselling Clinic bei den KW Counselling Services in Kitchener, Ontario, Kanada.

Rosalie Birkin, MCPP, MAN, ist Kinder- und Erwachsenenpsychotherapeutin und arbeitet in privater Praxis. Sie hat vor über 20 Jahren das Infant Mental Health Program der Alfred Hospital Community in Melbourne begründet.

Flavio Cannistrà, PsyD, ist Psychologe und Psychotherapeut. Er hat das *Italian Center for Single-Session Therapy* mit Sitz in Rom gegründet, das wissenschaftliche Untersuchungen durchführt und in ganz Italien Ausbildungen in SST und Kurzzeittherapie anbietet. Zusammen mit Federico Piccirilli ist er Herausgeber von *Terapia a Seduta Singola: Principi e Pratiche* (»Single-Session Therapy: Principles and Practices«).

Patricia Carruthers, R. P. N., Ph. D., ist Clinical Nurse Specialist in der Adult Mental Health and Single-Session Walk-in Clinic am South Calgary Health Centre in Calgary, Alberta, Kanada.

Maja Gigovic, M. Sc., R. Psych., ist Psychologin am Adult Mental Health Program and Single-Session Walk-in Clinic am South Calgary Health Centre in Calgary, Alberta, Kanada.

Adriana Gil-Wilkerson, M. S., ist Assistant Professor of Psychology und Klinische Direktorin eines MFT-Programms am OLLU-Houston Campus in Texas; Fakultätsmitglied des Houston Galveston Institute.

Susan B. Levin, Ph. D., ist Leiterin des Houston Galveston Institute; sie arbeitet außerdem als Fakultätsmitglied im Magisterprogramm für das Fach Psychologie der »Our Lady of the Lake University« und ist Mitarbeiterin des Taos Institute.

Brendan O'Hanlon, Ph. D., ist Manager des Mental-Health-Programms am Bouverie Centre der La Trobe University in Melbourne und setzt familienbasierte Ansätze in psychiatrischen Behandlungszentren um, einschließlich *Single Session Family Consultation* und *Family Psychoeducation.*

Sylvia Rapini De Yatim, M. S., ist lizensierte professionelle Beraterin und arbeitet mit einem bilingualen Team am Walk-in Counseling Center des Houston Galveston Institute.

Naomi Rottem, BSW, MClinFamTh, ist Sozialarbeiterin, Familientherapeutin und Programm-Managerin für Community Services am Bouverie Centre sowie Training and Consultancy Development Coordinator der Drummond Street Services in Melbourne.

Terry Soo-Hoo, Ph.D., ist Professor für Educational Psychology an der California State University East Bay, Hayward, Kalifornien und klinischer Leiter des Mental Research Institute (MRI). Er führt kultursensible Therapien durch, leitet entsprechende Ausbildungen und berät Organisationen und psychiatrische Einrichtungen.

Karen Story, B. A., M. C. P. P., M. C. F. T., ist Sozialarbeiterin, Kinder- und Jugendlichen-Psychotherapeutin und Familientherapeutin. Sie arbeitet zurzeit als Mitglied des Acquired-Brain-Injury-Teams (ABI) am Bouverie Centre in Melbourne, Australien, und hat führt eine Privatpraxis.

Über die Herausgeber

Michael F. Hoyt, Ph. D., ist Psychologe und lebt in Mill Valley, Kalifornien. Er ist (zusammen mit Moshe Talmon und Robert Rosenbaum) Begründer der Single-Session-Therapie. Veröffentlichungen u. a.: *Capturing the Moment: Single-Session Therapy and Walk-In Services* (mit M. Talmon); *Single-Session Therapy by Walk-in or Appointment* (mit M. Bobele, A. Slive, J. Young und M. Talmon); *Brief Therapy and Beyond: Stories, Language, Love, Hope, and Time* und *Creative Therapy in Challenging Situations* (mit M. Bobele).

Monte Bobele, Ph. D., ist ist lizensierter Psychologe, Clinical Fellow und anerkannter Supervisor der American Association for Marriage and Family Therapy (AAMFT) und emeritierter Professor für Psychologie an der »Our Lady of the Lake University« in San Antonio, Texas, und Fakultätsmitglied des Houston Galveston Institute in Houston, Texas. Er hat in den USA, Kanada, Mexiko und Australien Kurse in Walk-in-/Single-Session-Therapie geleitet. Veröffentlichungen u. a.: *When One Hour is All You Have: Effective Counseling for Walk-in Clients* (zus. mit A. Slive); *Single-Session Therapy by Walk-in or Appointment* (zus. mit M. Hoyt, A. Slive, J. Young und M. Talmon); *Creative Therapy in Challenging Situations: Unusual Interventions to Help Clients* (zus. mit M. Hoyt).

Arnold Slive, Ph. D., ist lizensierter Psychologe, Clinical Fellow und anerkannter Supervisor der AAMFT, lehrt als Gastprofessor an der »Our Lady of the Lake University« in San Antonio, Texas, und fungiert auf Teilzeitbasis als Therapeut und Institutsberater in Austin, Texas. Er hat Walk-in-/Single-Session-Beratungsdienste in Kanada und den USA gegründet. Veröffentlichungen u. a.: *When One Hour is All You Have: Effective Counseling for Walk-in Clients* (zus. mit M. Bobele); *Single-Session Therapy by Walk-in or Appointment* (zusammen mit M. Hoyt, M. Bobele, J. Young und M. Talmon).

Jeff Young, Ph. D., ist klinischer Psychologie und Leiter des Bouverie Centre an der La Trobe University in Melbourne, Australien. Er war einer der Veranstalter des ersten und des dritten *International Symposium on Single-Session Therapies and Walk-in Services* und hat mit seinem Team Tausende von Kollegen im Single-Session-Ansatz unterrichtet. Veröffentlichungen u. a.: *Single-Session Therapy by Walk-in or Appointment* (zus. mit M. Hoyt, M. Bobele, A. Slive und M. Talmon).

Moshe Talmon, Ph. D., ist Autor des 1990 erschienenen, wegweisenden Buches *Single Session Therapy: Maximizing the Effect of the First (and Often Only) Therapeutic Encounter*, in dem er den Single-Session-Ansatz erstmals vorstellte; ebenfalls von ihm stammt der Folgeband *Single Session Solutions: A Guide to Practical, Effective, and Affordable Therapy*. Weitere Veröffentlichungen: *Capturing the Moment: Single-Session Therapy and Walk-In Services* (zus. mit M. Hoyt); *Single-Session Therapy by Walk-in or Appointment: Administrative, Clinical, and Supervisory Aspects of One-at-a-Time Services* (zus. mit M. Hoyt, M. Bobele, A. Slive und J. Young).

Pam Rycroft, MPsych, ist Psychologin und Familientherapeutin am Bouverie Centre in Melbourne, Australien. Sie war an der Ausbildung von Hunderten von Kollegen beteiligt, hat zahlreiche Aufsätze zur Single-Session-Therapie veröffentlicht und war Mitveranstalterin des ersten und des dritten internationalen SST-Symposiums.

Rüdiger Retzlaff

Systemische Therapie – Fallkonzeption, Therapieplanung, Antragsverfahren

Ein praktischer Leitfaden

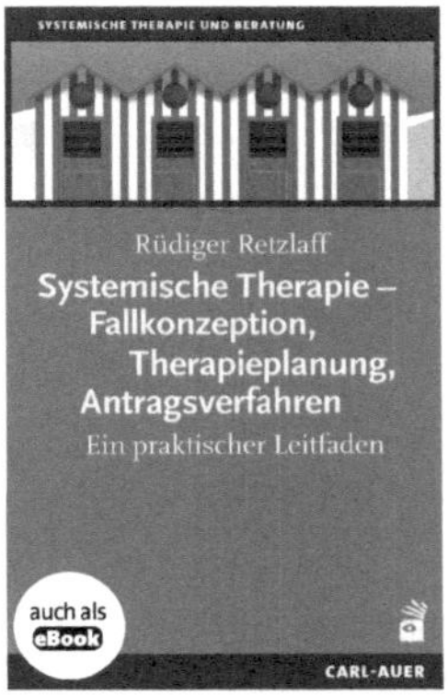

386 Seiten, Kt, 2. Aufl. 2023
ISBN 978-3-8497-0372-1

Die sozialrechtliche Anerkennung der Systemischen Therapie eröffnet neue Möglichkeiten, zugleich bringt sie etliche Herausforderungen mit sich. Rüdiger Retzlaff nimmt die Neuerung zum Anlass, einen aktuellen Leitfaden für den gesamten Prozess einer Systemischen Therapie vorzulegen:

- Wie sieht eine schlüssige systemische Fallkonzeption aus?
- Wie erstellt man einen passenden Behandlungsplan?
- Wie lassen sich die einzelnen Schritte im therapeutischen Alltag effizient umsetzen?
- Was ist bei der kassenfinanzierten Therapie zu beachten?

Rüdiger Retzlaff gibt zunächst Einblick in die besonderen ätiologischen Modelle der Systemischen Therapie und in die Wirkfaktoren von Psychotherapie im Allgemeinen. Den Kern des Buches bilden praktische Anleitungen, z. B., wie im Erstgespräch und den Folgegesprächen eine gemeinsame Systemanalyse entwickelt, das systemische Erklärungsmodell eingesetzt und ein stringenter Behandlungsplan erstellt werden können. Zu wichtigen Diagnosegruppen wird das störungsspezifische Wissen kompakt dargestellt und durch Anregungen für Interventionen in Praxis umgesetzt. In weiteren Kapiteln werden die relevanten formalen Bestimmungen der gesetzlichen und privaten Krankenkassen und der Beihilfe vorgestellt und anhand von Fallbeispielen für Kassenanträge illustriert. Rüdiger Retzlaff hat als Gutachter bei der Kassenärztlichen Bundesvereinigung die sozialrechtliche Anerkennung der Systemischen Therapie maßgeblich mitentwickelt und über Jahre begleitet.

Carl-Auer Verlag • www.carl-auer.de

Eia Asen | Peter Fonagy

Mentalisieren in der systemischen Praxis

Eine Einführung in die mentalisierungsinspirierte systemische Therapie

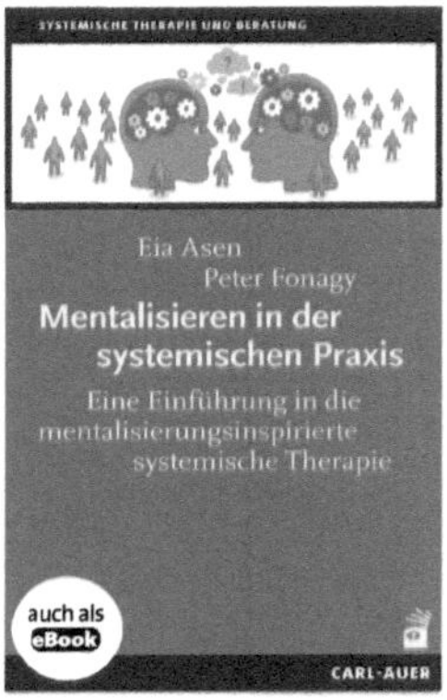

Aus dem Englischen
von Christoph Trunk

295 Seiten, Kt, 2023
ISBN 978-3-8497-0469-8

Was in einem anderen Menschen wirklich vorgeht, lässt sich nur erahnen. Wer sein Verhalten verstehen will, ist auf Interpretationen angewiesen. Dieses Mentalisieren kann jedoch durch eigene Vorstellungen eingeschränkt sein, was wiederum mögliche Problemlösungen behindert. In einer Beratung oder Therapie geht es deshalb auch darum, diese Hemmnisse zu erkennen und auszuräumen und so die Mentalisierungsfähigkeit der Klientin, des Klienten wiederherzustellen.

Eia Asen und Peter Fonagy kombinieren mentalisierungsbasiertes Vorgehen mit systemischen Konzepten und Techniken zu einer Verfahrensweise, die sich gut in die therapeutische Praxis integrieren lässt, nahezu unabhängig von ihrer theoretischen Ausrichtung. Abgesehen von der Arbeit mit Individuen, Paaren und Familien haben sie dabei auch Helfersysteme wie Jugendhilfeeinrichtungen sowie Schulen im Blick, und das über kulturelle Grenzen hinweg. Neben den theoretischen Konzepten enthält das Buch Anregungen für konkrete Aktivitäten, Übungen und Spiele, die effektives Mentalisieren in der klinischen Arbeit auf spielerische Weise fördern. Sie erhöhen sowohl das Verständnis als auch die Motivation auf Seiten der Klient:innen und erleichtern die Überwindung problematischer Muster, z. B. in innerfamiliären Beziehungen.

„Asen und Fonagy legen eine vielperspektivische und tiefgehende Einführung in die mentalisierungsinspirierte Systemische Therapie vor, die, praxisorientiert, und sich auf einen reichhaltigen Erfahrungsschatz gründend, hilfreiche Denk- und Handlungsanstöße für Fachleute aus therapeutischen und sozialen Berufen anbietet. 5 Sterne!" socialnet.de

Carl-Auer Verlag • www.carl-auer.de

Ilja Gold | Eva Weinberg | Dirk Rohr

Das hat ja was mit mir zu tun!?

Macht und rassismuskritische Perspektiven
für Beratung, Therapie und Supervision

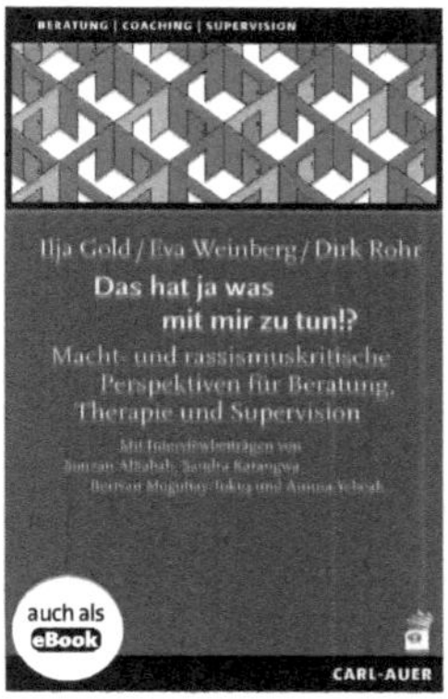

Mit einem Vorwort
von Eia Asen
sowie Interviewbeiträgen
von Souzan AlSabah,
Sandra Karangwa,
Berivan Moğultay-Tokuş
und Amma Yeboah

170 Seiten, Kt, 2021
ISBN 978-3-8497-0379-0

Verinnerlichte Bilder und (un)bewusste Grundhaltungen haben starke Auswirkungen auf das gesellschaftliche und individuelle Leben. Dementsprechend drückt sich rassistische Diskriminierung durch alltägliche Handlungen, Denkweisen und Verhaltensmuster in vielen Bereichen aus – auch im Kontext professioneller Beratung. Dieses Buch richtet sich an Berater:innen, die sich mit Rassismus in Bezug auf die eigene Arbeit auseinandersetzen und vermeintliche Gewissheiten und Methoden hinterfragen wollen. Es thematisiert die Frage, wo Systemische Beratung kritische Anschlussmöglichkeiten bietet, wo aber auch Widersprüche zu Macht- und Rassismuskritik bestehen – bis zur Gefahr, Rassismus selbst zu reproduzieren. Das Zusammenführen von Systemischer Beratung mit macht- und rassismuskritischen Perspektiven ist ein notwendiger Schritt zur weiteren Professionalisierung und Übernahme von gesellschaftlicher Verantwortung in beraterischen Kontexten. Er macht den entscheidenden qualitativen Unterschied einer guten Beratung aus.

*„Das Buch von Ilja Gold, Eva Weinberg und Dirk Rohr eröffnet die rassismus- und machtkritische Auseinandersetzung im systemischen Diskurs, die bisher nicht stattgefunden hat. Für Systemiker*innen erscheint es mir erforderlich zu sein, sich aus der Komfortzone herauszubewegen, die meint, mit ein bisschen Kultursensibilität sei es getan. Das Buch liest sich angemessen unangenehm und rüttelt auf. Ich empfehle es dringend allen zur Lektüre und zum Reflektieren der eigenen unbewussten und bewussten Denkmuster unter rassismus- und machtkritischer Perspektive. Pflichtliteratur!“*

Zeitschrift für systemische Therapie und Beratung

Carl-Auer Verlag • www.carl-auer.de